国医大师

第2版

干祖望

耳鼻喉科临证精粹

主　编　陈小宁　严道南
副主编　陈国丰　黄俭仪
编委　赵晶晶　章雯　倪平敏

人民卫生出版社
·北京·

版权所有，侵权必究！

图书在版编目（CIP）数据

国医大师干祖望耳鼻喉科临证精粹 / 陈小宁，严道南主编 . —2 版 . —北京：人民卫生出版社，2020.12（2024.3重印）
ISBN 978-7-117-30902-8

Ⅰ . ①国… Ⅱ . ①陈…②严… Ⅲ . ①中医五官科学 – 耳鼻咽喉科学 – 临床医学 – 经验 – 中国 – 现代 Ⅳ . ①R276.1

中国版本图书馆 CIP 数据核字（2020）第 223325 号

| 人卫智网 | www.ipmph.com | 医学教育、学术、考试、健康，购书智慧智能综合服务平台 |
| 人卫官网 | www.pmph.com | 人卫官方资讯发布平台 |

国医大师干祖望耳鼻喉科临证精粹
Guoyidashi Gan Zuwang Erbihouke Linzhengjingcui
第 2 版

主　　编：陈小宁　严道南
出版发行：人民卫生出版社（中继线 010-59780011）
地　　址：北京市朝阳区潘家园南里 19 号
邮　　编：100021
E - mail：pmph @ pmph.com
购书热线：010-59787592　010-59787584　010-65264830
印　　刷：保定市中画美凯印刷有限公司
经　　销：新华书店
开　　本：710×1000　1/16　印张：20　插页：2
字　　数：308 千字
版　　次：2014 年 10 月第 1 版　2020 年 12 月第 2 版
印　　次：2024 年 3 月第 2 次印刷
标准书号：ISBN 978-7-117-30902-8
定　　价：76.00 元

打击盗版举报电话：**010-59787491**　E-mail：**WQ @ pmph.com**
质量问题联系电话：010-59787234　E-mail：zhiliang @ pmph.com

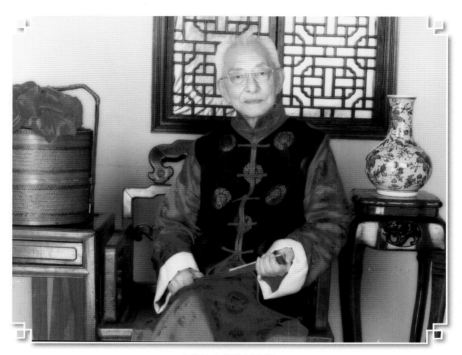

国医大师干祖望

前　言

　　干祖望(1912年9月—2015年7月),出生于上海市金山县,著名中医学家,国医大师,主任医师、南京中医药大学终身教授,江苏省名中医,江苏省优秀教师。1990年被国家中医药管理局遴选为首批全国老中医药专家学术经验继承工作指导老师,享受国务院政府特殊津贴。干祖望教授长期潜心钻研中医耳鼻咽喉科,于1956年在《新中医药》杂志上连载发表了我国第一部《中医耳鼻咽喉科学》,成为现代中医耳鼻咽喉科的创始人之一。

　　干祖望教授从事临床近80年,学贯中西,形成了自己独特的耳鼻喉疾病诊疗方法和学术思想,在他临诊中保持的大量医案中,充分反映出其独特的辨证思路,用药特点。他自幼熟读岐黄,精通文史,其医案书写集医、哲、理于一体,诗、联、骈于一章。溯典寻源,据理立论,抽丝剥茧,层层深入,以华丽的辞藻、畅达的笔风、广阔的思路、巧妙的比喻、精辟的字句,贯穿医案之中,临床多年,病例数万,竟无雷同,诙谐幽默,妙趣横生,平仄押韵,读来朗朗上口,令人百读不厌,爱不释手。

　　全书收集干老医案近170余则,介绍了干老的学术思想和临床经验及养身之道,以供同道共同学习、研究和发扬。

　　由于水平有限,难免有许多不足之处,恳请同道批评指正。

编　者

2020年7月

目 录

第一章 学术思想

第二章 医案介绍

第三章　养 生 八 字

附篇　方 剂 汇 编

第一章　学术思想

干祖望教授提倡学术争鸣。他对中医的理论有着深刻的理解,结合临床实际,提出了许多关于耳鼻咽喉科疾病诊断和治疗方面的理论,在多年的临床实践中,独树一帜,形成独特的辨证和用药特点。

一、遵循古训,推陈出新

1. 在三因学说的基础上提出"中介"理论 干老认为中医五官科疾病的病因也大致在内因、外因和不内外因"三因"范畴。然而,事物总是在不断地运动和变化之中,疾病亦不例外。例如:寒邪袭表,可致表寒证;寒邪入里化热,可致里热证;寒邪直中脏腑,可致里寒证。这些病证的原始病因都是寒邪,但证候表现是不同的,因此治疗方法也必然不同。由此可见,"三因"学说只是对病因的静态分析,而对于从病因到病证和治疗的动态分析就难免暴露其不足了。又如:外感六淫,风邪可以产生风证,治以疏风;寒邪可以产生寒证,治以祛寒……内伤七情则不能根据病邪去治疗,也就是说没有治"喜"治"悲"的方药,而必须根据七情所伤的脏腑去辨证治疗。例如:喜伤心者须养心安神,怒伤肝者须平肝潜阳等等。因此可以说,"三因"学说在从病因到病证、治疗的一统性上也是不够完美的。基于这些原因,干老提出了"中介证"学说。

所谓"中介",是指从病因到证候表现之间的中间媒介。"中介证"主要根据病邪对于人体脏腑的影响程度进行分类。具体地说,是把外感六淫侵犯人体而直接致病者列为一级中介证;把内外七情致病的证候、六淫致病后转化而生的证候(例如风化燥、寒化热)以及继发致病因素(痰饮、瘀血)等致病者列为二级中介证;把病情重笃、患者处于弥留之际的证候(例如毒入心包、亡阴、亡阳等)列为三级中介证。

这种分类,强调动态分析和从病因病机到治法遣方用药的一统性。治疗时,对于一级中介证,治疗以祛邪为主;对于二级中介证,治疗以燮理脏腑功能为主;对于三级中介证,亟需抢救,做全身性治疗,防止"阴阳离决"。以鼻炎为例,鼻涕量多清稀,若为新病,系外感风寒所致,属一级中介证,治疗当疏风散寒,选麻黄、桂枝之类;若为久病,虽属寒证,但兼见阳虚不温之象,属二级中介证,治宜温肾散寒,用肾气丸之类。又如急性喉阻塞,见呼吸浅促,面唇青紫,额汗如珠,四肢厥冷,濒临窒息,此具备三级中介证指标,不管它是内因、外因,还是不内外因所致,宜以迅速解除呼吸困难为急务,宜采用全身治疗,以救急为第一要务。

2. 在四诊的基础上提出"查诊"的理论　干老认为耳鼻咽喉科临诊中,除了用传统的"望、闻、问、切"四诊以外,还应该运用查诊,因耳、鼻、咽、喉均属空窍,较为隐蔽,难以直视,通过一些专科检查方法,能够更清晰地了解患处的具体情况,再结合四诊,用中医的观点进行分析、辨证,则更加准确。例如声音嘶哑的疾病,自古以来认为"金实不鸣,金破不鸣",就是说中医认为肺在五行中属"金",肺金像敲钟的"钟"那样,只有完好并且中间空旷,才能发出良好声音。如果肺脏受了风邪,邪气壅塞肺脏,声音就不能响亮;如果肺脏虚损,就好比金钟破碎,声音也会嘶哑。"金实不鸣,金破不鸣"八个字的确概括了声音嘶哑的主要病因病理,但是随着科学的发展,我们在中医耳鼻咽喉科中引进了现代医学的喉镜检查方法,发现声带肥厚、声带小结、声带息肉等疾患用治肺的方法效果并不理想。干老根据多年的临床经验,结合中医理论提出,对于这些有局部形态明显变化的病变,应采用活血化瘀、化痰散结的方法治疗。又如鼓膜穿孔、鼻甲肥大、中隔偏曲、喉癌、鼻咽癌等,都可以通过查诊来明确诊断。在干老所有的临床医案中均有检查部分,充分体现了干老的继承和创新精神。

3. 在八纲的基础上创"十纲"学说　干老从多年临床实践中体会到,八纲(阴、阳、表、里、寒、热、虚、实八类证候)学说并不完美。首先,阴阳二纲既是八纲中的总纲,则不应与其他六纲并列,否则形同虚设,也不符合逻辑。其次,在辨证时明确标本和体用十分重要,故提出"十纲辨证"的学说,即阴、阳、表、里、寒、热、虚、实、标、本、体、用。

标、本在中医学中含义很广泛,有代表主次、本末、轻重、缓急等多种意义。治病需分标本,这是早在《内经》中就明确了的。除了《素问·标本病传论》和《灵枢·病本》是专论标本的篇章外,还有许多论述散见于各篇。这些论述对临床辨证施治很有指导意义。例如,《素问·标本病传论》指出"小大不利治其标,小大利治其本",体现了"急则治标,缓则治本"的思想,是在复杂证情中掌握主次先后的准则之一。

体、用是一对哲学范畴,指本体和作用。这里作为辨证纲领,是取其人体器官和功能的意思。本体器官是功能产生的基础,功能作用是生命器官的表现。两者既相互对立,又相互依存,即如《素问·六微旨大论》所说:"器者,生化之宇,器散则分之,生化息矣。"一般而言,器质病变和功能病变是不可决然分开的。但是人体各部位的疾病,都有轻重的不同,因此就分别以"功能性疾病"和"器质性疾病"来表示人体器官病变的量变和质变的不同。器质性病变即"体病"证候,功能性病变即"用病"证候,这就是体用两纲的含义。在耳鼻咽喉口腔科,辨别体用具有重要的临床意义。例如,声音嘶哑,如果只是嗓音疲劳,或是短期的声带充血和水肿,属于"用"的病证;癔性失音,也属于"用"的病证,在这些情况下,内服中药是较佳方案。如果检查发现有声带息肉之类有形的赘生物,则属于"体"的病证,一般用手术摘除效果优于服药;当然,查出属"体"的病证,不一定依赖手术,例如基底广泛的声带息肉、声带肥厚、室带肥厚、慢性肥厚性鼻炎、鼻息肉等等,坚持中药治疗,也能奏效。

4. 在《内经》的启发下创"仿内经" 干老自幼熟谙《内经》,更善于发挥运用。他根据《素问·宣明五气》中"五气所病……肾为欠为嚏"的理论,而悟出了温阳补肾治疗过敏性鼻炎的方法。认为肾阳乃卫阳之根,肾阳不足,则脾肺失其温煦,卫气生化之源不足,宣发之职失司,以致清窍不温,阴霾笼罩,而见喷嚏频频、清涕无制、鼻黏膜苍白等症,用金匮肾气丸治之,俾肾阳充沛,脾肺得温,卫阳宣发而诸症得已。又如《素问·阴阳类论》指出:"喉咽干燥,病在土脾。"干老将此理论加以发挥,提出了用补中益气汤、参苓白术散等益气升清、健脾利湿的方药,治疗脾虚型慢性咽炎、慢性喉炎,收到很好效果。他曾编撰"仿内经",其中论述喉之生理说:"喉有五属:无形之气者,心为音声之主,肺为音声之门,脾为音声之本,肾为音声之根。有形之质者,声带属肝,得肺气之橐籥而能震颤;室带属脾,得气血之濡养而能活跃;会厌、披裂属于阳明,环杓关节隶乎肝肾。"也就是说,肺主呼吸与发音,发音依赖于声门的震动;脾为中气之本,肺气的强大依靠脾气的支持;肾为气之根,若肺脾之气不能下达丹田则气短无力;心为气之主,语言的表达全仗心之神明。声带色白,收缩有力,与筋膜相似,而肝主筋,同类相似;室带为肌肉组织,帮助声带活动,而脾主肌肉,有赖于脾之后天之本的濡养;会厌位于咽喉交界之处,引阳明水谷以入胃,当隶属阳明胃经;关节是骨间联系,依赖筋膜而活动,当属肝肾,是肝主筋,肾主骨也。"音调属足厥阴,凭高低以衡肝气之刚怯;音量属于太阴,别大小以权肺之强弱;音色属足少阴,察润枯以测肾之盛衰;音域或属足太阴,析宽窄以蠡脾之盈亏。肝刚、肺强、肾盛、脾盈,则丹田之气沛然而金鸣高亢矣。"足厥阴肝主魂,肝气刚强则发音高亢;手太阴肺主气,肺气强盛则音量洪亮;足少阴肾主水,肾精匮乏则发音干涩失润;足太阴脾为后天之本,脾气不足则发音无力;故从声音的高低、音量的大小、音色的圆润、音域的宽阔可以帮助辨别脏腑之虚弱,从而指导治疗,证之于临床,这些观点很有指导意义。

多涕症和喉源性咳嗽是干老新制定的两个新病种。

多涕症常见于儿童和体弱的老人,临床表现为鼻涕量多无制,擤之难尽。在小儿,鼻涕为黄浊,偶见白色;在老人,则均为清稀,且常常在进餐时,涕量骤增,流出鼻腔。小儿多见实证,治宜清泄肺热,可用泻白散合苍耳子散,常用药如桑皮、地骨皮、苍耳子、辛夷、薄荷、甘草等;老人多为脾肾阳虚证,可用缩泉丸。缩泉丸原是用于治疗脾肾阳虚而致遗尿的。干老认为,肾主水液,无论是遗尿还是多涕,其原因都是脾肾阳虚,肾气不能控制水液的正常运行,治疗原则应该相同,所以用乌药、山药、益智仁等组方以温补脾肾,均能取得好的效果。

喉源性咳嗽的特点是咳嗽因于咽喉作痒,咽喉中疑似有痰,患者竭力想把痰咳出来,却总是剧烈干咳,无法咳出痰来。常常是一天之中有几次阵发性的发作,患者咳得面色通红,颈爆青筋,十分难受。检查肺、气管、咽喉,除了轻度充血以外,并没有大的病变。干老提出了喉源性咳嗽的新病名,制定了用疏风宣肺、清心泻火、养阴润燥、滋阴降火、活血化瘀等治疗方法。

二、临床辨证,病症相兼

1. 干老在临诊中强调整体观念和辨证论治,通过五诊,了解病因、病史,分析疾病的病位、病机,通过十纲辨证指导立法选方用药。除综合辨证外,干老对具体症状亦有独特的辨证经验。如耳鸣辨证,有哄鸣音,且音调高、音量大,拒绝外来噪声(即听到外来噪声而心烦讨厌或鸣声更响)者为实证;鸣声低微,音量较小,能接受外来噪声(对外来频率相似的噪声不拒绝或可以掩盖鸣声)为虚证。耳聋初起,伴有耳闭者,为肺气不宣或痰浊上蒙;伴心烦失眠者,为心火上炎;伴口苦,血压波动者,属肝阳上亢;久聋常见气滞血瘀;疲劳后加重者,属气血不足;眩晕站立时加重,平卧时缓解者,属气血不足,清阳不升,反之则为肝阳上扰。鼻塞呈交替性,活动后能缓解者,为气虚;持续性鼻塞,活动后不能缓解者,属血瘀证;鼻涕清稀者,常为虚寒所致,但肺热亦可出现清涕,是"金遇火甚可化为水"所致;清涕如水,遇冷、遇热即自淋者,多为肾虚不固,需结合鼻黏膜色泽及体征来判断。咽部淋巴滤泡散在性增生,病在肺肾,属阴虚;淋巴滤泡团块样增生(数个滤泡融合在一起),病在脾土,为气虚。中鼻道有脓涕潴积者,为鼻渊,多为胆移热于脑;下鼻道积有浊涕者,属鼻窒,属肺热证。若声带肥厚、室带肥厚、声带息肉、小结呈苍白色黯者,多为血瘀夹痰;嫩泽淡白如水泡样者,多为痰湿夹瘀。口干不择饮者为血瘀,口干择温饮者为阳气虚,口干择冷饮者属胃热;咽痒呛咳者多属风邪束肺,咽痒灼痛,午后加重者属相火上炎;脑纹舌如遇咸、酸刺激而疼痛者属阴虚,无反应者为生理性。脓液热臭者属火,腥臭者属湿,无味质稀者属虚。

2. 耳鼻咽喉口腔疾病,大部分为黏膜的病变,干老将其辨证归纳为 10 个主要方面:

(1)辨色泽:正常的黏膜色红而润泽。深红而鲜艳,是属热证;色淡无华,属寒属虚;黯红、紫红,属于血瘀之证。辨颜色要注意光线,日光和灯光不同,强光和弱光也有差异。如果经验不足,可以观察黏膜颜色时与其口唇相比较,一般患者无重病时,口唇的颜色能反映其黏膜的正常颜色,因此可以用来比色。

(2)辨疼痛:疼痛重者,实证为多;疼痛轻者,虚实夹杂。耳中疼痛,多属肝火;齿根疼痛,得温热(如热敷、红外线照射等)而减轻者属寒,疼痛伴烧灼感者属热。

(3)辨肿胀:肿胀有虚实,实证肿胀为局限性,病程短;虚证肿胀呈弥漫性,病程较长。肿胀兼见疼痛者,多属实证。肿处按之无痛,是属虚证。

(4)辨肿块:肿块是指黏膜内或黏膜下有可以触及的包块。肿块之辨,关键在于其软硬及出血与否。良性肿块大多较软,触之不易出血,例如痰包(囊肿)之类。恶性肿块大多较硬,触之易于出血,且伴有疼痛、溃疡、张口困难、口眼㖞斜等症状。另有《寿世保元》所述"茧唇"一证:"唇肿起白皮,皲裂如蚕茧",即慢性剥脱性唇炎。此形似下唇肿块,实则不然,是属痂块,由风邪入络,气血不行,久而成瘀致病。

(5)辨斑点:斑点在黏膜,大多应引起重视,尤其是口腔黏膜。白斑、红斑均易发生恶性变。白斑患处红白相兼,而红色区深于他处者,属热;白斑局部兼以糜烂,多因湿浊上蒸;线条状的斑点出现在颊部等处,亦多属于湿热。白斑处黏膜角化,甚则有韧硬感者,属瘀血之证。

（6）辨溃烂:辨黏膜溃烂,要注意发病部位、病程及黏膜的颜色。①部位:溃烂在于舌,以心火上炎或心脾积热为主,有时尚须细分舌上部位。如唇、颊、腭、龈,新病多属胃火,久病则多脾虚。溃烂在喉部及鼻咽部,必须引起高度警惕,因此两处是癌性溃疡好发部位。②病程:新病溃烂,多属火热之证;久病溃烂,多属脾虚而湿浊、湿热上蒸。溃烂日久不愈,应注意是否为恶性肿瘤。③颜色:溃烂色黄属热;色白或灰属虚、属寒。溃处周围充血,属热;溃处周围色淡,属寒。

（7）辨假膜:假膜是指黏膜溃烂处上覆白腐物,形如白膜者而言,又称伪膜、义膜。对此,首先要辨清楚是否为假膜。若以棉球、棉签轻拭即去,黏膜无出血,拭去以后亦不再复生者,则为浮腐物而非假膜。假膜一般色白,高出黏膜,轻拭不易除去,重拭后方能拭下,暴露一出血面,但不久又能再生。假膜常见于白喉与口糜(口腔白色念珠菌病)。前者假膜坚韧,不易捣碎,更难拭除,部位咽喉为主,有时蔓延到口腔或气管,其病因属外感疫毒;后者假膜质松而厚,似凝乳、雪片,部位在口唇、腭、颊,或在口底,多见于小儿,其病因以湿热上蒸为主。此外,有少数咽喉、口唇的疾患亦可出现黄色或灰白色假膜,应与其他症状、体征结合进行综合辨证。

（8）辨痒:黏膜病证常常出现痒的症状,尤其是鼻腔和咽喉最为多见。从病因分,初病多属风邪,久痒则多因于相火;从部位分,在鼻腔或齿龈作痒多因于风邪,在咽喉作痒,则风邪与相火两种病因均较常见。

（9）辨脓血:一般而言,脓之生成,为邪正交争产物。无邪不作脓,正虚亦不能成脓,故化脓性病变多为实证。但亦有邪毒未去、正气已虚之证,即所谓"散固不能,成亦不易"之境,则须扶正托毒。辨脓方法:脓黄而稠,速成速溃,是为实证,多因阳明热盛,兼染火毒而致;脓白而稀,难成难愈是为虚实夹杂,多因肺胃不足,虚火上炎而致。黏膜出血,鼻腔最多,齿龈次之。辨出血要辨色、质、量,其中量之多寡最有意义。虽言色红质稠为实,色淡质稀为虚,但血色总是红赤,混夹涕水唾液则又难分其稀稠。唯出血量可以明辨,量多势急或夹杂脓血,是因胃火燔灼,血热妄行之故;出血量少势缓,点滴而渗,是属虚火上炎或气不摄血之证。病程较长者,要注意有可能兼夹瘀血。

（10）辨气味：人之口中，均有一定的气味。正常情况下，自己不能闻到，亦不为他人所感觉。口鼻咽喉病变，或是有全身性的疾病，常使气味加重，人称"口臭"。对于气味，详审细辨，又可分为数种。气味呈枯焦臭者，为肝火内炽，或心脾积热；如臭鸭蛋气味者，多属胃热；似鱼腥臭者，为血虚，或血虚有热；类同肮脏抹桌布气味者，属脾虚湿浊相兼；近于尸体腐烂气味者，多见于恶性、坏死性病变，例如走马牙疳（坏死性龈口炎）、鼻咽癌等。

他还总结了三字经便于记忆：

疼痛：风上腾，见表证；红而肿，热毒盛；肝阳升，痛必甚；虚象疼，轻而钝。

瘙痒：皮肤痒，风和湿；多嚏痒，过敏质；喉久痒，相火炙。

肿胀：红肿热，白肿痰，漫肿气，久肿衰。

流脓：虚或寒，清且白，黄和稠，热毒迫。

充血：深红热，淡红寒。久病晦，似猪肝；新病艳，如染丹。

出血：血离经，分虚实。热迫营，涌出急；脾失统，缓渗滴。

积液：积液生，是痰浊。清白稀，因寒作；黄而稠，热与毒。

三、博采众方，继承创新

1. 徐灵胎《医学源流论》指出：欲用古方，必先审病者所患之症，悉与古方前所陈列之症皆合，更与方中所用之药无一不与所现之症相合，然后施用，否则必须加减，无可加减，则另择一方。干老在临床上灵活运用经方治疗耳鼻喉科疾病。如用麻黄汤、桂枝汤、真武汤、小青龙汤治疗肺气虚寒或脾肾阳虚型过敏性鼻炎，见鼻黏膜苍白，鼻涕，清稀量多，或伴有哮喘遇寒而发作加重者，轻症属肺气虚寒，卫表不固，可用麻黄汤、桂枝汤调和营卫、温肺而宣通鼻窍；兼见畏寒、肢冷，小便清长，动则喘息者属脾肾阳虚，可用真武汤、小青龙汤温补脾肾，止嚏敛涕；用小建中汤、黄芪建中汤治疗慢性鼻炎；麻黄杏仁石膏甘草汤治疗急性喉炎；泽泻汤治疗梅尼埃病；五苓散、防己黄芪汤治疗非化脓性中耳炎；独参汤、四逆汤、黄土汤治疗鼻出血；猪肤汤治疗慢性咽炎；半夏厚朴汤、甘草小麦大枣汤治疗梅核气；桂枝茯苓丸治疗声带息肉;百合地黄汤治疗干燥性鼻炎、萎缩性咽炎;甘草泻心汤治疗口疮等,都在临床上收到了良好的效果。另外,运用古方名方,如三拗汤、二陈汤治疗分泌性中耳炎,龙胆泻肝汤治疗化脓性中耳炎、鼻窦炎,七星剑汤治疗耳、鼻疖肿,六味地黄汤治疗慢性咽炎等,也在临床广泛运用。

2. 干老在临床上还善于创新,如他用于治疗耳鸣、耳聋的"冲击疗法""泻离填坎法",治疗过敏性鼻炎的"脱敏汤""截敏汤",治疗慢性咽炎的"健脾益气法""轻清轻养法"等等。针对咽鼓管阻塞、气压变化而致航空性中耳炎,他创制经验方"升清流气饮"(药物组成为:升麻3g,柴胡3g,黄芪10g,青皮6g,木香3g,乌药6g,川芎3g,蔓荆子6g,菖蒲3g),是根据《疮疡经验全书》中20首"流气饮",结合航空性中耳炎有气闭、气滞的特点化裁而成。针对过敏性鼻炎患者鼻黏膜色红,并有口干、舌红、苔黄等热象表现,这种证候被干祖望教授称为肺热证。治疗此证,他创制了一个专门的方剂,名为"脱敏汤",其组成为:茜草、紫草、墨旱莲、徐长卿、蝉蜕。临床应用时还可配伍桑皮、黄芩、枇杷叶等。他灵活运用先贤经验于临床,如"鼻塞治心""耳聋治肺"等,并触类旁通,以古方归脾汤新裁,改用五味子、酸枣仁、山药、当归、龙眼肉为五味合剂,治疗眩晕症,在临床取得很好的效果。

3. 干老还提出了耳鼻咽喉科的"脾胃学说"。他认为,虽然五官的归经属脏不同,例如肾开窍于耳、肺开窍于鼻、心开窍于舌等等,但这些器官都位于人体头面部,都属于"空清之窍",有赖于人体清阳之气上升而营养之,才能发挥正常功能,这就是《素问·阴阳应象大论》所说的"清阳出上窍"。脾胃为气血生化之源,脾主升,胃主降。清阳上升,浊阴下降,须依赖脾胃之运化功能。金代名医李东垣则提出:"饮食入胃,先行阳道,而阳气升浮也。浮者,阳气散满皮毛;升者,充塞头顶,则九窍通利也";"内伤脾胃,百病由生"。干祖望教授认为这些理论对五官科临床很有指导意义,健脾补土,益气升阳之法是五官科的重要治疗法则。临床上对于耳鼻咽喉科疾病患者,脾气虚弱,稍一劳累即发作或加重,病变局部肿胀、色淡,分泌物清稀,伴有面色㿠白、头晕、语声无力、食少、大便溏薄、肢倦乏力、舌质淡胖、脉细弱等,即可采用此法,选方以补中益气汤或四君子汤、六君子汤为主。像慢性咽炎,以前医生只知用养阴的方法来解决患者的咽喉干燥,不知有些病人咽部干燥是由于脾气不足,津液不能上承而造成的,对于这些病人,用凉性的养阴药只会加重病情,必须用健脾益气的方法才有效。又如慢性鼻炎,不能仅用温阳来缓解鼻塞不通,还需考虑脾虚不足,清阳不升,而加用益气升清通窍之品;慢性中耳炎耳内潮湿、分泌物清稀等,亦应采用健脾化湿法治疗。

4. 痰之为病,在耳鼻咽喉科颇为常见。干祖望教授对痰证的治疗尤有心得,积数十年经验,制订了治痰九法。他认为痰的含义并不限于咽喉、气管的分泌物,广而言之,体内一切败津腐液皆属于痰。还有一部分有形的结块、无形的经络阻滞亦可责之于痰。9 种方法如下:

(1)蠲风痰:风痰即风邪侵犯之后产生之痰。风有内风和外风之别,中风之类属于前者,耳鼻咽喉科所见风痰证以后者为多,如《医学入门》所谓:"风痰,外感贼邪。"此类风痰证病程较短。常见于喉痹、喉风、喉喑等疾病,症状有:痰质清稀,或伴发热、恶风,往往还有咳嗽等肺经症状。此法选用加味六味汤,常用药如荆芥、防风、僵蚕、薄荷、桔梗、陈皮、紫菀、杏仁、枇杷叶等。

(2)温寒痰:寒痰常见于喉痹、喉喑。症状有:咯痰清稀,色白或灰。治疗寒痰要用温法,取《医宗必读》的理中化痰汤加减。常用药如干姜、半夏、白术、茯苓、苏子、高良姜、小茴香等。

(3)清热痰:《医学入门》说:"热痰,因厚味积热或外感邪热所致。"热痰在耳鼻咽喉科疾病中殊为多见,尤其是咽喉疾病,如急性咽炎、急性扁桃体炎等等。症状有:咽喉痰多,色黄而稠,或有咽痛,黏膜深红,甚至化脓。干祖望教授认为,"火为痰之本,痰是火之标",欲治热痰,清火为先。选用清气化痰丸之类。常用药如浙贝母、竹茹、天竺黄、胆南星、枳壳、黛蛤散、黄芩、山慈菇等。

(4)润燥痰:燥痰一证,诸科少见,喉科独多。燥痰之生,关键在于虚火上炎,肺津不足。症状特点为:咽喉有痰却难咯出,或咯出少量黏丝样痰,常作"吭、喀"清嗓。检查患者的咽部,可见其黏膜干燥,甚或萎缩。治疗燥痰,确非易举:化痰不可香燥,生津又戒寒凉。对此,干祖望教授取用《罗氏会约医镜》的清燥汤加减。常用药如川贝母、瓜蒌仁、沙参、麦冬、百合、天花粉、青果、桔梗、竹茹等。除了上述药物以外,尚可取梨汁或萝卜汁作为食疗,效果也很好。

(5)理湿痰:湿痰亦常见。凡耳鼻咽喉的分泌物黏稠、量多者均可从湿痰论治,如耳闭、鼻息肉、鼻渊、口糜,也可目为湿痰证候特点:分泌物黏稠、量多、色白或灰,头重昏蒙,胸闷泛恶,口中黏腻,或有甘味,舌苔白腻。选用二陈汤及其类方。常用药如半夏、陈皮、佛手、枳壳、茯苓、前胡、白芥子等。

(6)攻顽痰:顽痰在耳鼻咽喉多种疾病都可见到,较典型的是一种慢性喉病——室带长期肥厚。干祖望教授认为,这类疾患往往在舌苔脉象均无明显变化,但局部病变属久不能化之痰,必用攻法。方选礞石滚痰丸,配伍消痰散瘀之品。常用药如礞石、沉香、大黄、海藻、海浮石、海蛤粉、鳖甲、穿山甲等。

(7)消结痰:所谓结痰,指痰浊结聚而成有形之物者,在耳鼻咽喉科有会厌溪囊肿、咽部潴积性囊肿、声带息肉、声带小结、室带肥厚等。症状表现因结痰所在的部位不同而各异,临床上主要根据局部检查而确诊。方选四海软坚汤。常用药如海藻、海螵蛸、海浮石、昆布、山慈菇等。

(8)健脾制痰:《医宗必读》说:"脾为生痰之源……治痰不理脾胃,非其治也。"痰证日久兼见脾虚不运的表现,如食少、胸脘痞闷、便溏、四肢乏力等,应健脾制痰。方选六君子汤。常用药如人参(党参)、白术、茯苓、半夏、陈皮、佛手、香橼、金沸草等。

(9)益肾制痰:《医贯》对此法论述最详:"肾虚不能制水,则水不归源。如水逆行,洪水泛滥而为痰。"肾虚生痰有两种情况:一是肾阳虚,无火;二是肾阴虚,有火。肾虚无火者取金匮肾气丸,阴虚火动者用六味地黄丸。不过,干祖望教授认为,此证属无火者多,抓住分泌物清稀、量多无制这一关键,用温补肾阳法常常奏效。常用药如制附子、肉桂、熟地、山萸肉、茯苓、益智仁、菟丝子、补骨脂等。

此外,要注意的是痰证往往同其他证候(如气滞、血瘀等)夹杂出现,所以临证还必须分别各种证候的主次,变通裁方。

四、临床用药,别具一格

干老曾说:"药物治病,有利有害,故而处方如布阵、用药如用兵,如处方调度不精,用药不审,盲于冲锋于前,不顾其后,定得败北、草菅人命。"辨证施治的方法应该是"固定安排,灵活应用"。所谓固定安排:一是指每个病有常见的证型,每个证型有常规的治疗大法和代表方剂;二是指耳鼻咽喉,有相对的归经属脏,例如耳为肾窍,病位的归经属脏的分析也应该灵活。因此干老用药,都要审其药物的四气五味、升降浮沉、有毒无毒、归经性能等,然后配伍使用,并据患者的年龄、体质、患病部位范围等不同,用药也就不同。不同季节,用药亦有特点。如春季多风,肝木偏旺,用药应多疏风、柔肝,如桑叶、菊花、白芍、当归;夏季炎热,用药宜清凉,如生地、连翘、茅根、竹叶;长夏湿困,用药可择芳香健脾,如藿香、佩兰、陈皮、薄荷;秋季干燥,用药宜润,如沙参、麦冬、百合、天花粉;冬季严寒,用药可温,干姜、肉桂、附子、仙茅均可。婴幼儿用药宜少,体虚者药忌苦寒,血压高者慎用升麻、柴胡等。干老用药的特点是:味少量轻,一般处方,药味控制在 10 味左右,剂量多在 3~10g,偶有重镇药物用至 20~30g,如牡蛎、磁石、石膏等。干老认为:耳鼻喉科,位于上焦,事属空窍,以通为用,用药宜轻。正如《温病条辨》所说:"上焦如羽,非轻不举。"如治疗咽炎,咽痛咽干,常用"轻清轻养"法。轻清,选用桑叶、桑皮,以及"五味消毒饮"的金银花、紫花地丁、蒲公英等;轻养,则用沙参、麦冬、石斛、芦根等滋养肺胃之阴又有清热作用的药物。临证见到咽痛较甚,可加连翘、竹叶、薄荷;大便秘结者,加全瓜蒌、当归;痰多者,加天竺黄、川贝母。又如,急性咽炎和急性鼻炎,都可以由风热之邪所引起,治疗大法也可以相同,处方也都可以选桑菊饮、银翘散之类,这就是中医"异病同治"的原则。但是,两种病的病位不同,前者在咽,后者在鼻,因此用药还是应该有所区别:前者可加入山豆根、蝉蜕、金果榄、射干等;后者可加入辛夷、苍耳子、马兜铃等。这就体现了同中有异,灵活应用。

诸如此类,干老总结了一套经验,在临床上既辨证施治为主,又兼顾症状部位而选择用药。例如:

耳科一般引经药:苦丁茶、夏枯草。

耳闭气塞:菖蒲、路路通、马兜铃、柴胡。

肝阳上升致疼:石决明、天麻、钩藤、荷叶、白蒺藜。

肾阳虚致耳鸣耳聋:补骨脂、肉苁蓉、仙灵脾、仙茅、蛇床子、韭菜子。

肾阴虚致耳鸣耳聋:枸杞子、墨旱莲、女贞子、桑椹子、龟甲、鳖甲。

神经性耳鸣耳聋:磁石、五味子、黑芝麻、胡桃肉、葛根。

鼻科引经药:辛夷、白芷。

风热致头疼:蔓荆子、桑叶、菊花、藁本。

鼻塞,鼻甲收缩良好:升麻、葛根、石菖蒲;鼻甲收缩不良:桃仁、红花、乳香、没药、五灵脂、三棱、莪术;遇寒而作:桂枝、细辛、荜茇、荜澄茄。

鼻涕量多:鱼腥草、鸭跖草、鹅不食草、金荞麦。

鼻涕黄浊:龙胆草、黄芩、山栀、芦根、桑白皮、白芷、辛夷。

鼻涕清白:诃子肉、荜澄茄、细辛、鱼脑石。

鼻涕带臭气:藿香、佩兰。

咽喉科引经药:桔梗、马勃。

风热致疼:薄荷、山豆根、前胡、牛蒡子。

热毒致疼:金银花、金锁匙、金果榄、土牛膝。

风热致燥:蒲公英、芦根、天花粉、生石膏、大青叶。

阴虚致燥:黄精、玉竹、石斛、玄参、沙参、麦冬、阿胶、乌梅。

扁桃体肿大:挂金灯、山慈菇、马鞭草、白芥子。

分泌物过多:天竺黄、莱菔子、海蛤粉。

实证作痒:茜草、紫草、荆芥炭。

虚证作痒:黄柏、知母。

声门水肿:胆南星、竹沥、白僵蚕、楮实、皂刺、猴枣粉(小儿用)。

咽喉异物感:厚朴花、山楂、沉香曲、苏梗、半夏、旋覆花、代赭石、陈皮、佛手、焦麦芽。

急性嘶哑:蝉蜕、射干、麻黄、菖蒲。

亚急性嘶哑:莱菔英、胖大海、罗汉果。

慢性嘶哑:木蝴蝶、血余炭、凤凰衣、白蜜、鸡子清。

口腔引经药:升麻。

口臭:藿香、佩兰、白芷。

口疮:生石膏、人中白、蔷薇花根、甘中黄。

齿痛:马齿苋、红甘蔗皮、补骨脂。

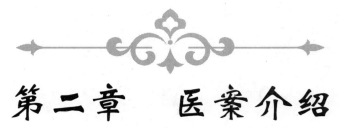

第二章　医案介绍

一、先天性耳前瘘管

先天性耳前瘘管是一种常见的先天性耳畸形，为胚胎时期形成耳郭的第1、2腮弓的6个小丘样结节融合不良或第一腮沟封闭不全所致的狭窄盲管。这种盲管多具分支，大部分瘘管开口位于耳轮脚之前，瘘管腔内积有脱落上皮及角化物质，可因腐败而排出少许腐乳状带臭味的分泌物，挤压时可有白色黏稠性或干酪样分泌物溢出，或分泌物排出不畅，潴留于管腔深部膨大成囊状，形成脓肿，穿破皮肤形成脓瘘，反复感染则脓肿不易愈合。是一种临床上常见的先天性外耳疾病。平时无自觉症状，不必治疗。但一旦感染，为防止反复发作，可在感染控制后行手术治疗。

中医把本病列入"耳瘘"范畴，古医籍也有称"耳漏""耳涌疔"等。干老根据《灵枢·痈疽》中"热胜则腐肉，肉腐则为脓"的理论，认为是热毒所致。从瘘管结构而言，管中污物积聚，发酵腐败，必致痈肿，从肝胆经脉环绕耳周而论，肝胆湿热，循经上蒸，或兼感风邪，致耳部气血凝滞，经络阻隔，而成痈疡，风胜则肿，热胜则红而痛，湿胜则脓水淋漓，病程缠绵，诸邪之中，以热毒为主。故主张本病应内治与外治结合，因为病在耳郭，隶属肝胆经，故强调为肝胆经积热蕴毒。内治法常用清热解毒。轻症常用方如加味地丁饮或五味消毒饮，药如金银花10g、连翘10g、蒲公英15g、紫花地丁10g、菊花10g、夏枯草10g、大青叶10g、蚤休10g、赤芍10g、天葵子10g等。在病之初起，可以加入桑叶10g、防风10g、菊花10g等疏散风邪之品。重症当用黄连解毒汤，常用黄连3g、黄芩6g、黄柏6g、山栀10g、金银花10g、连翘10g、生甘草10g等。对于肝胆两经者，常用龙胆泻肝汤，常用药如龙胆草3g、山栀10g、生地10g、赤芍10g、当归10g、车前子10g、泽泻6g、茯苓10g、竹叶10g、碧玉散10g。

外治初起局部红肿而未成脓者重在消散,用青敷药或黄柏粉。已成脓者,应切开被闭锁的瘘管外口,使脓液顺利排泄干净。初期取用五五丹药捻,插入瘘口,以提毒祛腐,外贴小膏药或黄连膏纱布,每天更换,随炎症的消退,脓液减少,逐渐由五五丹改为七三丹、九一丹,最后用生肌散收口,至愈合为止。对经常发作,反复感染的瘘管,宜在愈合后予手术切除。

病例

杭某,男,8岁。初诊:1991年7月16日。

右耳以久病而于今春手术,同时将先天性耳瘘管也手术切除。却从此经常以瘘管作俑,再三复发。刻下最近一次复发脓泄不敛。

检查:右侧外耳道潮润,瘘管泄脓后的瘢痕隆起而潮红。耳轮满布湿疹、充血、渗液。右颈扪到黄豆大淋巴结两三枚,无压痛,舌薄苔,脉实。

案解:中耳炎,病之源也;瘘管频频急发,症之本也;耳外湿疹,症之标也。炎暑已届,正是剧发之令。事可标本之症,新旧之恙,同时兼顾。

山栀 10g	黄芩 3g	白鲜皮 10g	豨莶草 10g
白术 6g	碧玉散^包12g		

7剂煎服

外治:黄柏粉蜜调,外敷局部。

二诊:1991年7月30日。右耳瘘管之患初告结束。但耳中尚在渗液,肌表浅在性糜烂渗液。舌净,脉平。

案解:耳脓未涸,皮蛀正甜,当此酷暑时令病也,从清化为治。

金银花 10g	菊花 10g	豨莶草 10g	白鲜皮 10g
青蒿 10g	苍术 6g	地肤子 6g	绿豆衣 10g
六一散[包]12g			

5剂煎服

外治:黄柏滴耳液,滴耳。

三诊:1991年8月9日。瘘管外口,又见隆起;轻度充血。舌薄苔,脉平。

案解:瘘管又在鼓脓,但脓量奇多,傍无炎势。拟予清解以观察。

川黄连 3g	川黄柏 3g	大贝母 10g	白芷 6g
陈皮 6g	天花粉 10g	半枝莲 3g	甘草 3g

5剂煎服

外治:青黛散,麻油调敷。

本案患者由于瘘管感染而致右侧外耳道潮润,瘘管泄脓后的瘢痕隆起而潮红,耳轮满布湿疹、充血、渗液,是典型的外科症状。干老也宗外科法处理,并结合病之本、病之源、病之标、病之时令,治以清热燥湿,方中栀子、黄芩清热燥湿,白鲜皮清热利湿,豨莶草祛风胜湿,白术健脾化湿,碧玉散(即六一散加青黛)清暑利湿而又有泻火之功。外治以黄柏粉外敷局部,功专清热燥湿。

二诊时瘘管之症宣告结束,侧重治疗耳中及皮肤之渗液,继续治以清热燥湿,原方出入,此时考虑到热毒的因素,热邪侵袭,多易化毒,方中的金银花、菊花、绿豆衣都有清热解毒之功效,而绿豆衣更是能解诸般药石之毒,可谓解毒要药。三诊时由于各种原因,瘘管感染有反复的趋势,治法仍宗前方。

二、耳软骨膜炎

耳郭软骨膜炎分为浆液性和化脓性两种。浆液性耳郭软骨膜炎为其内有浆液性积液,系指耳郭部发生一个局限性的浆液性半球形隆起的囊性肿块,局部略有胀感,无痛,体积小者触之有实体感,体积大者则有波动感,透照度良好。干老推崇《丹溪心法》中"人身上中下有块者,多是痰"的观念,认为主要因于脾气虚弱,运化不健,水湿停滞而成。有时又可兼有少阳风热,或夹瘀滞。治疗以化痰为主要法则,代表方为王氏二陈汤合三子养亲汤。方中白芥子消皮里膜外之痰,是为主药。若见面色白、纳食少、大便溏等脾气虚弱症状,可以用六君子汤。兼有风热外感者,局部有灼热、瘙痒,可加僵蚕、柴胡以疏风清热化痰;夹瘀滞而见局部呈青紫气,透照度稍差者,加丹参、归尾、乳香、没药等活血化瘀之品。

化脓性耳郭软骨膜炎大多由外伤、手术伤所致,或因邻近组织感染蔓延引起。症见耳郭红、肿、热、痛俱盛,发热,软骨膜与软骨间见积液而分开,可使软骨大片坏死。耳郭失去软骨支架,愈合瘢痕收缩,致耳部卷缩变形。本病初起,耳郭发热,疼痛剧烈,感染处红肿明显,触之稍硬,进而疼痛更甚,呈搏动性跳痛,手不可近,红肿迅速扩大,以致除耳垂外,全部耳郭红肿发紫,脓成后有波动感,全身发热,烦躁,夜不能寐。脓肿溃后,疼痛减轻,但可形成溢脓瘘管,长期不愈。这时耳郭即如被蚕食般腐蚀,终至全部耳郭软骨坏死殆尽,仅剩耳垂,故称断耳疮。

干老对于化脓性耳郭软骨膜炎的治疗多用清热泻火,解毒消肿。轻症用五神汤,重症方选黄连解毒汤或龙胆泻肝汤加减。以大苦大寒之龙胆草、黄芩、黄连为主药,一般用量在3~10g,以直入肝胆经脉;清热泻火之山栀、夏枯草、苦丁茶等为助,用量在10~15g。这样,以苦寒之品直折炎炎火势。但这些药不宜久用,一般用药3~5剂后,若病人热势稍退,即应减量或更换,以免苦寒败胃。同时在方中配伍生地、泽泻、甘中黄等,既可协助清热,又能免除苦燥伤阴之弊。气虚血滞邪恋者脓肿溃后,久不收口,耳痛不剧,发热不高,患处肿而不红,溃烂脓少且稀,舌淡苔白,脉弱。此时专执清热解毒则斫伐正气,一味进补则恋邪留寇,治宜扶正祛邪,益气、化瘀、解毒三法并用,方选四圣饮加减。药如黄芪10g、当归10g、金银花10g、甘草3g、川芎10g、红花6g、乳香3g、没药3g、蚤休10g、紫花地丁10g、蒲公英15g等。黄芪是扶正托毒的主药,用量在15~20g。本病的慢性阶段,患处肿溃有脓,是有邪毒留恋之证,但正气已虚,症状无火热之象,因此,这时若用芩连之类,虽然解毒,但苦寒有余,而弊多于利。一则败胃伤正,二则血得寒而凝,气血运行不畅,经络受阻,可使疮口反不易愈合。所以应当用甘寒解毒之品,同时加入活血化瘀药物,使降火而不碍血行。正气虚弱较甚者,还应加白术、白芍之类协助黄芪以扶正。

病例

陈某,女,58岁。初诊:1991年6月27日。

去年中秋,右耳耳轮红赤肥厚,疼痛灼热,偶有针刺样感觉。用抗生素而平复。当时无全身症状,时逾一周。再度发作,其红肿热痛四大症一如前者,也用各种抗生素,而逐渐告痊。后又多次复发。处理反应及后果一如前者。但右侧也有波及,此后至今常常乍轻乍重。刻下常感耳胀而木然,似乎有一股"气"在里面流窜。伴有萎缩性胃炎(轻度)。大便偏干,血压偏低,入冬有些畏寒。

检查:两外耳道(−),耳轮轻度肥厚、充血(晦暗型),尚柔软,透光未见异常。颈部未叩及淋巴结。划测试验(−)。舌薄苔映黄,舌下静脉轻度淤血,舌质偏胖,脉平偏细。

案解:诸症表现,事非丹毒,更非过敏。即以耳郭软骨膜炎而论,既无浆液渗出,亦未化脓溃破,更难冠以斯名。证则显然,女子七七绝经已逾多年,营衰血怯,事在意中,加之当时风热屡扰,络血瘀滞于近四末之端气血罕至之处的耳轮。治当养营活血,参以清热。但切忌苦寒以致"血遇寒则泣"之流弊。

红花 6g	桃仁 10g	归尾 10g	大贝母 10g
赤芍 6g	丹皮 6g	丹参 10g	紫花地丁 10g
金银花 10g	白芷 6g		

5 剂煎服

外治:玄明粉 50g,水溶后湿敷局部。

二诊:1991 年 7 月 21 日(信函诊治)。

顷接来翰,谓红肿程度有所减轻,充血淡化,气肿亦有收敛缩小感觉。纵然五诊不全。诉难倾意,唯粗见疗效,反应较佳。则事可肯定,中医治"证"不治病,似难凭意悬臆。顽疴奇症,初获转机,对于有效之方,大有"施朱嫌赤,施墨嫌黑"之慨。唯以根据"乍轻乍重"一言,是否久病气虚,拟原方中酌加生黄芪 10g 以探进止。

外治:玄明粉如前续用。亦可取太乙紫金锭(玉枢丹,为小儿腹泻的内服药)用水磨浓液外敷,如嫌片刻即干者,可加些稀释的蜂蜜即可。

本案患者耳郭软骨膜炎匝年不愈,使用抗生素后也是反复多次,可见实为顽症,常规的清热解毒未必能奏效,而其耳轮充血,耳内胀感,舌下静脉轻度淤血提示有瘀血证,考虑到当时风热屡次侵袭,暂予凉血活血治疗,方中桃仁、红花、丹参、归尾活血化瘀,丹皮、赤芍凉血散瘀,金银花、紫花地丁清热解毒,贝母化痰散结,白芷疏邪外散。本方既考虑到凉血活血以治本,也顾及清热散结以治标,标本兼顾,以期全功。

同时,治疗此类阳证肿疡,坚持内外同治,以玄明粉水溶后湿敷局部。中药外治的功用是不可小觑的,在特定疾病中,功用胜过内服汤剂。干老治浆液性耳郭软骨膜炎时,常用冲和膏敷于局部,以散结消痰,或用季德胜蛇药片,碾粉后用水或蜜调敷局部。不过,金黄散之类寒凉药要慎用,以免加重寒邪凝聚。在治疗化脓或即将化脓的耳郭软骨膜炎患者需注意几点:

1. 病之初期,宜在肿处敷金黄散。肿而硬者,可用玉枢丹。

2. 脓肿破溃后,可在患处撒少许七三丹(轻症用九一丹亦可),上覆黄连膏纱布。

3. 脓少而稀者,可用泽泻散、黑虎丹敷之,周围则可敷冲和膏。

4. 慢性阶段,脓少而不收口,可在患处撒生肌散,上覆黄连青纱布。

二诊时,所加生黄芪一定要生用,有托毒外出、生肌敛疮之良效。

三、分泌性中耳炎

分泌性中耳炎是以耳内胀闷堵塞感、传导性听力下降及鼓室积液为主要特征的中耳非化脓性疾病,又称"浆液性中耳炎""鼓室积液""卡他性中耳炎""渗出性中耳炎""非化脓性中耳炎""积液性中耳炎"等,可分为急性和慢性两类。

急性分泌性中耳炎是在咽鼓管发生急性阻塞的基础上发病,或在此基础上加上感染因素而致病。临床特点为耳闷,耳中闭气感,听力下降,有些患者伴有耳鸣。检查鼓膜可见内陷,或见鼓室积液征,听力检查有传导性聋,听力下降早期以低频区为主,晚期则高频区明显。声阻抗测听显示平坦无峰的典型鼓室压曲线。慢性分泌性中耳炎则起病缓慢,或由急性者未彻底治疗而转成慢性,临床表现与急性者相似,但鼓膜内陷更明显,鼓室积液则大多较黏稠甚至成胶状。

干老认为本病的病理机制主要是"气滞"和"痰阻",气滞即气行不畅,痰阻即痰湿阻滞。根据临床证候,又可分为风邪之痰、湿浊之痰、脾虚之痰和肾虚之痰四类。风邪之痰为风邪犯肺,肺气不宣,津液不能布散,则腐化为痰,积滞耳窍;湿浊之痰是外感湿浊或暑湿之邪,氤氲之气上蒸耳窍,津液停聚于耳窍;脾虚之痰为脾阳不振,不能温化水液,则津停成痰。脾虚而清阳不升,则阴霾笼罩空清之窍,痰浊潴留于鼓室;肾虚之痰乃肾气不足,无阳光以制阴,则水液上泛,停滞耳窍成痰致病。本病的治疗原则为化痰通窍。

风邪之痰:多见于发病 1~2 周以内。症状以耳中闭塞感明显,听力下降,或伴有表证。治宜疏风宣肺化痰,方选三拗汤加味。药如麻黄 6g、杏仁 10g、蝉蜕 3g、防风 10g、石菖蒲 6g、马兜铃 10g、路路通 10g 等。发热、微恶寒、鼓膜微红、口微渴,是属风热之证,宜用桑菊饮。鼓膜微红而鼓室积液较多者,可选银翘散合二陈汤加减。

湿浊之痰:多见于本病的"亚急性"阶段。病起 1~2 周以后,鼓室积液较多,头脑昏重,口中不渴,大便稀溏。舌苔白腻,脉濡滑。治宜燥湿化痰。选方根据鼓室内积液情况而定,鼓室积液稀薄,穿刺抽尽,不久又渗出而盈,宜用二陈汤或王氏二陈汤,积脓稠黏者,宜用三子养亲汤。方中苏子理气消痰,气行则稠痰化稀而渐渐能消;莱菔子能助脾运化,消积滞之痰;白芥子专去皮里膜外之痰,三药配伍,确成为消痰良方。若鼓室积脓长久不能消去,可谓"老痰",可以应用控涎丹治之。一般每次用量 1~3g,少量开始,逐步增加。每天 1 次,在早饭后温开水送服;亦可每次 0.5g,每天 3 次,三餐饭后温开水送服。须要注意:一则药量不能过大,亦不能久用,以防伤及正气;二则病人体质虚弱、脉来细弱者,不可妄用。

脾虚之痰:病程长久,耳中憋闷感时轻时重,面色萎黄,食欲不振,脘胀肠鸣,大便溏薄。舌质胖嫩,脉细弱。治宜健脾化痰,方选参苓白术散合二陈汤。药如党参 10g、白术 10g、茯苓 10g、山药 10g、白扁豆 10g、陈皮 10g、制半夏 10g、山楂 10g、六曲 10g 等。倘在暑季或长夏之际,干老喜用藿香 10g、佩兰 10g、青蒿 10g、荷叶 10g 等清暑化湿之品。

肾虚之痰:病程亦长。鼓膜内陷明显。伴见形寒怕冷,腰膝酸软,夜尿频多。舌苔白润,脉沉细。治宜温肾化痰,方选金匮肾气丸。药如附子、肉桂(或桂枝)、熟地、山萸肉、山药、茯苓、泽泻、补骨脂等。本病痰滞而僵化,只有温化之剂才有利于通窍,若一加滋阴,则寒凉内逼,反而更助其僵。

非化脓性中耳炎时间久者,往往形成"粘连性中耳炎",患者耳中胀闷,闭气感时轻时重,鼓膜明显内陷、变厚、混浊,可有瘢痕及钙化斑,运动不良。听力下降呈传导性聋曲线。声阻抗检查示阻抗变高,鼓室功能曲线平坦等。这时全身不一定有明显的其他症状。舌质有紫斑或正常,此属气血凝滞,瘀结耳窍。治当活血化瘀通窍,可选用通窍活血汤或化瘀聪听丸。药如川芎 10g、归尾 10g、乳香 3g、没药 3g、桃仁 10g、红花 6g、地鳖虫 10g、参三七 10g、甘松 10g、落得打 10g 等。

病例 1

钱某,女,44 岁。初诊:1985 年 3 月 4 日。

感冒后引起左耳失聪闭塞,听力下降,自声增强,伴以鸣响,西医诊断为"卡他性中耳炎"。

检查:左鼓膜完整,稍有下陷感。韦氏偏左。舌薄苔,脉细。

案解:邪侵茏葱,始失一表,暂取宣泄与升清。

麻黄 3g	杏仁 10g	甘草 3g	升麻 3g
葛根 6g	陈皮 6g	半夏 6g	茯苓 10g
菖蒲 3g			

5 剂煎服

二诊:1985 年 3 月 9 日。药进 4 剂,听力即有所提高,已能听到手表声,耳鸣也减轻。

检查:左耳鼓膜潮红。舌薄苔,脉细。

案解:久困之残邪一泄,清升而阴霜必肃,故听力回升,聊啾告息,不过腐津败液,滞潴听宫,亟需清化,继进王氏二陈汤。

白芥子 6g	陈皮 6g	半夏 6g	茯苓 10g
升麻 3g	葛根 6g	菖蒲 3g	路路通 10g
甘草 3g			

5 剂煎服

本案采用了宣肺疏风通窍的治法,方中麻黄、杏仁、甘草组成三拗汤,功专宣肺解表,二陈汤健脾化痰,菖蒲、路路通开窍聪耳。"肺经之结穴在耳中,名曰茏葱,专主乎听",疾病初起,不论属热属寒,均应"耳聋治肺"。

病例 2

高某,男,48 岁。初诊:1985 年 1 月 31 日。

西医诊为卡他性中耳炎。鼓室黏液,屡抽屡生,在进中药后,头痛缓解,听力稍回升,耳鸣亦逐渐式微。

检查:右鼓膜混浊,光锥存在、缩短,有鼓膜穿刺的瘢痕,左鼓膜轻度潮红。舌薄苔,脉大。

案解:卡他潴液,乃败津腐液之停留,抽而再积,当然炎症使然,但长期循环不已,则显然土不制水所致。欲制水,先培土,取六君。

党参 10g	白术 6g	茯苓 10g	陈皮 6g
白芥子 6g	苏子 10g	车前子[包]10g	甘草 3g
葛根 6g	辛夷 6g		

5 剂煎服

二诊:1985年2月7日。2周来病耳(右)未抽积液,有些胀感,健耳(左)也有些闭气及胀,听力似有下降。

检查:右鼓膜下陷不明显,左侧鼓膜轻度潮红。舌薄苔染灰,脉平。

案解:败津腐液,因不若囊者之无限酿积,但也未明显吸收,再步原方。

党参10g	茯苓10g	陈皮6g	半夏6g
白芥子6g	苏子10g	天竺黄6g	胆星3g
葛根6g	菖蒲3g		

5剂煎服

三诊:1985年2月16日。3天前,耳中作痒,很不舒服,之后听力即逐渐恢复,憋胀皆消,现已经正常。

检查:鼓膜(双侧)正常,舌薄苔,脉平。

案解:《内经》无痰病一症,中医无卡他一词,以理揆度,而取消痰,显效已来,为巩固计,用六君子汤合参苓白术散以扫尾。

党参10g	白术6g	茯苓10g	白扁豆10g
陈皮6g	半夏6g	薏苡仁10g	山药10g
葛根6g	菖蒲3g		

5剂煎服

本案患者发病已久,无明显外邪,而以积液为主,且积液屡抽不尽,抽而再来,当是由正转虚,虚实夹杂。干老认为辨证当属脾土虚衰,土不制水,所以选择了健脾化痰为大法,六君子汤为基本方,这也是干老治疗脾虚痰证的常用方和有效方。初诊方中,六君子健脾化痰,苏子和白芥子,取三子养亲汤义,降气化痰,而白芥子又能"消皮里膜外之痰",对于耳膜内败津腐液尤为适宜,车前子利水渗湿祛痰,葛根升清聪耳,咽鼓管位于鼻腔后端,酌加一味辛夷宣通鼻窍,有兼顾咽鼓管之意。全方平和而不峻烈,宽以济猛,标本兼顾,是对证的有效方剂。

病例3

高某,女,62岁。初诊:1996年5月17日。

两耳同时闭气近两旬。患者1992年右耳卡他性中耳炎,抽出过积液。今年1月份始又积液于左耳。穿刺抽液至4月底没有。但近两旬,两耳同时闭气,堵塞不通,自声增强。同时头脑昏沉不通,鼻通气尚可。失嗅已4

年。血压偏高22年。现在服降压药求得稳定。

检查：两鼓膜混浊。舌薄苔，脉细。

案解：痰停鼓室，锁闭茏葱，治当理气消痰，通窍破滞。

乌药6g	枳壳6g	石菖蒲3g	路路通10g
胆星3g	白芥子6g	丝瓜络10g	苏子10g
天花粉10g	天竺黄6g		

5剂煎服

二诊：1996年6月21日。时逾35天，药进14剂。辍药中断，因挂不到号。憋气明显改善，但有时尚有残留之感。自声亦明显减轻。头已不昏。失嗅无改善。

检查：两鼓膜标志逐渐已暴露出来。光锥亦隐约出现。舌薄苔，脉细。

案解：方已对证，病得转机，惜乎中途辍药未能一气呵成。再步原旨，逐渐倾斜于巩固。

太子参10g	白术6g	茯苓10g	陈皮6g
半夏6g	乌药6g	枳壳6g	苏子10g
路路通10g	甘草3g		

5剂煎服

本案以两耳闭气为主，鼓室积液渐净，以气滞为主，故干老选用理气化痰，虽头脑昏沉不通，鼻失嗅已4年，但血压偏高，故弃用柴胡、桔梗等升提之品，以防血压升高。二诊时症状缓解，易益气通窍，用六君加理气之品以巩固疗效。

四、急性化脓性中耳炎

急性化脓性中耳炎是中耳黏膜的急性化脓性炎症，好发于儿童。冬春季多见，常继发于上呼吸道感染，病变常同时侵犯黏膜下层及鼓膜。病势轻的，炎症在鼓室、咽鼓管为主；病势重者，炎症扩展到鼓窦和乳突气房，使其黏膜或骨质化脓坏死，即成为急性乳突炎。卫生习惯不良、上呼吸道感染、急性传染病、外伤、慢性消耗性疾病等均可导致此病。

本病症状特点为：发热、耳痛，在1~2天内加剧，呈搏动性跳痛，听力减退，鼓膜穿孔，脓液流出后，一般发热、耳痛减退。若为乳突炎，则鼓膜穿孔出脓之后,发热、耳痛不减,乳突部肿胀、压痛明显。急性化脓性中耳炎如不彻底治疗,容易转为慢性。有的患者会出现并发症,重者可危及生命。干老将本病病程分为3期:

初期(发生发展期):突然发热,恶寒,头痛,全身无力,食欲不振,小儿往往体温可达40℃或更高,尤其是未满周岁的婴儿,体温升高更显著。患耳深部疼痛,逐渐加重,听力减退,或有眩晕。检查鼓膜充血明显,听力检查呈传导性聋。此期以风热犯袭为主,肝胆火炽为次。治宜疏风清热,解毒消肿,方选银翘散、桑菊饮、蔓荆子散之类。药如金银花10g、连翘10g、薄荷6g、桑叶10g、菊花10g、蔓荆子10g、苦丁茶10g、夏枯草10g等。

中期(化脓期):为病之高峰期。见壮热不寒,耳痛剧烈,呈搏动性跳痛,似刺似钻,夜不能寐。如乳突受累,则疼痛更甚。听力减退也更明显。鼓膜充血深红,且外凸。待鼓膜穿孔之后,脓液溢出,则发热减退,耳痛减轻,听力亦稍改善。假如鼓膜穿孔后,脓出而又突然减少,发热、耳痛均不减轻,乳突部明显肿胀、压痛。乳突X线侧位片显示乳突气房混浊,房隔模糊不清,甚则房隔被破坏,呈一融合的空腔,此即可诊断为急性乳突炎。此期多见舌质红,舌苔黄或黄腻,脉弦数。证属肝胆火炽,三焦热甚,治宜清肝泻火,消肿排脓。一般在鼓膜穿孔前,选用仙方活命饮加减。方中金银花为主清热解毒,可用10~20g;白芷、防风祛风消肿排脓,用10g;归尾、赤芍各10g,乳香、没药各3~6g活血散瘀;穿山甲、天花粉、皂角刺各10g活血排脓,均为要药。若大便秘结,可加生大黄5~15g,后下,或直接用1~2剂大承气汤以泻火通便,釜底抽薪。对小儿,亦可用甘中黄煎。鼓膜穿孔后,脓液排出,热势未退尽者,可以用龙胆泻肝汤或黄连解毒汤,方中可以加一些生大黄。

后期(即恢复期):发热渐退,脓性分泌物转变为黏液性,量也逐渐减少直至干净。鼓膜大多数能愈合。少数治疗不当或抵抗力弱,或兼感湿热之邪者,可能转变成为慢性化脓性中耳炎。此期证属虚实夹杂,余邪未尽,正气已伤,治宜扶正祛邪,方选四圣饮合四苓散,或用五神汤。药如金银花10g、当归10g、黄芪10g、甘草3g、茯苓10g、白术10g、泽泻10g、滑石10g等。

外治:初期可用黄柏滴耳液滴耳,每次2~3滴,每天3次。乳突部红肿者,用马氏青敷药,以饴糖赋形,外敷,每天换药1次。凡化脓性中耳炎耳部灼热疼痛者,亦可用此方或青敷散在耳郭周围敷之,有降热清火消肿止痛之功。

病例

赵某,男,4岁。初诊:1999年5月15日。

感冒第4天,发热已退,但右耳深部疼痛。翌日更痛而难以承受,身体也同时出现疼痛,今天高热,耳内疼痛如雀啄,日夜难眠。大便两日未解,渴而狂饮,溲赤。

检查:右耳外耳道深部有黄色稠脓积潴,擦净后可见鼓膜充血,中央部已有细小溃孔,脓从内部涌出,随光线闪动而呈"灯塔征",鼓沟及其附近,也呈充血状态。右颈颌下可扪到淋巴结肿,无粘连,无压痛。体温38.5℃,舌红,黄腻苔,脉数(102次/min)。

案解:感冒时邪,不泄横窜,化热生脓,犯及听宫,中医所谓聤耳,正指此而名。脓初溃溢,适在高峰之顶巅。急于清热解毒,用于挫其锋而杀其威。黄连解毒汤主之。

川连 2g	黄芩 2g	黄柏 2g	甘草 3g
金银花 6g	苍术 3g	大贝母 6g	

3剂煎服

外治:黄柏水3支,滴耳。

二诊:1999年5月19日。脓泄很多,质稠而厚,昨天起转为稀而色白。寒热退,食欲来,平静能眠,大便已解。

检查:外耳道脓液潴积,清除后可见鼓膜中央性穿孔,旁及鼓沟的充血消失,已还其正常状态。体温:36.8℃,舌薄苔,脉平。

案解:大脓一泄,邪毒排空。但仍宜重视与治疗,诚恐转为慢性,则后患无穷矣。用药则宗惯例,"高峰苦寒以挫其锋,溃后甘寒以理其后",改取五味消毒饮。

金银花 6g	菊花 6g	地丁 6g	蚤休 6g
半枝莲 6g	白芷 3g	大贝 6g	桔梗 4g
甘草 3g			

5剂煎服

三诊:1999年5月25日。脓液日渐减少,一切进入正常状态。嬉戏而食欲旺盛。

检查:外耳道干净干燥,鼓膜溃孔残痕已模糊难见。舌薄苔,脉平。

案解:"为虺弗摧"已摧,慢性之虑可免。再予解毒,作扫尾之用。

丁半合剂2瓶,每日2次,各50ml,开水兑服。

本案患儿,年仅4岁,因感冒导致上呼吸道感染并发急性化脓性中耳炎。从其症状及检查结果来看,就诊时已是高峰期,宜一鼓作气将其拿下,挫其锋而杀其威。干老认为是感冒时邪,不泄横窜,化热生脓,犯及听宫,选用苦寒清泄之黄连解毒汤。方中黄连、黄芩、黄柏、金银花、苍术清热燥湿、解毒排脓,贝母清热化痰,甘草清热解毒并调和诸药。并结合外治,以黄柏滴耳液滴耳,使药直达病所。虽仅服3剂,然而获效满意,脓液转为稀而色白,寒热退,食欲来,平静能眠,大便已解。检查见旁及鼓沟的充血消失,已还其正常状态。体温36.8℃,舌薄苔,脉平。这些资料和数据比之初诊是变化明显的。稚嫩之体,三日苦寒,诚恐不胜药力,干老认为"高峰苦寒以挫其锋,溃后甘寒以理其后",改取五味消毒饮,并加用白芷、桔梗助其排脓。

五、慢性化脓性中耳炎

慢性化脓性中耳炎多因急性化脓性中耳炎治疗不及时、不合理、不彻底,或鼻咽部及其邻近器官的炎性病灶反复发作所致,在耳科很常见。其临床特点是耳中长期或间歇流脓,鼓膜穿孔,听力减退。西医一般将本病分为单纯型、骨疡型及胆脂瘤型。干老则根据其症状表现,将其分为慢性脓耳的普通型、顽疴型及恶疮型。普通型多因脾虚中衰,气血不足,清阳不升、湿浊上蒙清窍;顽疴型多因肾虚火旺,肾虚则髓少,骨质易受邪毒侵蚀,相火上炎则脓少而臭;恶疮型属肾阴不足,肝火上炎。

普通型耳中流脓为黏液性或黏脓性,一般无臭味,流脓多为持续性,患感冒时流脓增多。鼓膜穿孔在紧张部,大小不定,穿孔周围有残余鼓膜,称为"中央性穿孔"。经穿孔可见鼓室内黏膜肿胀、增厚,色微红或苍白。耳聋一般不重,属传音性。乳突X线检查常因乳突气房黏膜肿胀而见透光度较差,无骨质破坏。全身症状一般不明显,可以有面白、气短、神疲乏力、大便溏薄等症,舌质正常或淡胖,苔薄白或薄腻,脉细弱。证属脾虚湿盛,清阳不升。治宜补脾益气,升举清阳。方选补中益气汤或参苓白术散,药如太子参 10g、黄芪 10g、山药 10g、茯苓 10g、白术 10g、白扁豆 10g、升麻 3~6g、葛根 10g、泽泻 10g、赤小豆 10g 等。若兼面黄、消瘦、视物模糊等症,则为气血两虚,宜气血双补,方选八珍汤或十全大补汤。

　　顽疴型表现为耳中分泌物呈脓性,量较少,多有臭味。鼓膜的穿孔边缘有一部分已达鼓沟,称为边缘性穿孔。有时穿孔在松弛部,并有听骨链坏死。经穿孔可见鼓室内有肉芽或息肉。有较重的传导性聋。有时有头痛、眩晕症状。乳突 X 线检查因乳突气房骨隔和骨壁被破坏,可出现骨疡性透光区。有时因引流不畅,则易引起并发症。此型患者所见脓少、头痛、眩晕等症以及常常伴见的心烦、咽干、五心烦热,舌红、少苔,脉细数等症,多属肾阴不足、相火上炎之证。治宜滋阴降火,方选知柏地黄汤、大补阴丸之类。养阴药如生地、白芍、玄参之类;降火药物主要是知母、黄柏,可配合应用夏枯草、苦丁茶等品。用量常规以每味药 10g 即可。

　　恶疮型则分泌物少,有特异的恶臭。鼓膜穿孔在松弛部,或紧张部边缘性。如为袋状内陷而形成胆脂瘤者,应仔细察看松弛部有无小痂皮,清除痂皮后,如见边缘性小穿孔,且穿孔内未显露胆脂瘤物,可再用探针探入囊内,如探出白色腐臭物质,即可确诊。穿孔大者,通过穿孔可见灰白色鳞片状或腐乳状物质,其气味极臭。听力减退较甚,早期为传导性聋,晚期若影响耳蜗,则可见混合性聋,病变侵蚀迷路,可出现局限性迷路炎症状。乳突 X 线检查可见乳突有胆脂瘤性空洞。本型的脓臭、眩晕是因肝胆之火上炎,热毒内熏所致。患者多伴舌苔薄黄,脉弦有力。治疗以镇肝清热,方选加减栀子清肝汤或加减龙胆泻肝汤。

病例 1

　　陈某,男,51 岁。初诊:1991 年 10 月 25 日。

　　病发轫于 10 年之前。左耳大衄,当时诊断为"肉芽",做手术而愈。1984 年两度大衄,治疗而痊,第 3 次在初夏又大衄,从此血止而渗液,至今未涸,时多时少。最近分泌物少些,但作痒,听力下降。

　　检查:左鼓膜未见明显穿孔,混浊,标志不清。舌薄苔,脉平。

　　案解:前医之药,恰到好处。应作曹随。唯以性而言对症,以量而言,远似未及。今改煎药。

龙胆草 3g	山栀 10g	柴胡 3g	当归 10g
夏枯草 10g	川黄柏 3g	苍术 6g	薏苡仁 10g
苦丁茶 10g	山药 10g		

7 剂煎服

二诊:1991 年 11 月 8 日。药已进服 7 剂。分泌物少些,左耳作胀,有时还有些痒,偶有针刺感。

检查:左鼓膜混浊,隐性穿孔在前上方,尚干燥,舌薄苔,脉平。

案解:水剂龙胆泻肝,获效也感满意。脓积中耳,虽然引流特殊,但其理符于外科,宗外科处理。

金银花 10g	川黄柏 3g	菊花 10g	地丁 10g
蚤休 10g	苍术 6g	陈皮 6g	半夏 10g
土贝母 10g	甘草 3g		

7 剂煎服

三诊:1991 年 11 月 22 日。又进 7 剂无疗效。分泌物未见减少,仍有胀感,胀甚则有沉甸感,偶而针刺感仍然。

检查:耳部检查同上诊。舌薄苔,脉平偏细。

案解:取清肝有效于前,不能以清肝有效于后,盖病程进展,证有不同,刻舟求剑,事难允许。取用二妙加味,更味同嚼蜡。以理推揆,分泌之物,总是败津腐液产物,二妙无效,良以治标而未及其本。治本之药可取培土健脾,以控制分泌。若分泌物有时出现锈色,则稍参清解。

党参 10g	升麻 3g	白术 6g	茯苓 10g
陈皮 6g	半夏 10g	山药 10g	金银花 10g
紫花地丁 10g	甘草 3g		

7 剂煎服

四诊:1991 年 12 月 10 日。六君加升提药之后,脓液已少,痒也不多。一贯耳内之胀难除(过去一胀即有脓,这次胀而无脓)。左侧颈部有紧张感,伴有胀痛。

检查:左耳同上诊,干燥。舌薄白苔,脉平。

案解:渗液得扶正而涸敛,症属于虚。刻下左颈牵制,已投石有路,酌取四物。

| 升麻 3g | 党参 10g | 白术 6g | 鸡血藤 10g |

| 茯苓 10g | 陈皮 6g | 当归 10g | 络石藤 10g |
| 白芍 6g | 丹参 10g | | |

7 剂煎服

五诊:1992 年 1 月 17 日。药已进 21 剂,脓涸干燥期竟然达匝月之久,为过去所未有,唯左颈之胀改善不多。

检查:耳内已干燥。舌薄苔,脉平。

案解:对症之药,不宜更张,只能深入。左颈牵制。迟迟难去。似可酌改一二。

升麻 3g	党参 10g	紫河车 10g	白术 10g
茯苓 10g	陈皮 6g	怀山药 10g	地丁 10g
枳壳 6g	甘草 3g		

7 剂煎服

本案患者是一例由于左耳大出血而导致的慢性化脓性中耳炎病例,10 年内三度大出血,血止后则有渗液作痒伴听力下降。虽然舌脉不能印证肝火,但干老根据临证经验和局部检查情况还是辨为肝经湿热,用龙胆泻肝汤加减治疗。方中龙胆草、栀子、夏枯草、苦丁茶清肝泻火,柴胡疏肝,当归和血,黄柏、苍术、薏苡仁是三妙丸,清热燥湿,又配以山药益气健脾、升清聪耳。诸药相合,共奏清利肝胆湿热、排脓开窍聪耳之功。二诊时获效满意,干老认为清肝法可用于一时而不可用一世,有考虑其排脓引流的缘故,改用外科常用的二妙丸合五味消毒饮加减,然而三诊时疗效并不满意,病症悉如以往,此时干老认识到二诊方药无效,是治标而未及其本。分泌之物,总是败津腐液产物,脾主运化水湿,治本之药可取培土健脾,以控制分泌。若分泌物有时出现锈色,则稍参清解。方用六君子汤加味,方中六君子益气健脾、化痰祛浊,山药助君药健脾,升麻升提清气,酌配金银花、地丁清热解毒以治其标。标本同治后,症状得到改善,脓液已少,痒也不多,但患者补诉颈部有紧张及胀痛感,此是津液输布失常,血脉运行不畅而失于濡养之故,继用四君子健脾益气,升麻升举清气,陈皮理气止痛,当归、白芍、鸡血藤、丹参养血活血,改善颈部症状,络石藤一味,乍看费解,其实是干老的经验用药,他认为对于颈部、耳部的病症,络石藤是一味很好的引经药,可引药直达病所。五诊时患者的耳部症状已接近消失,耳朵数月未曾流脓,对症之药,不宜更张,只能深入,仍取用四君子汤加味。

病例2

刘某,女,32岁。初诊:1991年8月30日。

先右后左耳病20多年,有时淌水流脓,或有疼痛。每年有2~3次急性发作。同时伴以听力下降和耳鸣。鸣声为持续性,音调不高,音量一般。不急性发作时诸症稍轻。现在为急性发作的后期。脓溢比前几天减少。

检查:右耳鼓膜大穿孔,鼓室尚干净、潮润;左鼓膜混浊,标志消失。中央有一钙化点。且有菲薄感,未见明显穿孔。舌薄腻,滑润苔,底映紫气,舌质淡白,脉濡。

案解:耳虽隶属于肾,但时临长夏,脉舌提示湿浊内停,不能"刻舟求剑"执泥书本。应取渗湿化浊,稍参益气升清。

升麻 3g	太子参 10g	苍术 6g	川黄柏 3g
茯苓 10g	夏枯草 10g	陈皮 6g	六一散^包15g

5剂煎服

二诊:1991年9月5日。上诊之后,脓水告涸,但为时无几,再度潮润而外溢,至今仍难干燥。无疼痛,听力似乎好些,耳内憋气及耳鸣仍然存在。鸣声音调高而音量大,对外来噪声感到很不舒服。全身无力。

检查:双耳同上诊。舌薄苔,脉细。

案解:内湿难彻,浊逼听宫,虽常规有六味、左慈,但总感治肾不及治脾。取异功散加味,佐以升清。

升麻 3g	葛根 6g	白术 6g	太子参 10g
茯苓 10g	陈皮 6g	川黄柏 3g	夏枯草 10g
菊花 10g	甘草 3g		

7剂煎服

本案患者罹患脓耳20余年,病属顽疴,就诊时是慢性化脓性中耳炎合并耳鸣,检查见右耳鼓膜大穿孔,鼓室尚干净、潮润;左鼓膜混浊,标志消失。中央有一钙化点,未见明显穿孔。舌薄腻,滑润苔,底映紫气,舌质淡白,脉濡。四诊合参,干老辨为湿浊内停,取渗湿化浊,稍参益气升清。他反对"刻舟求剑"、生搬硬套,因为临床病种波谲云诡,变化莫测,要根据具体情况"因人因地因时"拟定治法,时值长夏,江南多湿邪,故干老治耳以治湿,取太子参、茯苓、苍术健脾燥湿,脾为仓廪之官,主运化水湿,执掌中州,脾气健旺可令湿邪速去;六一散清暑利湿,为时令用药;陈皮理气化湿,气滞则湿阻,气顺则湿化;升麻升举清气,五官为清空之窍,不容芥蒂,有赖清气充盈;夏枯草、黄柏清热排脓以治标;苍术和黄柏二味又是二妙丸,干老在遇到鼓膜穿孔病人时每常取用。二诊时症状有所缓解,但还是不尽如人意,原方出入,加白术燥湿健脾,葛根升清聪耳,菊花清肝泻火。

病例3

姚某,女,30岁。初诊:1997年12月26日。

左耳流脓色黄牵丝,初起于5年之前,当时疼痛严重,经治疗而"愈",干燥无恙。时越两年之后,再度又流脓,虽然也能干燥,但从此起,时隔半年,即流脓发作1次,至今如此。今天此刻,适在流脓与待干燥时期的恢复期中。疼痛已无,有些痒感,听力自感正常,无耳鸣,无堵塞。

检查:左鼓膜中央型巨大穿孔,鼓室尚干燥,外耳道干燥,舌薄苔,脉平。

案解:鼓膜洞穿,每年发作2次。刻又进入干燥阶段,但难免急发重来,今拟填补正气,使百日干燥,可以炼石而补火,俾获一劳而永逸。

党参10g	茯苓10g	山药10g	薏苡仁10g
当归10g	丹参10g	川黄柏6g	苍术6g
甘草3g			

7剂煎服

中医素有急则治标、缓则治本之说。本患者慢性化脓性中耳炎每半年即发作1次,难免有正气不足之嫌,刻下缓解之际,正是扶正之大好时机。处方以党参、山药、茯苓、甘草补气健脾,薏苡仁、苍术化湿,黄柏清热化湿,乃缓时治本之策。

病例4

刘某,女,26岁。初诊:1992年1月10日。

童年时右乳突曾做乳突根治术,但渗液不涸,竟为十七八年之久。分泌物为脓性样黄色。有较浓的臭味,偶有血迹。失听,鸣声多样(有高有低),头痛域在右侧。左耳听力下降,偶有轻度眩晕。

检查:右耳手术后潮湿不干,未见充血,左鼓膜严重内陷已不成为卵圆形,中央有钙化点两块,标志消失,舌薄苔,脉细。

案解:术后分泌难涸,可宗《外科理例》之"溃疡首重脾胃"论治,头痛之作,良以痛域在于少阳之故,治可顾及柔肝。可取参苓白术合逍遥。左耳貌似未予兼顾,但疏肝益脾之剂,定能余护不共享及之矣。

党参 10g	白术 6g	茯苓 10g	焦苡仁 10g
山药 10g	柴胡 3g	当归 10g	白蒺藜 10g
菊花 10g	甘草 3g		

7 剂煎服

二诊:1992 年 2 月 21 日。上方累进 21 剂,杂乱无章的多种耳鸣已减少、减轻。唯存沸水样之鸣,病耳脓无,左耳反而有分泌物,头痛轻而眩晕作。检查:两外耳俱干燥。舌薄苔,脉细。

案解:邪去身安,正充邪避,斯言殊合本症。仍步原方,继续调理。

党参 10g	白术 6g	茯苓 10g	白蒺藜 10g
山药 10g	当归 10g	菊花 10g	制首乌 10g
川芎 3g	甘草 3g		

7 剂煎服

三诊:1992 年 4 月 3 日。上药进 14 剂,鸣声又减轻一些,鸣声为沸水待开之际,头痛在枕部,像有一根筋牵掣着。左侧咽部有异物感,颈部及四肢肌肉抽筋感。

检查:两耳干燥,舌薄苔,脉细。

案解:益气柔肝,十分恰当,但补诉综合,则似处方太崇于气,而忽略于血矣。改八珍。

党参 10g	白术 6g	茯苓 10g	鸡血藤 10g
山药 10g	当归 10g	白芍 6g	宣木瓜 10g
丹参 10g	白蒺藜 10g		

7 剂煎服

本案患者幼年乳突手术而致病,有头痛、听力下降、眩晕等诸多症状,干老认为脾主运化水液,脾失健运则水湿滞留,败精枯槁酿脓生祸,故初诊处以参苓白术散合逍遥散加减,党参、白术、山药益气健脾,茯苓、薏苡仁渗湿健脾,柴胡、菊花、白蒺藜疏肝柔肝,当归和血,甘草调中,诸药相合,使邪去正安,正充邪避。二诊时以原方或效,稍事增损,大法如前。三诊病情又有好转,投石问路,已中肯綮,干老步迹前法,由气及血,改用八珍法化裁,稍参鸡血藤、丹参活血,因为血不利则为水,活血有利于利湿排脓。

另外,干老在治疗本病时很重视闻分泌物的气味,凡黄稠而有气味者,认为肝胆尚有湿热;臭甚而脓少者,考虑胆脂瘤;味腥者,为寒为虚;抹布气味者,实证有湿,虚证为寒,实则芳香化湿,虚者温阳化湿。

病例5

王某,女,27岁。1996年4月5日诊。

两耳化脓性中耳炎,右已20多年,左亦近2年。平时尚干燥,一经感冒即流脓,左耳必先出现,平时容易,基本上每月必作,急发时出现耳鸣。右耳近年来已难发作,自己主观感觉听力尚可,今天此刻,在平稳之中。

检查:右耳鼓膜大穿孔,左侧大穿孔且潮湿。舌薄苔,脉细。

案解:两耳鼓膜洞穿,右干左湿,频频发作,诱因在于时时感冒。治疗之法,积极者,从事修补;消极者,控制感冒。除冀两者并进。

稆豆衣 10g	黄芪 10g	白术 10g	茯苓 10g
百合 10g	防风 10g	党参 10g	山药 10g
甘草 3g			

7剂煎服

右耳可以即刻修补。

本例患者,两耳俱病,但右耳已趋平稳,左耳频繁发作,目前虽都在平稳之中,但一干一湿,处理也截然不同。干老主张,干耳可积极从事修补,湿耳则应控制感冒,预防复发。预防者,需益气固卫,用玉屏风(黄芪、白术、防风)为主,加四君(党参、白术、茯苓、甘草)、百合、山药补气,干老喜用稆豆衣,常言:一味稆豆衣,功抵玉屏风。

六、耳鸣耳聋

耳鸣是指病人自觉耳内鸣响的听觉紊乱现象,可见于多种耳病及全身性疾病,可以分为两大类——主观性耳鸣和客观性耳鸣。客观性耳鸣包括血管性、肌源性、气流性等,主观性耳鸣是中医辨证施治的主要内容。耳聋是指不同程度的听力减退,轻者听力减退,重者全然不闻外声。耳聋有许多种分类方法,与辨证治疗关系密切的是传导性聋、感音神经性聋、混合性聋分类法。干老将耳鸣耳聋分为9种类型进行辨证治疗。

1. 六淫外感 发病较急,大多在流行性感冒、腮腺炎、带状疱疹等急性传染病后发生,听力明显下降,伴有以耳鸣,鸣声轰轰如潮水声,耳内有闷胀及阻塞感,似有棉花塞耳般感觉。检查鼓膜正常或稍有下陷,咽鼓管多阻塞。测听显示传导性聋为多。根据全身症状及舌苔、脉象,可以分析为风寒、风热或湿邪等,治法以祛邪为主。属风寒外感者,宜辛温解表,用香苏饮,或荆防败毒散。此法在夏季用之宜慎,防止辛散过度,汗出过多而戕伤正气。属风热外感者,宜辛凉解表,用桑菊饮或银翘散。属湿浊外感者,宜化浊利湿,用八正散、五苓散;在暑季患者多属暑湿外感,宜解暑化湿,参用藿香正气散,或重用六一散。典型处方如:滑石、青蒿、扁豆、薏苡仁、车前子、茯苓、泽泻、大腹皮、藿香、佩兰各 10g,甘草 3g,西瓜翠衣 1 团。无论何种外感致聋,均可加入菖蒲 3~5g、路路通 10g,以助"通窍"作用。

2. 痰浊上蒙 发病有急有缓。除听力下降外,必伴有耳内阻塞感及胀满感。耳鸣持续不休,音量大而音调较低。头脑昏重,或胀,或有钝痛,胸脘痞闷。检查鼓膜混浊,病程长者混浊更明显。听力检查多呈混合性聋,舌苔滑润厚腻,脉濡。治宜燥湿化痰,方选二陈汤,可加入天竺黄、胆南星、白芥子、菖蒲等;若有痰火相兼,则选用清气化痰丸,加入竹茹、黛蛤散、浙贝母等。

3. 肝胆火旺 发病迅速,常在短时间内完全失听,多伴耳鸣,高亢刺耳,如闻汽车、飞机声,使人烦躁不安,时有阵发性加剧。此型患者往往感觉耳鸣比耳聋症状更难受。伴有头脑胀痛,昏晕目眩,口苦、面赤,两胁作痛。检查鼓膜完整,不充血。少数人在乳突区有压痛。测听多见感觉神经性聋。测量血压往往升高。舌红、苔薄白或薄黄,脉弦有力。治宜清肝泻火,可用龙胆泻肝汤或栀子清肝汤。若兼有腰膝酸软,舌红少苔,脉细数等,是属肝肾阴虚,相火上炎。宜少用或不用龙胆草之类苦寒之品,而选用杞菊地黄汤加夏枯草、苦丁茶等,或选用丹栀逍遥散。

4. 心火内炽 发病亦急。耳鸣耳聋均较明显,在情绪波动或受惊恐之后更厉害。有时耳内有疼痛感。伴心悸、怔忡,或心中烧灼感,或常发作口疮、面赤、失眠、多梦、小便色黄。检查鼓膜多无异常,少数患者可有轻度充血。测听多见感觉神经性聋。舌尖红,苔薄少,脉数。治宜清心火,轻则选用导赤散,重则选用泻心汤。兼存腰膝酸软、头晕目眩者,为肾阴不足、心肾不交。治宜泻离填坎,即泻心火、补肾水,方选两归汤。典型处方如:①重在清心火者,用黄连 1.5~5g、山栀 10g、黄柏 3~10g、生地 10g、木通 1.5~5g、竹叶 10g、灯心 3 扎、茅根 10g、菖蒲 3g;②重在补肾水者,用生地 10g、麦冬 10g、墨旱莲 10g、女贞子 10g、山药 10g、覆盆子 10g、菟丝子 10g、木通 1.5~5g、竹叶 10g、灯心 3 扎、菖蒲 3g。一般要坚持服药 10~20 剂,再根据病情变化用药。若因耳鸣而致失眠较重者,可配合安神剂,方选天王补心丹或朱砂安神丸。

5. 瘀滞清窍　活血化瘀法治疗耳鸣耳聋,是近来研究较多的课题。适用于此法者,主要有两种类型:其一为暴震性耳聋,发病于听到强烈声响或耳部乃至头部受击震之后,出现严重的耳聋及较强的耳鸣。鼓膜可有破裂、出血,也有完整者。其二为渐渐发生的耳鸣耳聋,病人难以说清起病时日。检查鼓膜无异常。这两种类型一般都不伴有全身症状,也不一定在舌苔、脉象上有所反映,只是少数患者舌上可见有紫气。治宜活血通窍,方选通窍活血汤。且其主药麝香一味不易获得,因此,也可以用三甲散加减,药如归尾、红花、桃仁、丹皮、赤芍、炮山甲、炙鳖甲、地鳖虫、川芎等。

6. 肾阳不足　耳聋渐发,耳鸣音量较大,音调较低。伴形寒肢冷,面色㿠白,夜尿频多,容易感冒等。老年性聋属肾阳虚者更多。治宜温阳益肾,选附桂八味丸或右归饮,亦可用肉苁蓉丸。运用此法要注意两点:①方药温燥,在患者舌质偏红或感冒发热时不宜使用;②患者病程已长者,不易求得速效,因此既要做好长期服药准备,又要经常观察病情变化。

7. 肾虚精脱　此证临床最多。病程亦长,听力丧失程度不一。耳鸣声细,如闻蝉噪。外界噪声大时,耳鸣消失。这一点与实证耳鸣相反,后者在外界有噪声时,耳鸣更甚。可伴有头晕、健忘、颧红、五心烦热,或有遗精、白淫等。检查鼓膜不充血,少数患者鼓膜轻度萎缩。测听多见感觉神经性聋。治宜滋阴益肾,方选耳聋左慈丸或磁朱丸。典型处方如:熟地、山萸肉、山药、丹皮、茯苓、泽泻、菟丝子、覆盆子、五味子、黑芝麻各 10g,磁石(先煎)30~50g。眩晕甚者,加白蒺藜、钩藤各 10g,失眠、盗汗加龟甲、酸枣仁各 10g。

8. 中气不足　听力逐渐减退,耳鸣呈低音调,音量亦低,在疲劳及饥饿时明显。四肢倦怠,食欲减退,脘腹作胀,大便溏薄。检查鼓膜见混浊、内陷。测听以混合性聋为多见。舌质淡胖,或边有齿印,苔薄腻,脉细弱。此型患者亦较多见。治宜健脾益气升阳,方选益气聪明汤或补中益气汤。

另外,四君子汤及参苓白术散也可以应用,但应配伍升提中气的药物,如升麻 3~6g、葛根 10g、柴胡 3~6g。三味药中,可以用 1~2 味,亦可 3 味都用。这也可视为一种"冲击疗法",鼓动清阳之气上升于耳窍,以通窍助聪,偃息耳鸣。蔓荆子 6g、菖蒲 3g 具有引药上行的作用,也可以配伍作为药引有助于宣通耳窍。不过患者血压若偏高,升提药物须慎用。

9. 荣血虚损 起病缓慢,耳鸣耳聋时轻时重,但大多耳鸣呈高音调,音量亦较大。耳聋程度一般较轻。伴有头晕、眼花,手足麻木,女子行经量少、愆期或经闭等症。鼓膜一般无明显变化。听力检查多为感觉神经性聋,听力损失较轻。舌淡,苔白,脉细。治宜养营补血,方选四物汤或归脾汤。

以上 9 型,不能决然分开。临床上往往兼证比较多。例如,治疗气血不足所致耳聋,典型方剂为:党参 10g,黄芪 10g,葛根 10g,白术 6g,山药 10g,当归 10g,酸枣仁 10g,制首乌 10g,五味子 10g,菖蒲 3g。治疗脾虚夹痰湿者,典型方剂如:山药 10g,白术 6g,扁豆 10g,佛手 5g,橘叶 10g,柴胡 3g,当归 10g,白芍 10g,苦丁茶 30g,菊花 10g。

病例 1

陈某,女,63 岁。初诊:1993 年 1 月 8 日。

1 年前右耳在子夜陡然鸣响,伴以头昏,从此鸣响难息。鸣声多样化,虫鸣风哨等俱有。对外来噪声难以接受,听力亦江河日下,接近失听。

检查:右鼓膜下陷,舌薄苔,脉平。

案解:聊啾鸣啸,一度春秋。似乎发轫之初,时撄感冒。事可索本求源,是否为《温热经纬》之耳聋治肺之证,可与一试,好在成固可喜,败亦无伤。三拗汤主之。

麻黄 3g	杏仁 10g	天竺黄 6g	菖蒲 3g
防己 6g	葛根 6g	路路通 10g	甘草 3g
苍耳子 10g			

7 剂煎服

病例 2

吴某,女,60 岁。初诊:1997 年 12 月 5 日。

2 年前感冒,即作耳鸣,至今无息意,似有进行性发展现象。听力下降,丧失纯听力 50dB,鸣声右耳如蝉鸣,入夜更甚,左则轰轰然,能接受外来噪声,头昏,视力模糊,近添腰酸,舌苔薄腻,脉细。

案解:鸣聋交作,花甲老人,证亦属虚,填补当然为唯一之法,第以苔厚而腻,总有投鼠忌器之嫌,刻裁下方,只能轻清以化痰浊。

桑叶 6g	蝉衣 3g	苍耳子 10g	陈皮 6g
法半夏 10g	竹茹 10g	菖蒲 6g	柴胡 3g
白芍 10g	防己 6g		

7 剂煎服

二诊:1997 年 12 月 30 日。药进 14 剂,右耳证实与心律同步轰轰,左右两侧之鸣响未见变化。头脑作胀头昏感,睡眠难酣,梦已减少,入夜跖心烧灼发热,过去较轻,现在加重。舌苔已化而净,脉细。

案解:外邪已彻,才能治疗耳鸣。考虑两耳齐鸣而证属各异,左为"客观",右属"主观",再根据"一滴之水"的跖心烧灼,可试取养肾中佐以清火。

川柏 3g	知母 10g	地骨皮 10g	熟地 10g
山药 10g	山萸肉 10g	茯苓 10g	泽泻 6g
丹皮 6g	酸枣仁 10g		

7 剂煎服

裁方甫定,又述以匝周开始,脘胃部饱胀不舒,呃逆味酸,进此六味,非徒缘木而求鱼,抑且投石而下井。改取柔肝和胃之法,益师叶天士"木侮土"论治也。

柴胡 3g	白芍 10g	苏梗 6g	太子参 10g
白术 6g	茯苓 10g	菖蒲 3g	路路通 10g
丹参 10g	枳壳 6g		

7 剂煎服

宣肺法治疗耳鸣耳聋是干老的特色疗法,属于耳病治疗中的变法。他认为:有些耳鸣患者常表现出肺经的病变,如咳嗽、发热、苔薄、脉浮等,在其他疗法无法正常取用时,可以试宣肺法,成固可喜,败亦无妨。

然而耳聋治肺法并非干老异想天开所创,在《素问·气交变大论》中就有"肺金受邪……嗌燥,耳聋"的记载,王孟英在《温热经纬》中也说"肺经之结穴在耳中,名曰茏葱"。对于耳病治肺法,干老常用三拗汤加味,取麻黄、杏仁、甘草三味,随证加味。

病例 1 中患者病历 1 年,右耳鸣响,听力下降,一般常规都以虚证论治。但干老考虑其发病之初,时撄感冒,感冒者,肺气不宣,耳窍受累,加之难以接受外来噪声,难以虚证论之,故索本求源,当属肺气不宣,幸有前贤之耳聋治肺之证,选三拗汤一试。方中麻黄、杏仁宣肺通窍,天竺黄、菖蒲化痰通窍,防己、路路通具有通窍作用,葛根升清,苍耳子通利鼻窍。此法干老在临床中屡用屡效。

对于耳病治肺法,干老常用三拗汤之外,桑菊、银翘、柴胡亦为常用之品。案 2 中根据入夜踮心烧灼发热而辨证心火之旺,可谓一滴之水可以窥宇宙。

病例 3

胡某,男,47 岁。初诊:1997 年 8 月 19 日。

右耳重听已久,今年六月中下浣,子夜陡然脑鸣轰轰,右耳听力明显下降,经过高压氧在内的治疗,高亢之鸣稍有下降,但耳鸣脑鸣依然,昼夜难停,右耳出耳堵塞憋气,拒绝外来噪声。舌厚腻苔,质胖,边有齿印,脉濡。

案解:痰浊内停,暑湿外逼,以致空清之窍失其空清之用。治应清热理湿化浊清痰。二陈汤加味。

藿香 10g	佩兰 12g	白术 6g	茯苓 10g
陈皮 6g	法半夏 6g	泽泻 6g	车前子[包]10g
莱菔子 10g	碧玉散[包]15g		

7 剂煎服

二诊:1997 年 10 月 17 日。初诊之方,已服 30 剂。刻下补诉,发病于 4 月,外伤所致。刻下鸣声已低沉,能接受外来噪声,听力亦在提高中,耳中有灼热与堵塞感。舌苔厚腻映黄,质偏淡,脉平。

案解:病起外伤,瘀难排除,舌苔厚腻,湿浊之痰,总难清化,虽然赢象已显,本难言补,只能暂取化瘀与消痰浊,作权宜之计。

桃仁 10g	红花 6g	归尾 10g	赤芍 6g
泽兰 6g	陈皮 6g	法半夏 6g	菖蒲 3g
藿香 10g	佩兰 10g		

7 剂煎服

三诊:1997 年 10 月 28 日。鸣响之声及听力下降,似俱已改善,耳中阻塞之感已消失,但新添胀感,左耳深部有些疼痛,近半个月,夜睡难寐,终宵如此,多梦。胸膺痞闷,呼吸似有窒息之感。舌苔薄,有腻感,边有齿痕,质透紫意,脉弦。

案解:证情涉及七情,迹近内伤之域,宗开郁截方,取越鞠丸而重点寓言于痰、湿、气三郁。

乌药 6g	木香 3g	香附 10g	六曲 10g
青皮 6g	川芎 3g	苏梗 10g	半夏 6g
陈香橼 6g	代代花 7 朵		

7 剂煎服

四诊:1997 年 11 月 21 日。听力基本已恢复,唯右耳鸣响依然,鸣声有"震动性""非震动性",二者俱存。外来噪声已由拒绝而转为能接受,终宵难以入寐,多梦。舌薄苔,脉细。

案解:鸣声两种,振动性病出于心,非振动性因在于肾,治当益肾宁心。

熟地 10g	山药 10g	山萸肉 10g	茯苓 10g
丹皮 6g	泽泻 6g	五味子 10g	益智仁 10g
酸枣仁 10g	丹参 10g		

7 剂煎服

五诊:1997 年 11 月 28 日。听力已正常而无反复,非振动性耳鸣已消失,震动性耳鸣存在,幸而音已低沉,在劳累后加重,舌薄苔,脉细。

案解:诸恙告失,唯陈无择《三因方》所谓"耳鸣有声,非妄闻也"者残存未息,方从六味转为四物。

熟地 10g	当归 10g	白芍 6g	川芎 3g
红花 6g	泽兰 6g	落得打 10g	破故纸 10g
丹参 10g			

7 剂煎服

六诊:1997 年 12 月 12 日。听力日来已可有些下降之感。非震动性耳鸣已没有,震动性耳鸣尚存,右耳及其周围出现麻木、酸感,睡眠亦醒。舌薄黄,脉平。

案解:弃治肾而治心,方向仍然正确。唯以听力又有下降之征,耳周麻木,可易王清任之还五。

黄芪 10g	平地龙 10g	红花 6g	桃仁 10g

| 泽兰 6g | 归尾 10g | 赤芍 6g | 丹参 10g |
| 益母草 10g | 功劳叶 10g | | |

7 剂煎服

七诊:1997 年 12 月 26 日。听力似乎又再度回生一些,震动性耳鸣已明显降低,非震动性耳鸣一去而无重来,右耳周围的麻木、酸胀已消失无存。舌薄苔(轻度脑纹舌),脉平偏细。

案解:王清任补阳还五,一击而中矢,效方不更,古有明训。

黄芪 10g	干地龙 10g	归身 10g	红花 6g
桃仁 10g	泽兰 6g	枳壳 6g	丹参 10g
赤芍 6g	黑芝麻 10g		

7 剂煎服

本案例患者历治 5 个月之久,疗效颇为满意。治疗方法随症状变化而不断改变。初诊时值 8 月,暑热正甚,挟湿邪当令,耳之空清之窍失其空清之用,湿浊上蒙,则耳中堵塞憋气,拒绝外来噪声。舌厚腻苔,质胖,边有齿印,脉濡,均为湿邪为患,干老首选二陈汤加味,加用藿香、佩兰等芳香化湿,为最常规之用法。二诊时补述病史,有外伤致病因,虽耳鸣声渐已低沉,但血脉瘀阻,总难闻之不问,即在原方调整,化瘀血与消痰浊兼顾,作权宜之计。取桃红四物与二陈加减,加菖蒲化湿通窍。三诊时患者鸣响之声、听力下降,耳中阻塞感似俱已改善或消失,但新添胀感,胸膺痞闷,中医认为,肝主疏泄,气胀者,肝郁也,拟理气开郁,取越鞠丸为主,兼顾痰、湿、气三郁。用乌药、木香、香附、六曲、青皮、川芎、苏梗、陈香橼、代代花一派理气之品,疗效明显,但理气药物偏于香燥,易于伤阴,不宜久用。四诊时患者听力基本已恢复,唯右耳鸣响依然,鸣声有"震动性""非震动性",二者俱存。干老认为:耳鸣声分两种,振动性病出于心,非振动性因在于肾,振动性耳鸣与血管搏动有关,而心主血脉,故病出于心,非振动性耳鸣与肝、脾、肾等脏腑有关,但耳为肾窍,当首责于肾。所以用益肾宁心,取六味地黄汤加五味子、益智仁、酸枣仁养心安神。五诊时非振动性耳鸣已消失,震动性耳鸣存在,治心任务突出,从六味转四物。六诊时非震动性耳鸣已没有,震动性耳鸣尚存,右耳及其周围出现麻木感,显示出血脉瘀滞,运行不畅,干老认为:弃治肾而治心,方向正确,宜加大力度,可易王清任之补阳还五汤。

本病例从二陈汤、桃红四物汤、越鞠丸、六味地黄汤、四物汤、补阳还五汤,虽六诊之中,频繁更易其方,但选方用药思路清晰,变化有依据,疗效显著,令人信服。

病例 4

宓某,女,58 岁。初诊:1996 年 8 月 20 日。

今年四月中,陡然右耳鸣聋重作,眩晕严重,泛恶狂吐黄水,经过对症处理,好转多多。现在眩晕消失,听力恢复不明显,耳鸣依然而作,能接受外来噪声,但头脑相反的不舒服,病耳及周围有麻木感,汗多,大便稀。舌薄苔,脉细。

案解:言虚言实,仍有扑朔迷离之感,王孟英"耳聋治肺"之法,恨已失时,朱丹溪滋养之剂仍嫌太早,中庸之道,试取王清任还五之方。

黄芪 10g	地龙 10g	红花 6g	桃仁 10g
归尾 10g	赤芍 10g	泽兰 6g	石菖蒲 6g
天竺黄 10g	路路通 10g		

7 剂煎服

二诊:1996 年 9 月 13 日。听力无提高现象,耳鸣亦无变化,能接受外来噪声。耳中憋气而闷,右耳更严重,耳周麻木改善许多,血压偏低,左上齿容易出血已 1 周。心慌、失眠多梦,主在下半夜,大便已成形。舌薄苔,脉细。

案解:诸症改善,新添憋气。方取益气升清,但因齿龈出血,柴、升似难恣取。

葛根 10g	太子参 10g	白术 10g	茯苓 10g
山药 10g	芡实 10g	枳壳 6g	路路通 10g
五味子 10g	甘草 3g		

7 剂煎服

三诊:1996 年 9 月 27 日。耳鸣无变化,耳内阻塞闷感仍然,对外来噪声,有时能接受,有时不能接受。仍以右耳为重点,匝耳一周麻木感较前减轻一点。齿龈出血已没有,心慌好些,睡眠仍然难酣多梦,口干咽燥,主在夜间,大便较正常一些,但在后半较稀,终日常感无力乏劲。

检查:咽部(-),舌薄苔,脉细。

案解:两诊周旋,薄弱环节渐趋明显,情在坤德之失充耳,似以李东垣手法应付为适宜。

太子参 10g	白术 10g	茯苓 10g	白扁豆 10g
仙茅 10g	仙灵脾 10g	仙鹤草 10g	升麻 3g
甘草 3g			

7 剂煎服

本案初起有眩晕、呕吐黄水之症,颇有"无痰不作眩"之实证之象,经治眩晕消失,但听力下降,耳鸣依然,能接受外来噪声,汗多,大便稀,又有"无虚不作眩"之嫌,言虚言实,扑朔迷离,唯耳周有麻木感,当属气血不畅,故取补阳还五汤试之。二诊耳周麻木改善许多,但耳中憋气而闷,血压偏低,气虚之象显然,乃取补中益气,升举阳气。

病例5

张某,女,57岁。初诊:1992年7月10日。

右耳失听已12年。六味地黄丸、杞菊地黄口服液终年取服无效。早晨在公园里可以提高一些听力。舌薄苔,脉平。

案解:清阳不举,清窍被蒙,取升清益气之法。

升麻 3g	葛根 6g	菖蒲 3g	路路通 10g
党参 10g	白术 6g	茯苓 10g	怀山药 10g
百合 10g	甘草 3g		

7 剂煎服

二诊:1992年9月11日。药进21剂,鸣声(上诊未诉)已低沉一些,听力仍无提高迹象,自己感觉右耳憋气感,如憋气消失而通畅则听力可以提高一些。

检查:右鼓膜轻度混浊。舌薄苔,脉细。

案解:升清益气之法,未能获得应有效果,当然药未中的耳。今日提供主诉,为七诊所未言,而要害之点适在于斯。今取升清理气以求。

升麻 3g	柴胡 3g	菖蒲 3g	路路通 10g
乌药 6g	木香 3g	枳壳 6g	大腹皮 10g
防己 6g	马兜铃 10g		

7 剂煎服

三诊:1992年12月25日。上方进7剂之后,听力提高一点,但病耳(右)深部产生跳痛感,14剂续服时即泛恶作吐,为之辍药至今。现在耳内憋气消失,听力还很差(比以前好些),耳鸣消失。咽干在晨兴之际,作痒而咳,饮水喜凉。舌薄苔,脉细。

案解:聋属老年,咽呈慢症。病因两宗,治可统一。

知柏地黄丸,每次6g,1日3次。

本例患者由于耳聋而延医就诊,医生不仔细推敲病情,不细致辨证处方,滥投滋补之品,予以六味地黄丸等补药长期服用;六味地黄丸虽然三泻三补,配伍精良,但是药不对证,就是无用之药。该患者由于长期服用滋腻之品,因厄了清阳之气,人体的健康状态是"清阳得升,浊邪得降",六味地黄丸的过量服用导致了气机升降的失常,清窍不得濡养所以耳聋至今,其在早晨的公园里听力上升更能说明这个问题。初诊干老予以益气升清,党参、白术、茯苓、山药、甘草健脾益气,升麻、葛根升清,菖蒲、路路通开窍。然而患者的病情并无好转,只是二诊时提供了一个信息,就是耳内憋气感,并且在憋气感消失的情况下感觉听力回升。干老的治法由升清益气改为升清理气,去掉补益的四君子和山药,加用柴胡、乌药、木香、枳壳、大腹皮、防己等理气祛湿药物,此处体现了干老灵活的辨证思路。

病例6

赵某,男,43岁。初诊:1997年11月7日。

15年练功走魔,曾两耳大声一"轰",从此即鸣响至今未息,鸣声高昂而大,听力下降严重,鸣响一扰,即头痛心烦,舌薄黄腻苔,脉弦。

案解:鸣聋两作15年,貌似虚证,实属肝阳上亢,痰瘀双凝,力求扰人之鸣偃息,致于听力似难获效。

夏枯草 10g	白蒺藜 10g	钩藤 10g	当归尾 10g
赤芍 10g	泽兰 6g	天竺黄 10g	法半夏 10g
桃仁 10g	菖蒲 3g		

7剂煎服

二诊:1997年12月9日。诊后天天进药,计35剂,鸣声低沉一些,对外来噪声已无反感,听力无改善,入睡艰难。舌薄苔,脉细弦。

案解:久鸣实治,恙去五分之三。刻下已有由实转虚倾向,药可由攻转补,虽然入睡艰难属实,但可清心足矣。古人有所谓"朝攻午补"之迅速转变者,正是中医治证不治病之特点。

熟地 10g	生地 10g	茅根 10g	竹叶 10g
山药 10g	山萸肉 10g	当归 10g	白芍 10g
丹参 10g	丹皮 6g		

7 剂煎服

本案为典型的由实转虚、先攻后补的病案。患者练功不慎,走火入魔,心肝火旺,上扰清窍,耳鸣高昂,听力下降,鸣响一扰,头痛心烦,必需以清泄肝火;药进月余,耳鸣已不拒噪声,实证已转为虚证,从而选用养心益肾之法。

病例 7

张某,女,34 岁。初诊:1991 年 8 月 30 日。

50 天前右耳耳鸣,继之失听,伴以眩晕、呕吐。经治之后(做过高压氧),逐步恢复。现在眩晕已轻,唯走路飘飘然,还有头位位置性眩晕。听力右耳丧失殆尽。耳鸣音调高、音量大,对外来噪声不能接受,心烦异常。

检查:右鼓膜混浊,稍下陷。舌体淡红,薄苔,弦脉。

案解:鸣声高亢,拒绝噪声,脉有弦意,证属于实。良以痰浊上蒙清道,又藉肝阳之扰,治从清肝化痰开窍。

柴胡 3g	白芍 6g	陈胆星 3g	天竺黄 6g
山栀 10g	当归 10g	龙胆草 3g	路路通 10g
菖蒲 3g	莱菔子 10g		

7 剂煎服

二诊:1991 年 9 月 6 日。鸣响音调减低(但偶可出现金属声),恶拒外来噪声已缓解一些。右耳内有时有抽搐感,平卧时可以听到一些声音,走路时飘飘感明显减轻。

检查:舌体淡红,苔白腻,弦脉。

案解:清肝化痰之法,仅仅挫其势而难言病去。原方续进。

柴胡 3g	天竺黄 6g	白芍 6g	陈胆星 3g
山栀 10g	龙胆草 3g	当归 10g	莱菔子 10g
菖蒲 3g	路路通 10g		

7 剂煎服

许多突发性耳聋患者,难以追述发病原因。本患者在就诊时已然失听,并伴有眩晕、呕吐、耳鸣、心烦,治疗颇为棘手。干老曾云:此类伴耳鸣的患者可根据对外来噪声能不能接受来判断病性的虚实。现五诊合参,鸣声高亢,拒绝噪声,脉有弦意,证属于实。良以痰浊上蒙清道,又藉肝阳之扰,治从清肝化痰开窍。方中柴胡疏肝解郁;龙胆草、山栀清肝泻火,取龙胆泻肝汤意,二药相合,直折上炎之火势;天竺黄、陈胆星清热豁痰;莱菔子理气化痰;当归养血和血;白芍育阴柔肝,收敛上亢之肝阳;菖蒲、路路通通窍聪耳。诸药相合,共奏清肝泻火、化痰开窍之功。二诊时获效满意,效方不更,古有明训,原方继进。

病例 8

郜某,男,62岁。初诊:1991年8月6日。

今年6月初左耳突然鸣响而聋,眩晕、呕吐、畏光。经过治疗,翌日眩晕与呕吐缓解与止息。从此左耳听力下降。步履蹒跚踉跄,体位转动时有短暂性迷糊不清。刻下右耳全聋,左侧听力下降,无鸣响,头脑昏沉。舌黄腻苔,脉大而有滑意。

案解:发轫于淫雨之初,证属湿邪困顿,加之泽国三周,脾更受困,其所以困顿者,外无阳光之照,内有自湿助阴,脾无阳气,湿痰滞积,痰湿交蒸,上凌空清之窍,证属于实。先应化浊消痰,虽然年已六秩,正气之虚,暂时不能顾及。

枳壳 6g	陈皮 6g	半夏 6g	路路通 10g
茯苓 10g	白术 6g	菖蒲 3g	鸡苏散[包]12g
藿香 10g	佩兰 10g	防己 6g	

7剂煎服

二诊:1991年8月20日。药进14剂后,头脑清爽一些,精神振作,唯治一聋矣。考常规手法,必用益肾,但欲知耳为宗脉所聚之处,宗气一充,更有复聪希望,拟从益气启聪。

升麻 3g	葛根 6g	白术 6g	太子参 10g
茯苓 10g	山药 10g	菖蒲 3g	白扁豆 10g
防己 6g	甘草 3g	(自加葱茎为引)	

7剂煎服

三诊:1991 年 9 月 10 日。头脑已清醒,残晕所剩无多,步履稳定。右耳之聋无改变,今天发现左耳也听不到贴耳挂表之声。舌薄苔,脉平。

案解:诸邪清肃,取药无后顾之忧,重取扶正,以博听力回来。

黄芪 10g	党参 10g	茯苓 10g	路路通 10g
山药 10g	百合 10g	丹参 10g	紫河车 10g
当归 10g	菖蒲 3g	甘草 3g	

7 剂煎服

本案首诊虚证弃补,是宗"急则治标"的准则处理的。病发于淫雨之初,湿邪困顿,脾更受困,湿痰滞积,痰湿交蒸,上凌空清之窍,故见眩晕、呕吐,证属于实。先应化浊消痰,二诊痰湿渐化,但清窍失养,治当"缓则治本",取参、术、苓、草等补气,升麻、葛根升清。三诊则在二诊基础上重取扶正。可看出干老三诊中,从祛邪而轻补,轻补而重补,层次清楚。

病例 9

张某,女,50 岁。初诊:1993 年 2 月 19 日。

14 个月前,右耳在无明显全身症状下陡然流脓。未加处理而自行告"愈",去年 8 月高热 39.5℃ 3 天,右耳剧痛而无脓。今年 1 月右耳痛而哄鸣,鸣声为"哄哄"有节奏,头脑也波及而痛,似乎听力下降,电测听报告:右耳纯听力丧失高频率至 80dB,今天症状已不痛而干燥,鸣声有节奏,音调低,音量小,以音过于小而难辨是否与心律同步,能接受外来噪声。畏寒,烘热与凛寒,乍作乍息,变化不定,大便正常,容易疲劳,腰部酸痛涉及两侧髋关节,容易感冒,容易出汗。西医诊有"溶血性贫血"。

检查:两鼓膜严重下陷,舌薄苔,脉细。

案解:秉藜藿之质,临更年之期,诸恙属集,无一实证而尽是怯虚,仅能从扶正一法以求安。

党参 10g	白术 6g	茯苓 10g	黄芪 10g
当归 10g	白芍 6g	蒲黄炒阿胶珠 10g	杜仲 10g
仙茅 6g	制狗脊 10g	甘草 3g	

7 剂煎服

二诊:1993 年 3 月 12 日。药进 11 剂,自己测试为耳鸣声与心律同步。畏寒已轻,乍热乍冷稍稍缓解一些。腰部疼痛减经,容易出汗也改善。头脑右重左轻及耳中疼痛仍然存在。药后腹中轻微有胀感。舌薄白苔,脉大而软。

案解:药取扶正,殊感恰当。唯以药后种种反应,务当深入、加重。

党参 10g	黄芪 10g	白术 6g	紫河车 10g
茯苓 10g	杜仲 10g	仙茅 10g	仙灵脾 10g
狗脊 10g	仙鹤草 10g	甘草 3g	

7 剂煎服

三诊:1993年6月11日。左耳脓液已涸,听力似乎有些提高,耳鸣仍然,口中苦。伴以客观性口臭。足跟有时作痛及善汗俱已缓解。

检查:左鼓膜下陷,右穿孔而干燥。舌薄苔,脉细。

案解:诸邪无存,羸征常在,投补一法,最感适宜。

黄芪 10g	党参 10g	白术 6g	茯苓 10g
山药 10g	当归 10g	川芎 3g	杜仲 10g
陈皮 6g	补骨脂 10g		

7 剂煎服

本案患者已是半百之年,女子七七过后天癸竭,任脉尽,肾气衰,会产生更年期诸般症状,都是由虚使然,干老称之为藜藿之质,原意为粗糙的衣食,此处借喻身体状况的不尽如人意,一般治宜"襄扶"。初诊时处以脾肾同治,气血并调:黄芪补气升阳,党参、白术、茯苓、甘草四君子以健脾益气,当归、白芍、阿胶育阴养血,蒲黄炒后又有活血之功,杜仲、仙茅、制狗脊补肾强腰。药用补益,获效明显。二诊更求深入,选用血肉有情之紫河车配合仙灵脾温阳,此处仙鹤草有诸般妙用:活血以息鸣愈聋,补气力以治其虚,敛汗以改善更年期烘热虚汗症状。三诊步迹前法,趋于平和,这也是干老的惯用治法,战后安抚,力求平稳过渡。

虚证耳鸣耳聋是临床常见的疾病,常规认为多为肾精亏损,以益肾填精为大法,药用六味地黄和耳聋左慈之属。干老认为,脾胃中州的气虚阳虚亦可导致耳鸣耳聋,《素问·玉机真脏论》说:"脾为孤脏……其不及则令人九窍不通",《医贯》卷五也说:"至于阳虚者,亦有耳聋……故阳气闭塞者,地气者冒明,邪害空窍,令人耳目不明",故干老主张在温肾阳的同时要健脾益气,补火生土。本例患者就运用了脾肾双补的手法。

病例 10

郝某,女,44 岁。初诊:1999 年 4 月 18 日。

从前年开始,右耳轰轰鸣响。虽经治疗而一无成效,故而一直不加处理。听力正常。失眠由于轰鸣骚扰而致,有时吃安定,也可得入睡。月事凌乱不准。

检查:耳道(-),由自己手按胸前,可以听到有节奏的鸣声与心搏同步,历两分钟确认无讹。颈侧未扪到淋巴结肿及结实硬块。舌薄苔,脉细劲。

案解:耳鸣有声,有节奏之轰声与心搏同步。脉舌主诉虽难作准,但凭此一象足够确证矣,乃《素问玄机原病式》所谓"耳鸣有声,非妄闻也"之流。病出耳中,源在血脉。宗《医林改错》"耳孔内有小管,管外有痰血靠挤管闭"说法裁方,取通窍活血汤。

红花 6g	桃仁 10g	归尾 10g	赤芍 6g
泽兰 6g	丹参 10g	菖蒲 3g	路路通 10g
桔梗 6g	核桃隔 3 片		

7 剂煎服

二诊:1999 年 5 月 10 日。药进 3 周,鸣声明显减轻。脉舌如前。

案解:攻顽破瘀,乃马上得天下之术。今后处理,亟需案上治天下之策矣。当从养血活血一途是尚矣。

制首乌 10g	当归 10g	白芍 6g	熟地 10g
川芎 3g	丹参 10g	红花 6g	黑芝麻 10g
路路通 10g			

7 剂煎服

此案为典型的振动性耳鸣,《外科证治全书》卷二说:"耳鸣者,耳中有声,或若蝉鸣,或若钟鸣,或若火焙焙然,或若流水声,或若籤米声,或睡着如打战鼓,如风入耳。"干老认可王清任"耳孔内有小管通脑,管外有瘀血,靠挤管闭"的说法,采用活血化瘀法治疗本案,取效明显。

患者从前年开始患病,经历 2 年有余,须知久病多瘀、久病多虚,但初诊时症状切切,万不可此时补虚,必犯补虚恋邪之忌。权衡利弊,综合取舍,先予通窍活血。红花、桃仁、归尾、丹参、赤芍、泽兰、核桃隔活血祛瘀,菖蒲开窍醒神,路路通祛风除湿,桔梗化痰祛瘀。大剂量的活血药掺和理气化痰之品,更添祛瘀之效,诸药如文章天成,信手拈来。

二诊鸣声明显减轻,已收速效。干老将攻顽破瘀比喻为马上得天下之术,是说此法猛则猛矣,但峻而不可久,"兵者,凶器也,圣人不得已而用之",既药已中病,须得立止,久必伤正。宜用案上治天下之策,由武功转向文治,用药趋于平和,以养血活血为要。当归养血和血,制首乌、白芍、熟地、黑芝麻养阴生血,川芎为血中之气药,上行头目、下行血海、中开郁结、旁通脉络,用在这里,很是适宜,丹参、红花活血祛瘀,路路通祛风除湿。以本方收尾,从调气和血方面着手,颇有战后安抚之意。

病例 11

张某,男,72 岁。初诊:1993 年 3 月 30 日。

以鸣聋住院治疗,出院时方为六味地黄加味。刻下出院已 25 天,听力稍稍提高,口干得润,所苦者鸣声特亢特高,如刮大风(音量大)或尖锐声(音调高),对外来噪声能接受。

检查:外耳道未见异常,舌无苔,红而干,裂纹如网,脉平。

案解:六味滋阴,毫无异议,唯突然实证出现,可知阴虚已剧,势难涵木,火郁而燃。大补阴丸之证。

知母 10g	川黄柏 3g	龟甲 10g	熟地 10g
山药 10g	茯苓 10g	丹皮 6g	泽泻 6g
白茅根 10g	山萸肉 10g		

7 剂煎服

二诊:1993 年 4 月 13 日。自诉听力提高一些,右耳鸣响仍高。在此期间,两次眩晕,有摇摇欲倒之势。口干得水更干而拒饮。舌无苔,舌质干而红,裂纹纵横,脉平。

案解:大补阴丸,似颇对证。仍步原旨,稍事损益。

熟地 10g	知母 10g	龟甲 10g	川黄柏 3g
丹皮 6g	天麻 3g	菊花 10g	生石膏 20g
山药 10g	芦根 30g		

7 剂煎服

三诊:1993 年 7 月 6 日。头晕已止,脑子也清爽,左耳听力又提高一些;右耳哄鸣有时仍然较大。晨醒未食之际有些口干。舌少苔,舌质红,龟裂而咸酸无刺激,脉平偏细。

案解:鸣聋眩晕,并驾骈存。几度药石周旋,佳象环生,以舌而论仍须滋阴益肾,步原旨深入。

川黄柏 3g	知母 10g	熟地 10g	五味子 10g
山药 10g	丹皮 6g	茯苓 10g	酸枣仁 10g
泽泻 6g			

7 剂煎服

干老力主耳鼻喉科脾胃学说,反对"见耳病即补肾",反对"见耳聋即用六味地黄汤",但是如果经过辨证,病者确属肾虚,也用补肾法,也用六味地黄丸治疗。本案在六味地黄丸的基础上还参以大补阴丸,属峻补之法。

病例 12

张某,女,5 岁。初诊:1991 年 6 月 3 日。

婴儿时滥用抗生素,以致听力丧失。

检查:两耳外道(−)。舌淡红,苔薄白,脉平。

案解:襁褓恣药,垂髫失聪,幸残留听力尚有存在。药物性耳聋,恨无方药,拟饵丹方,即所谓"礼失而求之于野"。

葛根 6g	补骨脂 10g	菖蒲 3g	桃仁 10g
丹参 10g	益母草 10g		

7 剂煎服

二诊:1991 年 10 月 25 日。上方进服 35 剂,听力在客观上明显提高。舌脉正常。

案解:失听之治,难得回聪,如此反应,实出意外。有效之方当然难以割爱,但得寸之下必然求其尺进,再加一味。

原方加紫河车 10g。7 剂煎服。

三诊:1991 年 11 月 22 日。听力又有提高。舌薄苔,脉平。

案解:药物致聋,中医亦叹驴技之尽,今日回聪,事属偶然。仍取原方。

葛根 6g	补骨脂 10g	菖蒲 3g	紫河车 10g
红花 6g	益母草 10g		

7 剂煎服

待冬至后可改成为膏滋,长时间服用。

四诊:1992 年 1 月 21 日。听力在提高之中,服药未辍,唯气管炎发作而停辍数日。舌薄苔,脉平。

案解:庞安时一代名医,但难以自疗其聋,可知聋聩之难医,今能得药改善,总是佳兆。原方再进,不过聋非旦夕之治程,天天伴药铛,日日烧丹灶,事亦太烦,改用膏滋。

紫河车 100g	补骨脂 100g	粉葛根 60g	益母草 100g
藏红花 60g	路党参 100g	全当归 100g	白果 60 粒
百合 100g			

上药煎煮 2 次,去渣存汁,文火浓缩,加阿胶 40g、冰糖 60g,再收膏。分 20~30 次服,晨晚各取 1 匙,开水化服。

药物中毒性聋,是比较难治的病种,干老治疗此类疾病常用丹方,可惜治愈率不高,本案是属于少数几个有效者,从中可以看出干老对此病从补肾、养血、活血的思路。膏剂为特殊剂型,常用于病情相对稳定,可长期坚持调补性治疗的慢性病。

病例 13

郎某,女,47 岁。初诊:1993 年 10 月 12 日。

右突发性耳聋起于 6 月中旬,已做过高压氧等在内的多种治疗,至今听力已提高一些。但耳鸣出现,为持续性,鸣声高亢洪大,昼夜不息,侵扰睡眠。头脑昏沉,重点在右侧,头重脚轻,走路飘飘然。拒绝外来噪声。

检查:右耳鼓膜混浊,外耳道皮损并附丽痂皮,左侧(-)。舌薄苔,脉来弦滑。

案解:痰因火而生,火以痰而炽,痰火一扰,清窍被蒙,头脑昏沉,实证也。治当清火消痰。

龙胆草 3g	胆南星 3g	陈皮 6g	半夏 6g
天竺黄 6g	山栀 10g	枳实 6g	菖蒲 3g
夏枯草 10g	菊花 10g		

7 剂煎服

二诊:1993 年 10 月 26 日。进药 14 剂,头昏而晕,明显缓解,飘飘之感消失。4 个月不能骑车,今能坐骑矣。右耳听力在宁静之际可以听到一些,唯高啸之鸣,仍无丝毫减轻,对外来噪声也依然拒绝。舌薄白苔,脉细。

案解:正气渐露虚羸,局诊问诊则实证依然尚在。如其早补留邪,宁可矫枉过正。

陈胆星 3g	陈皮 6g	半夏 6g	茯苓 10g
天竺黄 6g	白术 6g	当归 10g	山栀 10g
滁菊花 10g	甘草 3g		

7 剂煎服

三诊:1993 年 11 月 16 日。眩晕之感在头部摆动之际仍有所残存。步履骑车,已稳重自立。听力仍无提高。耳鸣与拒绝噪声者,一如曩昔。昨天起在脘胃部有痛感。

检查:两耳(−)。舌薄苔,脉细。

案解;纵然实证之痕迹尚存,但苦寒峻剂之药太多,取药不能不有所加减。

生地 10g	熟地 10g	竹叶 10g	白茅根 10g
山药 10g	茯苓 10g	丹皮 6g	夏枯草 10g
泽泻 6g	当归 10g		

7 剂煎服

四诊:1993 年 11 月 30 日。又进药 14 剂,诸症次第日佳。但头位急切易位时,还有不舒之感。耳鸣右侧轰轰;左侧如机器声,对噪声有反感依然无改善感觉。失眠还未改善(可能与上白班或夜班有关)。舌薄苔,脉平。

案解:病证尚实,人已虚矣,只能清心火益肾水。即使偏近于补,但亦只能牛刀小试而已。

生地 10g	竹叶 10g	白茅根 10g	山萸肉 10g
山药 10g	茯苓 10g	丹皮 6g	覆盆子 10g
泽泻 6g	当归 10g		

7 剂煎服

五诊:1993 年 12 月 28 日。此方已进 28 剂,鸣声仍然高亢,外来噪声稍稍能接受。睡眠已好些。舌薄苔,脉平偏细。

案解:试扶正尚无枘凿,唯外来噪声未能全部接受,则不妨佐以清心。

熟地 10g	山药 10g	丹皮 6g	茯苓 10g
泽泻 10g	白茅根 10g	连翘 6g	竹叶 10g
当归 10g	覆盆子 10g		

7 剂煎服

本案治历 2 个月有余,从清肝化痰到清心益肾,随证变化,颇具代表性。初诊、二诊耳鸣持续高亢而洪大,拒绝外来噪声,为耳鸣之实证表现;头脑昏沉,头重脚轻,为痰蒙清窍。三诊眩晕之感渐去,耳鸣一如囊昔,痰火渐清而心火依然,经清心泻火,耳鸣已能接受外来噪声,实证渐缓,虚象渐露,遂以清心益肾。干老运用对外来噪声的接受与拒绝来辨别耳鸣的虚实,是对外科"虚证受按,实证拒按"辨证的灵活运用。

病例 14

方某,男,40 岁。初诊:1998 年 3 月 13 日。

左耳鸣叫 15 年,发轫感冒之际,久治无效,可能用过庆大霉素等抗生素,电测听力表失于高频,鸣声持续而高昂如啸,对外来噪声无反应,舌薄苔,脉实。

案解:鸣啸十有五年而无虚象,抗生素固有嫌疑,而难确定。只能宗王隐君论点,从痰着手,唯以久困之痰,非峻剂难以图功。

控涎丹[包]5g	茯苓 10g	青皮 6g	半夏 6g
乌药 6g	枳壳 6g	苏子 10g	木香 3g
莱菔子 10g	菖蒲 10g		

7 剂煎服

本案是久鸣患者,虽发病之初有感冒病史,但已十五年矣,难寻其责,似有用抗生素史,也只是可能。唯听力表失于高频,鸣声持续而高昂如啸,脉实有力。反映出属实证,只能从怪病从痰论治。干老一反常规,下峻剂难以图功。用控涎丹(白芥子、大戟、甘遂)、三子养亲汤(苏子、白芥子、莱菔子)、二陈汤(青皮、半夏、茯苓)、菖蒲化痰湿,乌药木香、枳壳理气通窍。干老常云:陈皮理气,青皮破气,非实证、顽症而不用青皮,可见其攻坚之心切。

病例 15

朱某,女,46 岁,初诊:1997 年 10 月 28 日。

两耳听力下降,左甚右轻,有七八年之久,伴以耳鸣,为阵发性。今天电测听报告:纯听力俱丧失在 50~60dB 之间,能接受外来噪声,两乳房小叶增生已 10 年。舌薄苔,脉细弦。

案解:肝木有失其条达之征,肾水有暗亏内怯之嫌,女子乳房属肝肾两经,耳窍本为肾窍,病在肝肾,证出一案。取潜阳育阴之法。

川楝子 10g	橘叶 10g	延胡索 10g	柴胡 10g
白芍 10g	熟地 10g	山药 10g	山萸肉 10g
补骨脂 10g	五味子 10g		

7 剂煎服

二诊:1997 年 12 月 9 日。药进匝月,电测稍有进步,小叶增生平稳。舌薄苔,脉细。

案解:分贝微移佳境,仅仅四旬之期。不能不视为有效,效方不更,古有明训。唯近感口渴,则稍予调整。

川楝子 10g	柴胡 10g	白芍 10g	熟地 10g
山药 10g	山萸肉 10g	补骨脂 10g	五味子 10g
玄参 10g	沙参 10g		

7 剂煎服

本例患者耳鸣耳聋达七八年之久,能接受外来噪声。除此之外,似无证可辨。干老常云:耳为肾窍肝胆附,实泻肝胆虚补肾,此时是补是泻,如何把握? 一般来看,久病属虚,当责肾亏。但干老以乳房小叶增生为线索,认为肝木有失其条达之征,乳房属肝也。而取潜阳育阴之法,川楝子、橘叶、延胡索、柴胡均为疏肝理气之品,但均偏燥而易伤阴,故以白芍、熟地、山药、山萸肉、补骨脂、五味子养阴。药进一月,症情好转,坚持原旨,稍加调整。

病例 16

陈某,男,52 岁。1998 年 3 月 6 日诊。

左重右轻,两耳齐鸣,已得 3 年,回忆发轫之初的前 3 天,接受高分贝刺激而致,病后做过高压氧及中药治疗匝月,疗效不明,鸣声日趋高昂,能接受外来噪声,鸣声较高,音量昼小夜大,有时作胀,为时不长,偶作闪电刺激感,听力语音障碍。

咽头干涩,伴以轻度烧灼感,引饮可以润泽,不择温凉,痰不多,干甚之际有些异物感,不耐多言,一多即诸症加重。鼻子通气欠佳,入冬畏寒,大便一贯溏稀。

检查:咽后壁轻度污红,两侧索肥大充血,舌薄腻、苔稍糙,脉细。

案解:聊啾三载,久治依然,左慈丸最为合适,唯脉舌提示,一派阳衰见证,则补中益气汤理应选择,两法两方,谁取谁舍,则宗李东垣论点,应取后者,以参苓白术散作基底化裁,佐以叶氏之肝阳兼顾。

党参 10g	白术 6g	茯苓 10g	山药 10g
白扁豆 10g	柴胡 3g	麦冬 10g	沙参 10g
黄精 10g	紫河车 10g		

7 剂煎服

本例患者年逾五旬,耳鸣三载,久治不愈,肾虚之象渐现,耳聋左慈丸最为合适,但鼻塞便稀,舌苔腻而脉细,有阳气不足之象,补肾补脾,谁舍谁取,各有道理。干老取参苓白术散作基底化裁,两者兼顾,党参、白术、茯苓、山药、白扁豆健脾益气,麦冬、沙参、黄精、紫河车滋阴,柴胡理气而升清,一举两得,是为中庸之道。

"鸣为聋之渐,聋为鸣之极",所以,鸣与聋互为影响,病因辨证治疗又相似,故为一谈。历代医家,遵循"肾开窍于耳,耳为肾窍理"的理论,耳鸣皆从肾论治。但干师未受此束缚,强调辨证论治。辨证,首先是辨虚实,除遵从全身气血脏腑等常规辨证外,主要从耳鸣的音量与音调上细加分辨。音量大是实也有虚(大虚者音量反而极大);音量小多为虚。音调高亢(尖叫声即高音调),一定是实证;音调低沉者多为虚证。两者合参,就能大大地提高辨证的准确性。临床上除滋补肾阴、平息肝火等常规论治,干老认为心火亢盛者亦为耳鸣耳聋所多见,盖"心寄窍于耳"也。其因是快节奏的生活方式、日理万机使然。其特点是音量大或小,音调高亢,拒纳外来噪声,耳鸣常与噪声产生共鸣。方以导赤散加味。他认为还有因清阳不升、耳窍失濡所致者,其特点为,气短懒言,神疲乏力,劳累后耳鸣加重,则治以补中益气汤加减。

震动性耳鸣的特点是鸣有节奏性,常与心律一致,声如心跳或如潮水,压迫颈部血管时耳鸣即消失或减轻,或在疲劳、失眠、活动后加重,治疗大法常以活血化瘀为主。

病例 17

王某,男,60 岁。初诊:1997 年 12 月 9 日。

突发性耳聋:右重左轻,两耳齐鸣,已有4年,右侧已失听,近2年来出现阵发性头昏头晕,乍作乍止无规则。

血压不高,左目眼底出血已3年,现在口服中药,鸣声有多样,当压迫右颈动脉时有一种"哄哄"声明显减轻,咽炎有干感。

检查:咽后壁污血,舌薄苔,脉细。

案解:逾花甲而不早衰,耳、目、咽喉俱病,病在津血两者,津宜养,事无异议,血则破养两施。

桃仁 10g	归尾 10g	赤芍 6g	泽兰 6g
丹参 10g	熟地 10g	益母草 10g	杞子 10g
麦冬 10g	沙参 10g		

7剂煎服

二诊:1997年12月23日。药后出现暂时性,鸣声歇止现象(为历来所未有),听力维持原状,视物则依然模糊(左)。震动性耳鸣已消失,舌白腻苔,脉来左细、右强劲有力。

案解:上诊方载,在破瘀中养其津血,获得暂时宁息,而且震动性之耳鸣消失,视力无改善,盖眼底出血,本属难医,咽干尤在,但在化瘀法下,定能改善,盖此手之作,唐容川视为"瘀之所致"。

桃仁 10g	归尾 10g	赤芍 10g	泽兰 6g
丹参 10g	熟地 10g	益母草 10g	杞子 10g
麦冬 10g	沙参 10g		

7剂煎服

本例患者年已花甲,当属阴虚之体,但耳鸣为震动性,按压颈部血管则鸣声减低,干老认为与血脉瘀滞、运行不畅有关,病在津血,津亏宜养,血瘀宜破,故破养兼施。桃仁、归尾、赤芍、泽兰、丹参活血化瘀;熟地、益母草、杞子、麦冬、沙参养阴生津,虽治法有悖,但津血同源,亦可兼顾。二诊时耳鸣呈间歇(震动性耳鸣消失),确是意外效果,但眼底出血,未敢过于破血,实有投鼠忌器之感,原方再进,徐徐图之。

病例18

孙某,女,28岁。初诊:1997年12月16日。

两耳听力下降,左重右轻。五旬前咽头疼痛,稍有凛感,不治而自愈,继之两耳失聪伴以憋气,现在稍感通畅一些,还出现耳鸣,鸣声有持续者,也有"吱吱"有节奏者,能接受外来噪声。

检查:舌薄苔,脉细。

案解:咽痛而未有全身症状,虽不敢诊断而为感冒,但邪袭肺经,苋葱受祸,而且不药而自愈,总有残邪内困之嫌,致于机体,禀质薄弱,亦显然存在,前者宜解毒,后者宜扶正,刻下只能先标而后本以应付。

麻黄 3g	杏仁 10g	苏叶 6g	菖蒲 3g
稽豆衣 10g	路路通 10g	甘草 3g	蒲公英 10g
防己 6g			

7 剂煎服

二诊:1997 年 12 月 26 日。历时一旬,药进 7 剂,鸣响低沉一些,耳中憋气已通畅。

检查:舌薄苔滋润,脉细弦。

案解:浮邪已去,治在求本,取气血双顾裁方,方宗十全去桂。

党参 10g	白术 6g	茯苓 10g	熟地 10g
当归 10g	百合 10g	川芎 10g	阿胶烊化 10g
甘草 3g			

7 剂煎服

本案例是一例"耳聋治肺"的典型病例。患者恙起一月有余,始咽头疼痛,稍有凛感,不治而自愈,继之两耳失聪伴以憋气,耳鸣,能接受外来噪声,干老认为,这是邪袭肺经,苋葱受祸,虽不药而愈,但总有残邪内困之嫌,至于耳鸣不拒噪声,乃由于机体禀质薄弱所致,所以宣肺解毒在先,补虚扶正在后。干老用常规之三拗汤入手,加苏叶、菖蒲、稽豆衣、路路通、防己、蒲公英通窍解毒,7 剂之后,耳鸣减轻,憋气通畅,表明浮邪已去,即予求本扶正,取十全大补加减。

病例 19

施某,女,67 岁。初诊:1997 年 6 月 3 日。

两耳听力下降,左侧发现已 1 年,右耳继之于后。有时出现鸣响,一为"哄哄"然,一为蜂噪。偶有鼻塞,稍有干燥,咽头干燥,拒饮,血压偏高。

检查:两耳(-),鼻腔(-)。咽喉壁稍干燥。舌薄苔,边有齿痕,脉细。

案解:在花甲开外之年,逾六望七,《内经》所谓"天癸告竭"之征,事属常规,方取益扶正气。

党参 10g	白术 6g	茯苓 10g	熟地 10g
当归 10g	白芍 6g	丹参 10g	山药 10g
百合 10g	黑芝麻 10g		

7 剂煎服

二诊:1997 年 6 月 17 日。药进 14 剂,听力已提高一点,鸣响,右耳明显低沉,甚至消失。但仍难以接受噪声,咽头常有粗糙感及干湿。

检查:咽喉壁轻度淋巴滤泡增生,两侧索肥大,弥漫性充血(晦暗型)。舌薄黄苔,边有齿印,脉细。

案解:原方继进,唯以仍难接受噪声,稍予增换。

党参 10g	白术 6g	茯苓 10g	当归 10g
丹参 10g	红花 10g	落得打 10g	山药 10g
熟地 10g	石菖蒲 3g		

7 剂煎服

三诊:1997 年 12 月 9 日。11 月方进 7 剂,引起右目巩膜下出血,舌底起白疱,又改进 10 月原方,用维持量进服至今,听力保持原状,无下降之势,鸣声基本消失,血压偏高头昏,舌薄苔、边有齿痕,脉沉细。

案解:证病平稳时取用扶正,殊感合宜,当然原旨踵进,佐以养肝暖肝。

杞子 10g	当归 10g	甘草 3g	小麦 10g
大枣 5 个	熟地 10g	山药 10g	白术 6g
菊花 10g			

7 剂煎服

本案患者花甲开外之年,逾六望七,即所谓"天癸告竭",耳鸣耳聋,咽喉干燥,血压偏高,皆为肾精不足,虚火上炎,常规之理,当补先天之肾。然干老认为"补肾不如补脾",首选补后天之本,气血双补,取八珍汤加味。药进 14 剂,耳鸣减轻,为巩固疗效,加重活血之落得打、红花以图再进。但药后巩膜下出血,必是活血太过所致,所以维持首诊方数月。三诊时耳鸣已消失,因血压偏高而头昏,佐以养肝暖肝,用枸杞子、菊花和甘麦大枣汤。

病例 20

刘某,女,62岁。初诊:1997年12月5日。

今年5月陡然左耳鸣响,波及于脑,听力消失,极轻度作晕1天,翌日吊水,听力消失恢复一些,哄鸣也轻些,后住院2周,至今鸣响为蝉啸,听力目前已正常。骨导敏感(刷牙时有声音),对于外来噪声,似难真正接受。

检查:舌薄苔,有轻度裂纹(脑纹舌),脉小弦。

案解:发轫之初,风邪横逆茏葱,半年之后,残邪与痰浊为祟,症需补益,但刻下则先宣邪开窍,求得清空之窍,还其空清本色,之后再谈补益。

蝉衣 3g	桑叶 6g	荆芥炭 6g	天竺黄 6g
竹茹 10g	菖蒲 3g	路路通 10g	防己 6g
桔梗 6g			

7剂煎服

二诊:1997年12月23日。药进14剂,鸣声无改变,但对外来噪声较之前已能稍稍接受,咽头无痰潴留而很不舒服,干而善饮,温凉不择。

检查:舌脑纹,苔薄白,脉细。

案解:年事虽高,总有需补之感,但残邪未肃,仍难言补,仍取疏风化痰,佐以破瘀,从实治之。

荆芥 6g	苏梗 10g	苏叶 10g	陈皮 6g
法半夏 6g	红花 6g	桃仁 10g	当归 10g
赤芍 6g	菖蒲 3g		

7剂煎服

本例患者以耳鸣半年有余而就诊。但追述病史,有突发性耳聋在先,虽治疗后听力恢复正常,但耳鸣依然,难以接受噪声,病程已久,当从虚证而补?且看干老分析:发轫之初,风邪横逆茏葱,肺气不宣也,半年之后,残邪与痰浊为祟,症需补益,但刻下则先宣邪开窍,求得清空之窍,还其空清本色,之后再谈补益。拒绝噪声,可作参考。蝉衣、桑叶、荆芥炭、桔梗宣肺;天竺黄、竹茹、菖蒲、路路通、防己化痰通窍。二诊是虽对外来噪声稍能接受,但仍感残邪未肃,难以言补,仍取疏风化痰,佐以破瘀,从实论治,可谓曲线救国之策。对于脑纹舌,干老认为:如对刺激性食物无反应,属正常,有不适反应,属阴虚证,可予清心养阴。

病例 21

陈某,女,38 岁。1997 年 12 月 16 日。

左耳鸣响 3 年,伴以听力下降,白天以噪声而较轻,耳内有阻塞感,鸣盛时可泛恶呕吐,吐出物味苦而酸,对外来噪声无明显反应,一般在经期及阴雨天倍形严重。

检查:舌薄苔,脉细弦。

案解:开窍于耳之肾脏亏,寄窍于耳之心火旺,证属虚实夹杂,治疗取伐离济坎之手法。

生地 10g	熟地 10g	茅根 10g	竹叶 10g
川连 3g	当归 10g	白芍 6g	山萸肉 10g
菟丝子 10g	覆盆子 10g	桑椹子 10g	

7 剂煎服

二诊:1997 年 12 月 30 日。药进 14 剂,鸣声仍然难以低沉宁静,唯耳内堵塞感稍有通畅一些,鸣时泛恶消失。对噪声反应依然无明显改变,舌少苔,质正常而润,脉细。

案解:伐离之效已见,济坎之功未来,刻下裁方,克守原旨,唯稍稍向济坎倾斜。

熟地 10g	山药 10g	山萸肉 10g	茯苓 10g
泽泻 6g	丹皮 6g	五味子 10g	当归 10g
泽兰 6g	茅根 10g		

7 剂煎服

本案例为虚实夹杂证,耳为肾之窍,心寄窍于耳。心肾不交,水火不济,在耳鸣耳聋病中常常可见。本例表现虚者,久病 3 年,不拒噪声,经期倍形严重,肾虚也;实者,鸣盛时可泛恶呕吐,吐出物味苦而酸,心火旺也。治疗宜清心火,滋肾水,即所谓泻南填北。是干老常用手法。

七、梅尼埃病

梅尼埃病是以膜迷路积水为基本病理基础,临床上以发作性、旋转性眩晕,一侧听觉障碍、耳鸣和耳胀满感为典型特征的特发性内耳疾病,亦可有头胀满感和头重脚轻感。中医称为"耳眩晕",眩指眼花缭乱,晕指转运不定,两者常相兼为病,每次发作可持续数分钟、数小时或数日,甚至数周。本病发作可以耳鸣或耳聋为先导,常发生于一侧,偶或交替发作,发病急骤,病前无预兆,容易经常发作,每次发作的时间及间隔期也不同,一般第一次发作最为严重。

干老推崇"诸风掉眩,皆属于肝""无痰不作眩""无虚不作眩"之学说,认为本病主要为痰火上蒙、肝阳上扰和肾虚不足所致。治疗亦从化痰、平肝、补肾着手。

1. 痰火上蒙 眩晕而伴头脑昏重,胸膺闷窒不畅,呕吐较甚,痰涎亦多。有时心悸,纳呆,疲乏,舌苔白腻,脉濡滑或兼弦。治宜化痰息风,方选半夏白术天麻汤。方中以二陈汤化湿消痰,加白术以健脾燥湿,天麻以息风。湿重者,倍用半夏,加泽泻;有火者,加黄芩、玄参、竹茹、枳实;宣肺化痰用桔梗、前胡、杏仁、白前;清肺化痰用黄芩、桑白皮、枇杷叶、冬瓜子;降气化痰用苏子、旋覆花、橘皮、白果;清热化痰用山栀、瓜蒌仁、天竺黄、竹沥;镇心化痰用琥珀、远志、辰砂、白矾;息风化痰用猴枣、菖蒲、川贝、地龙;祛风化痰用白附子、僵蚕、胆南星、全蝎;通络化痰用白芥子、丝瓜络、橘核、橘络;软坚化痰用昆布、海藻、海蛤壳、白牵牛子(白丑);健脾化痰用半夏、陈皮、白术、茯苓;导滞化痰用厚朴、青礞石、莱菔子、枳壳;逐水化痰用甘遂、芫花、大戟、葶苈子;温肾化痰用胡桃肉、仙茅、仙灵脾、五味子;气虚者加人参、黄芪,或加少量炮附子。

2. 肝阳上扰 眩晕的发作及发作的程度,大多与情志不畅、烦恼愤怒有关,伴以头痛、目赤、口苦、咽干、急躁、心烦、胸胁苦满、少寐多梦,舌质多红,脉弦滑或细弦。治宜平肝息风,滋阴潜阳,方选天麻钩藤饮。方中以天麻、钩藤、石决明平肝潜阳息风为主,兼以牛膝、杜仲、桑寄生益肾滋阴治其根本;黄芩、山栀清肝泻火,使风火两邪不得联合为害。眩晕、眼球震颤甚者,可加龙骨、龙齿、牡蛎以镇肝息风;头痛、目赤者,可加龙胆草、丹皮以清肝泄热,或可使用龙胆泻肝汤加减。在发作后的间歇期,可以用杞菊地黄汤调理其后。阴虚阳亢的病例比较多见。临床亦以滋阴潜阳同治为法,典型处方如:熟地 10g、山药 10g、白扁豆 10g、丹皮 6g、菊花 6g、白蒺藜 10g、钩藤 10g、龟甲 10g、桑椹子 10g、煅石决明(先煎)30g、珍珠母(先煎)30g。用5~10剂后,眩晕减轻,为了防止介类质重之药久用碍胃,可以去珍珠母或石决明后,继续使用。

3. 肾虚不足　眩晕病程较长,反复发作,伴有耳鸣、耳聋,时轻时重。伴见精神萎靡,腰膝酸软,心烦失眠,记忆力差,手足心热,舌红少苔,脉细数。治宜滋阴补肾,填精益髓,方选杞菊地黄汤。可加入石决明、牡蛎、白芍、制首乌以加强滋阴潜阳之力。亦可用大补阴丸。方中以熟地滋肾阴养肾血,龟甲滋阴潜阳,猪髓为血肉有情之品,滋阴功能尤强;再加黄柏、知母能清肾中虚热,因此对肾虚所致眩晕治疗效果良好。

干老认为:梅尼埃病所表现的眩晕,与一般的慢性病、身体虚弱所致的眩晕不同。首先,梅尼埃病出现眩晕多为旋转性,其感觉或为身旋转,或为周围景物旋转,伴恶心呕吐,症状较重。与《医林绳墨·眩运》所描述之"真眩运"一症较为贴切:"其症发于仓卒之间,首如物蒙,心如物扰,招摇不定,眼目昏花,如立舟舡之上,起则欲倒,恶心冲心,呕逆奔上,得吐少蔌。"梅尼埃病有发作期与间隙期之分,眩晕、呕吐诸症暂时缓解,不能以为永久治愈,须以"发时治标,平时治本"之法对待。由于患者发作眩晕时症状较重,不敢动弹,往往要待稍为缓解之后,前来就诊。因此,临证问诊要详,以资辨证不误。辨证方法,除了观察主要症状表现以外,应注意病者体质与血压。面白、神委、语声无力者,多属阳虚中衰之体;面赤、烦躁、舌红、脉弦者,多为阴虚阳盛之质。血压偏高或偏低,本身可以引起眩晕。梅尼埃病又常常兼有血压异常,因此有必要测量患者之血压。临床所见,血压偏高者,多属肝阳,肝火上升,用药宜"降",可选贝介类、矿物类质重之品;血压偏低者,多属中气不足,用药宜"升",可用益气升阳之物,如葛根、升麻、柴胡、黄芪之类皆可。两者之异不可不辨,否则误入歧途,或火中浇油,或雪上加霜,贻害病者。

另外,梅尼埃病时发时休,治疗时不仅须控制其发作,更重要的是防止其复发。除了辨证用药以外,干老拟验方五味合剂:山药、当归、五味子、酸枣仁各10g,桂圆肉5个,水煎服。此方有几个特点,①使用方便,除了舌苔厚腻者不宜服之外,几乎各种证型的梅尼埃病都可使用;②药味可口,久用不伤脾胃;③此方在发作时能起治疗作用,间歇期能起预防复发的作用。

病例1

姚某,男,25岁。初诊:1992年11月12日。

今年中秋,眩晕陡作,但尚能活动。耳尤鸣无聋。继见泛恶作呕,眩晕加重,如坐舟船或天翻地覆之感,刻下眩晕仍较重,但泛恶已轻,视物有抖动感,进食作呛,言语有木讷感,吞咽似有困难。大便秘结,小便日行4~5次。时有困难感,头无痛而昏沉。

检查:两眼球轻度震颤。血压150/90mmHg。舌苔白腻滑润,中央有老黄苔,脉平有数意,有时有歇止。

案解:肝风痰浊,两相困扰。虽然急发之期已过,但依然余威不息。治当息肝风、祛痰浊。

决明子 10g	菊花 10g	夏枯草 10g	钩藤 10g
竹沥半夏 6g	胆南星 3g	白僵蚕 10g	枳壳 6g
天竺黄 6g	当归 10g		

4剂煎服

二诊:1992年11月16日。药进4剂。无效。舌苔已化,现呈薄苔,脉平。

案解:纵然断语"无效",但从一切观察,已有春回大地之象。坚守前方,稍稍出入一二。

决明子 10g	石决明 20g	菊花 10g	胆南星 3g
夏枯草 10g	竹沥半夏 6g	枳壳 6g	僵蚕 10g
天竺黄 6g	大贝母 10g	干地龙 10g	

14剂煎服

三诊:1992年12月14日。药进18剂,诸症基本消失,一切行动状态一如常人。唯尚有些头位急促旋转时及大量运动时有晕感。舌薄苔,脉平有弦意。

案解:承赐锦旗铭谢,殊感汗颜。盖区区效益实出古贤之遗产也。今拟养营补血中寓以扫荡残余之肝阳。

熟地 10g	当归 10g	川芎 3g	白蒺藜 10g
白芍 6g	菊花 10g	枸杞子 10g	天竺黄 6g
夏枯草 10g	石决明 20g		

7剂煎服

本案患者眩晕如坐舟船或天翻地覆,且伴泛恶作呕,视物有抖动感,言语有木讷感,又有两眼球轻度震颤。血压偏高。舌苔白腻滑润,脉数有歇止。干老辨为肝风和痰浊两相困扰,治以息风化痰平肝。方中决明子、菊花、夏枯草、钩藤平肝潜阳,竹沥半夏、天竺黄、胆南星、白僵蚕化痰息风,枳壳理气破积,当归养血和血以息风。诸药相合,共奏平肝、豁痰、息风之效。苦心经营此方,奈何二诊时患者苦诉无效,但是虽然主观无效,但是客观有效,因为舌苔已化,弦脉已解,大有春回大地之象,故坚守原法,稍稍出入。三诊时由于药量已及,所以获效满意,患者送来锦旗称谢,考虑到病势的转归,干老不再穷兵猛追,而是招安怀柔,正是"能医心,则转侧自消,从古知兵非好战;不审事,即宽严皆误,后来治病要深思"。方中仍以四物汤打底,肝体阴而用阳,养血柔肝自能收敛上亢之肝阳,平息扶摇之肝风,体用也是干老修订的"十纲"中重要的两纲。除了用四物汤养血以外,又配以甘寒之枸杞子、菊花、蒺藜、夏枯草平肝,天竺黄化痰,虚实同治。综合来看,本案侧重平肝,方法有潜阳平肝、息风平肝、养血平肝,前两诊偏于祛实,着重化痰息风,三诊偏于扶正,着重养血平肝。

病例2

华某,男,49岁。初诊:1991年11月5日。

20多年高血压。近2个月前突发眩晕,左耳失听,伴以哄鸣及眩晕。经过各种治疗,诸症减轻,但爬楼梯、看电视仍有飘飘然感。听力未见回升,耳鸣音调有高有低,外来噪声大多由右耳传导到左耳,听到后有烦躁感。舌薄黄腻苔,舌质透紫气,脉劲而滑。

案解:王隐君治耳以消痰;王清任治耳以破瘀。今也私淑二王。

胆南星3g	陈皮6g	法半夏6g	竹茹10g
当归尾10g	赤芍6g	泽兰6g	桃仁10g
红花6g	菖蒲3g		

5剂煎服

二诊:1991年11月22日。中药已进14剂,看电视、下楼梯时的飘飘然感已消失。耳中哄鸣稍降低,拒绝外来噪声也似乎对高频的噪声好些。

检查:舌薄白苔,边有齿痕,脉弦。

案解:取用二王手法,获效似有立竿应桴之得。去疾务尽,即使矫枉过正,亦属无伤。

胆南星3g	竹沥6g	陈皮6g	红花6g
桃仁10g	天竺黄6g	泽兰6g	丹参10g
当归尾10g	菖蒲3g		

5 剂煎服

三诊:1991 年 12 月 6 日。药进 10 剂,鸣声又低沉一些。对外来噪声的反感,已不若过去的敏感。唯感这次进药不及初诊。舌苔白腻(自认有受凉感),脉大乏力。

案解:列御寇行云之感,已一去而不复返。鸣响渐趋卑微,拒噪也不若显昔之过敏。证已由实转虚。治亦随证而呼应。

熟地 10g	山药 10g	天竺黄 6g	丹参 10g
当归 10g	白芍 6g	山萸肉 10g	红花 6g
川芎 3g	菖蒲 3g		

7 剂煎服

本案患者近 2 个月前左耳突发失听,经过各种治疗后仍有飘飘然感,听力未见回升,耳鸣音调有高有低,听到外来噪声后有烦躁感。舌薄黄腻苔,舌质透紫气,脉劲而滑。四诊合参,不符合历代医家所论述的病机,然而却是典型的痰浊和瘀血并存的情况,干老不拘泥于教条,果断地采取消痰祛瘀的治法,并戏称私淑王隐君和王清任。

方中法半夏、陈胆星燥湿化痰,竹茹清热化痰,陈皮理气化痰,当归尾、泽兰、赤芍、桃仁、红花活血化瘀,菖蒲化痰开窍聪耳。药味少而效力专,治则简而理法明。二诊时病情有改善,然而未曾恢复彻底,考虑到病机无甚改变,仍宗原法。三诊时列御寇行云之感,已一去而不复返,而鸣声低沉、对外来噪声不甚拒绝、脉大乏力,都提示病性已由实转虚,虚实夹杂。方中以四物汤打底,作为养血止眩之根本,辅以山药健脾益气,山萸肉滋补肝肾,诸药以补其虚;天竺黄清热化痰,丹参、红花活血化瘀,菖蒲化痰开窍,诸药以泻其实。干老非常善于及时把握病情的进退和虚实的转化,复诊时究竟应该"除恶务尽"还是"怀柔安抚",他掌握得恰到好处。

病例 3

刘某,女,45 岁。初诊:1993 年 3 月 2 日。

眩晕一月有余。过去也曾有过,但为时短暂。今作不愈,左耳鸣叫。不能接受外来噪声,有时突有沉重感,伴以泛恶。

检查:有轻度眼球震颤。舌白腻苔,脉细而弦。

案解:痰浊久困,未得一清。方取化浊消痰一法。

陈胆星 3g	陈皮 6g	藿香 10g	佩兰 10g
姜半夏 6g	苏子 10g	菖蒲 3g	枳实 6g
焦苡仁 10g	甘草 3g		

7 剂煎服

二诊：1993 年 3 月 10 日。药进 7 剂，眩晕明显减轻，耳鸣缓解，泛恶接近消失。头顶部出现紧张感，两腿乏力无劲。

检查：测血压 120/90mmHg，眼球震颤消失，舌薄苔，脉左平右细。

案解：痰浊渐清，虚象似露端倪。裁方逐渐向扶正靠近。

太子参 10g	白术 6g	茯苓 10g	陈皮 6g
法半夏 6g	蝉衣 3g	菖蒲 3g	料豆衣 10g
夏枯草 10g	罗布麻 10g		

7 剂煎服

本案患者从其不能接受外来噪声，有时突有沉重感，伴以泛恶以及舌白腻苔来看，应该是痰证眩晕，正如朱丹溪所云：无痰不作眩。取化浊消痰一法。方中姜半夏、陈胆星燥湿化痰，苏子降气化痰，枳实、陈皮理气化痰，藿香、佩兰芳香化湿，薏苡仁健脾渗湿，菖蒲化浊开窍，甘草调和诸药。本方旨在化痰祛浊，扫荡积滞，还五窍以空清，平眩晕于须臾，功在消痰化浊，效专力宏，有背水一战之势。果然二诊时眩晕明显减轻，耳鸣缓解，泛恶接近消失，确是佳兆得来，然而双腿乏力，这是标实已除，本虚渐露的关键转型期，此处干老思维敏捷，迅速抓住这一要点，治法由攻到补，一打一揉，因为前方偏于攻伐，必然戕伤了正气。方中干老以其惯用的六君子汤为扶正之股肱，此方健脾益气，燥湿化痰，有攻有补，攻补相辅，是治疗虚证痰湿眩晕的有效方剂。

第二节　鼻　科

一、鼻前庭炎

鼻前庭炎是指鼻前庭皮肤的弥漫性浅在性炎症,多为双侧性。临床分急、慢性两种。急性发作者,前庭皮肤发红、微肿,表皮发生糜烂,渗溢黏液,并伴以灼热疼痛及瘙痒;慢性者,前庭皮肤增厚、潮红、干燥,伴有皲裂,上面可附有鳞屑或痂皮,并有鼻腔干燥灼热、瘙痒及异物感。中医称本病为鼻疮、鼻疳。

干老认为,本病急性发作者,多属热、属湿。因外感风热或肺经郁火上炽,热毒上侵鼻窍,故局部红肿痒痛,脾经湿浊久郁不化,氤氲之气上犯鼻窍,致局部红肿糜烂,渗溢黏液。病久耗津燥血,致血虚生风,见局部干燥、皲裂、瘙痒。

本病的治疗原则:实证为热为湿,治以清热化湿;虚证为血虚生风,治以养血息风。内治与外治相结合。

内治可分为3个证型:

1. **肺经郁热**　局部灼热、红肿、疼痛、干燥或瘙痒,或有大便干结,舌苔薄黄者,治宜清肺泄热。方选黄芩汤或泻白散或枇杷清肺饮,药如黄芩5g、桑白皮10g、地骨皮10g、金银花10g、山栀10g、薄荷6g、连翘10g、甘草3g。如伴有恶风,痒甚,脉浮数者,加荆芥、蝉蜕、苍耳子、豨莶草以疏风;伴有出血者,加赤芍、丹皮清热凉血;口渴思饮者,加天花粉、玉竹以生津润燥;伴有脓涕者,加桔梗、鱼腥草以清肺排脓;大便干结者,加全瓜蒌、生大黄泻大肠以清肺热。

2. **脾胃湿热**　局部糜烂,渗液或潮湿不干,分泌物堆积,疼痛轻而瘙痒重,舌苔黄腻,治宜清热利湿。方选除湿胃苓汤,药如苍术6g、厚朴3g、猪苓10g、茯苓10g、泽泻6g、黄芩5g、滑石10g、陈皮6g、甘草3g。口中黏甜,苔白腻者,加藿香 10g、佩兰 10g 以芳香化湿;瘙痒甚者,加苦参 6g、晚蚕砂 10g、白鲜皮 10g、地肤子 10g 以清热化湿止痒。临床上常见肺热夹有脾胃湿热者,治疗宜以上两法相参,可选用甘露饮出入,典型处方如:生地 10g、黄芩 5g、桑白皮 10g、茵陈 10g、滑石 10g、晚蚕砂 10g、金银花 10g、连翘 10g、木通 3g、甘草 3g。

3. 血虚生风 病程较长,局部干燥、结痂、皲裂,剥脱后有少量渗血,兼有灼热、干燥、瘙痒及异物感。治宜养血息风。方选地黄饮子加减。药如生地 10g、当归 10g、赤芍 10g、白芍 10g、沙参 10g、麦冬 10g、黄精 10g、玉竹 10g、豨莶草 10g。出血者,加丹皮 6g、黄芩 5g、侧柏叶 10g 清热凉血;痒甚者,加丹参 10g、稆豆衣 10g 养血息风;大便干结者,加全瓜蒌 15g,甚至用上清丸。

外治可用内服药渣煎水,做局部清洗。局部干燥皲裂者,用黄连油膏外搽。

病例 1

张某,男,11 岁。初诊:1996 年 8 月 2 日。

鼻子作痒,已 2 年。痒而不嚏,涕屎呈痂皮样,曾作过敏性鼻炎治疗,无效。有时痂皮中有血迹。

问诊所得,鼻痒阵作,严重时疼痛。鼻腔外口结痂,痂多即通气不好。

检查:两侧鼻前庭被大量痂皮覆盖,清除后,见皮肤粗糙角化,部分新鲜肉芽充血。两下甲瘦削,鼻道(-)。两颌下扪到 3~4 颗淋巴结肿。不粘连,无压痛。舌薄苔,脉未诊。

案解:童年血气方刚,则其气必盛。气盛有余则肺经积热,循经上犯,鼻腔道当其冲,前庭之炎,亦当然应运而生矣。儿童纯阳之体,清泻肺热治之。

桑白皮 10g	黄芩 3g	马兜铃 5g	金银花 10g
丹皮 6g	赤芍 6g	豨莶草 6g	白鲜皮 10g

7 剂煎服

加味黄连膏 1 盒,外擦,每天 2~3 次。

二诊:1996 年 8 月 18 日。药后,痒息痛止,分泌物减少。

检查:创面充血消失,干净(因用油膏而致)。颌下淋巴结同上诊。舌薄苔,脉未诊。

案解:常见病常规方,有所好转,事属必然。仍取原旨,唯苦寒品向甘寒品倾转。

桑白皮 10g   黄芩 3g   金银花 10g   丹皮 6g

赤芍 6g   豨莶草 6g   白鲜皮 10g   绿豆衣 10g

7 剂煎服

上方隔 1 天进 1 剂,加味黄连膏续用。

三诊:1996 年 9 月 20 日。鼻腔不痒不痛,痂皮已无,但有些灼热感。

检查:肉芽已为新生皮肤覆盖,基本上已接近正常。舌薄苔,脉未诊。

案解:单纯小病,一药而愈。扫尾求其巩固,再进几剂足矣。

桑白皮 10g   黄芩 3g   金银花 10g   连翘 6g

白鲜皮 10g   绿豆衣 10g

7 剂煎服

本案患儿年方十一,尚未及笄,苦于罹患此病,终日以鼻为苦,鼻腔被大量痂皮覆盖,瘙痒难当,喷嚏时作,通气欠佳,且易出血,是典型的鼻前庭炎症状。干老舌脉未参,即辨为肺热炽盛,一是凭借他六七十年的临床经验,二是认为儿童乃纯阳之体,阳气旺盛,气有余便是火,而鼻为肺窍,火邪循经上犯,熏蒸鼻腔,烤炙前庭。故拟定清金泻白为大法,方中桑白皮、黄芩、马兜铃清泻肺热,马兜铃同时能清肠,而肺与大肠相表里,可清肠腑而泻肺热,金银花清热解毒,因其痂皮剥脱易出血,故加丹皮、赤芍清热凉血,又用豨莶草疏风止痒,白鲜皮、地肤子清热利湿止痒。干老治疗此病还主张内治与外治相结合,喜用黄连膏外涂患处;黄连膏有清热泻火解毒之功,且外敷患处更可以直达病所。病属常见,方亦常规,故获效不在意料之外。二诊时痒息痛止,分泌物减少,创面充血消失等等俱是佳兆,原方去马兜铃,加绿豆衣,由苦寒向甘寒过渡,绿豆衣能清热利湿解毒,是湿热瘀毒证的佳品。三诊时患儿已经病瘥,只求扫尾,故干老只开了六味药,而且嘱其隔日服,以期祛邪而不伤正。

病例 2

孙某,男,35 岁。1984 年 5 月 26 日初诊。

鼻前庭破溃糜烂 8 个月,前庭破碎结痂,有自发性疼痛,有些血丝,通气正常,近日新添头痛,两鬓经脉努张感觉。

检查:前庭浮痛糜烂,鼻咽顶部有粗糙感,舌薄苔脉平。

案解:肺经郁火上蒸,脾经湿热蕴蒸,内治取清火化浊,外治用止痒润肤。

黄芩 3g	山栀 10g	苍耳子 10g	白鲜皮 10g
地肤子 10g	豨莶草 6g	金银花 10g	桑白皮 10g
蚤休 10g	碧玉散[包] 10g		

5 剂煎服

加味黄连膏 10g,外用。

二诊:1984 年 6 月 1 日。用了加味黄连膏,疼痛更加厉害,其他一无变化,吃药后出现失眠 2 个晚上。检查:前庭糜烂已重,出现充血,舌薄苔,脉实。

案解:加味黄连膏致生疼痛,药于止痒太过,药后失眠,事也巧遇,仍应清火化浊,非法之误而鲜效,实水蕴过久而成。

黄芩 3g	山栀 10g	丹皮 10g	荆芥炭 6g
地肤子 10g	蚕砂 10g	桑白皮 10g	蚤休 10g
豨莶草 10g。			

5 剂煎服

三诊:1984 年 6 月 8 日。鼻前庭疼痛已息,局部小丘疹及疼痒仍有,痂皮已不结,头脑钝痛,两鬓紧张,两者俱已告失,大便干结。

检查:鼻前庭皮肤充血潮红,碎破,左颌下淋巴结 1 个,指头大,舌薄苔,脉实。

案解:纵然诸恙式微,而炎炎光大依然有不可响迩之态。两投清剂,不敢言轻,但获效未惬人意者,良以尚有湿邪助耳。仍取原方,佐以淡渗。

黄芩 3g	山栀 10g	泽泻 6g	薏苡仁 10g
地肤子 10g	白鲜皮 10g	夏枯草 10g	桑白皮 10g
六一散[包] 15g	豨莶草 10g。		

5 剂煎服

四诊:1984 年 6 月 22 日。疼痛已缓解,小管丘疹及瘙痒已少已轻,大便仍干。

检查:前庭充血,破碎较前轻些,左颌淋巴结肿已小,舌薄苔,脉平。病情好转，鸭步畅行，慢性前庭本色如此，无事奢求。

黄芩 5g　川黄柏 5g　薏苡仁 10g　苍术 6g
山栀 10g　白鲜皮 10g　地肤子 10g　夏枯草 10g
桑白皮 10g　豨莶草 10g。

5 剂煎服

外用黄连膏 10g。

五诊：1984 年 6 月 30 日。鼻前庭炎已不痛不痒，脓痂亦无但多发性毛囊炎，已于右颧、右前额、两腋窝出现。

检查：前庭炎症已消，皮肤稍感粗糙，几处小疔正在欣发中，舌薄黄苔，脉实。

案解：治案清化，盖病因两宗，源出于一，黄连解毒汤主之，盖亦千金主也。

川连 10g　川柏 5g　山栀 10g　黄芩 5g
丹皮 6g　赤芍 6g　桑白皮 10g　薏苡仁 10g
碧玉散[包] 15g　紫花地丁 10g

5 剂煎服

黄连膏 5g。

六诊：1984 年 7 月 5 日。前庭疼痛，瘙痒很轻，还有些零星的丘疹出现，遍体多发性毛炎仍在发出中。检查：前庭充血，丘疹已消失，左腋窝一亦红肿，舌薄苔，脉实。

案解：多发性疔肿，幸而前庭炎退，以暴易暴也。清解为不二法门。

金银花 10g　连翘 10g　黄芩 6g　山栀 10g
桑白皮 10g　紫花地丁 10g　半枝连 10g　车前子[包] 10g
蚤休 10g　六一散[包] 10g

5 剂煎服

外用药续用

本案患者病情迁延一个月有余，坚持服药长达六诊，是典型的慢性鼻前庭炎。慢性鼻前庭炎一般无全身症状，但病程漫长，鼻前庭总是处在糜烂→破溃→结痂的恶性循环之中，既痒且痛，并且妨碍呼吸通畅。患者在初诊时，已有鼻前庭炎病史 8 个月，由于近日新添头痛且两鬓经脉努张而就医，面对这样的病人，不能被病程之长吓倒，也不能拘泥于久病的虚实夹杂,从而犯实实之戒,这类病人由于并无典型的全身症状,舌脉相参无甚帮助,不能提供足够的参考信息,还是需要借助局部查诊来诊断,结合中医理论,从而有效地遣方用药。患者鼻前庭浮痛糜烂,糜烂是由于湿浊内盛,湿与热结,湿热循经上犯,热扰鼻窍所致;鼻为肺窍,鼻在上,下连于喉,直贯于肺,肺助鼻而行呼吸,故肺经有热可见鼻部病变;湿邪最易困脾,脾虚则湿盛,且脾统血,鼻为血脉多聚之处,脾病常犯鼻窍,《素问·刺热》云:"脾热病者,鼻先赤"。故干老在病性上从湿热论治,在脏腑上从脾肺论治,清热利湿,泻肺渗脾。方中黄芩清热燥湿,桑白皮清肺泻热,金银花、山栀、蚤休清热解毒,白鲜皮、地肤子、豨莶草清热利湿止痒,碧玉散为六一散加青黛,利湿而又有祛火之功,苍耳子归肺经,为鼻部常用引经药,诸子皆降,苍耳独升,此处取用又有"火郁发之"之意。二诊时症状没有明显改善,且有意外的失眠波澜,步迹原方,稍稍出入,仍从清热利湿论治。三诊时由于药量已及,正胜而邪有消退之意,但是疼痛虽止,痒及充血仍在,干老殊感疗效不满意,他觉得前两次处方似乎偏重于热而忽略于湿,热有湿助,所以缠绵难愈,故三诊时调整处方,仍用黄芩、山栀、桑白皮、夏枯草清热泻火,加用泽泻、薏苡仁利水渗湿,地肤子、白鲜皮清热利湿,六一散清暑化湿,豨莶草祛风胜湿。四诊果然佳兆得来,症状改善,前方去泽泻、六一散,加黄柏、苍术,此二妙丸加上薏苡仁是三妙,功专清热燥湿。四诊时患者鼻前庭炎已经痊愈。

病例 3

刘某,男,22岁,1996年3月22日诊。

鼻前庭破溃糜烂反复发作,下延口唇,刻下前庭破碎结痂,时有痒痛,环唇干燥、皲裂、脱皮,以上唇为重点。

检查:前庭、上唇红艳而干裂,黏膜鳞状剥脱。舌薄苔,脉数。

案解:胃热、血燥、风摇,侵与鼻、唇,治当息风养血而清阳明。

荆芥炭 6g	蝉衣 3g	生地 10g	当归尾 10g
白芍 10g	稽豆衣 10g	绿豆衣 10g	生石膏^{先煎}30g
知母 10g	豨莶草 10g		

7剂煎服

外用黄芩油膏。

本案为慢性鼻前庭炎伴剥脱性唇炎,鼻前庭炎向下蔓延,导致唇炎,可谓"城门失火,殃及池鱼"。干老常谓"鼻属肺经阳明过",口鼻糜烂渗液,当属肺脾积热,而干裂、痒痛,则为阳明伏热,血虚生风。用生地、生石膏、知母清热凉血,当归尾、白芍、稽豆衣、养血息风,绿豆衣、豨莶草、蝉衣、荆芥炭息风止痒。

二、鼻疖肿

鼻疖肿为发生于鼻前庭、鼻尖部或鼻翼外的皮脂腺或毛囊的急性化脓性炎症,多为单发性。初起患区红肿,皮肤紧张光亮,有小黄点样丘疹,伴有疼痛、肿胀,继之中心组织溶解形成脓栓和脓液,脓头溃破,脓液排出,疼痛及肿胀随之缓解或消失。由于鼻前庭和上唇有丰富的血管网,同时面部静脉无瓣膜,血液可上下流通,如鼻疖处理不当,炎症扩散,可引起上唇、面颊、眼眶肿胀,甚至扩散到海绵窦,引起颅内并发症,应引起重视。中医称本病为鼻疔、白疔、鼻疽。好发于青少年。干老认为,本病与不注意鼻部卫生,挖鼻、拔鼻毛及局部皮肤破损,复感邪毒外侵有关,引动肺经郁热,邪热搏结,上蒸鼻窍而致疖肿。若火毒炽盛,或治疗不当、挤压、碰撞,盲目切开排脓,或过食辛热之品,助长火势,以致火毒走窜,入于血分,直犯心包,可致"疔疮走黄"之危症。

本病的治疗原则为清热解毒消肿,干老常采取内治与外治相结合的方法,并根据病变的不同阶段,分别治疗。

1. 初期 局部有轻微的红肿热痛,伴有恶风,畏寒,口干,舌苔薄黄,脉浮数。治宜疏风清热,方选七星剑汤。药如麻黄 6g、紫花地丁 10g、半枝莲 10g、豨莶草 10g、野菊花 10g、黄芩 5g、山栀 10g、桑白皮 10g。如表证不明显者,则减去麻黄,发热较高者,选用五味消毒饮加半枝莲、蚤休。

2. 中期 局部红肿高突,胀痛较甚,伴以高热,口渴多饮,大便秘结等。治宜清热解毒,代表方如黄连解毒汤、银花解毒汤、济阴汤之类。典型处方如:黄连 3g、黄芩 5g、山栀 10g、金银花 10g、连翘 10g、紫花地丁 10g、蚤休 10g、赤芍 10g、丹皮 6g、生甘草 3g。如局部坏死组织僵化难以溶解,表现为局部硬结难消者,宜加白芷 6g 或穿山甲 6g、皂角刺(角针)3g 以提脓托毒,散结消肿;大便秘结者,加生大黄 6~10g、玄明粉(冲服)10g 以通腑泄热。

3. 后期　炎势减退,脓液排出,肿痛减轻,再用五味消毒饮清扫残毒,如出现正气衰弱者,则用四圣饮扶正解毒。如鼻疔失治或误治,出现走黄危症,见局部漫肿、皮色发绀、高热、烦渴、少汗少尿,甚则黏膜下出血、气促、神昏、脉微等,治疗宜重剂清热凉血解毒,选方犀角地黄汤,同时可单用犀角、羚羊角磨汁或锉粉冲服,每次 0.3~0.5g。亦可用鲜野菊花全草或鲜芭蕉根打汁冲服,每次 50ml,每天 2 次。如出现神昏谵语,另服安宫牛黄丸或紫雪丹清心开窍;抽搐痉厥者,加羚羊角粉、钩藤、龙齿、茯神平肝息风;大便溏滞者,加地榆炭、制大黄清肠腑之热,以防正气下陷;胸胁疼痛,咯吐痰血者,加天花粉、川贝母、芦根化痰清肺;四肢发凉,冷汗淋漓者,加附片、人参回阳救逆;呕吐者,加姜半夏、竹茹、苏梗平降胃气;口渴狂饮者,加生石膏、天花粉、竹叶清胃生津;大便秘结者,加玄明粉、生大黄或番泻叶泻火泄热。

外治初期局部肿胀者,敷金黄散或青敷膏,中心点脓头上,可贴咬头膏。脓头初溃,创口上用七三丹,外盖黄连膏纱布或小膏药,因坏死组织僵化脓栓难以形成者,可用热敷;如出现海绵窦栓塞而引起局部严重肿胀青紫者,用紫金锭外敷。

病例

刘某,男,27 岁。初诊:1997 年 12 月 30 日。

1991 年做过上颌窦根治手术,疗效不太明显,平时有少量黄涕。3 天前鼻尖瘙痒,抓、挤后偏左红肿鼓起,触痛明显,近日有饮酒史。

检查:鼻尖红肿,左侧突起,可见一黄白色脓点,鼻中隔左偏,黏膜潮红,舌质红,薄白苔,脉弦。

案解:鼻为肺窍,隶属阳明。肺胃之热,上灼玄府。取七星剑汤化裁。

蒲公英 10g	豨莶草 10g	地丁 10g	半枝莲 10g
蚤休 6g	白芷 6g	山栀 10g	黄芩 6g
绿豆衣 10g	甘草 3g		

3 剂煎服

黄芩油膏 1 盒,涂于肿处。嘱其切忌抠挖。

本案患者是典型的鼻疔,属中医红肿热痛的阳证。干老常云:鼻属肺经阳明过。患者因鼻痒而抠挖,加之饮酒之后,胃热上蒸,内外之因相加而成。干老重用清热解毒之剂,蒲公英、紫花地丁、半枝莲、蚤休、山栀、黄芩清热解毒,消肿止痛;豨莶草凉血止痒;白芷消肿止痛,又用绿豆、甘草二味解毒圣药,同时不忘外治,用黄连油膏外涂,并嘱其切忌抠挖,以防治疗疮走黄。

干老治疗鼻疖肿的原则是清肺解毒,常用的方剂有:轻症用加味五味消毒饮(黄芩、桑白皮、金银花、菊花、蒲公英、紫花地丁),中等的用加减七星剑汤(黄芩、山栀、野菊花、蚤休、半枝莲、金银花、豨莶草),重症用黄连解毒汤(黄连、黄柏、黄芩、山栀)甚至用犀角地黄汤(犀牛角、生地、赤芍、丹皮)。

三、急性鼻炎

急性鼻炎为鼻腔黏膜的急性单纯性炎症,发病时常并发咽、喉及气管等呼吸道炎症。其主要表现为:初起1~2天,鼻腔内有不适及干燥灼热感,无分泌物,鼻黏膜充血干燥,继之出现鼻塞,并逐渐加重,头痛、喷嚏,鼻腔分泌物增多,如清水样,随着病情发展,鼻涕变为黏液性或脓性,鼻黏膜弥漫性充血,鼻甲肿胀充盈,并可伴有发热、四肢疼痛、食欲减退等症状,如无并发症,一般7~10天可痊愈。中医称本病为鼻窒、伤风鼻塞。

干老认为:肺为华盖,外合皮毛,开窍于鼻。如气候变化,寒温失常,起居不慎,同时人体腠理不密,卫气不固,风寒、风热之邪乘虚袭肺,循经上犯于鼻而为病。如素体卫气虚弱,更易反复发作。

干老将本病分为三型六期。

三型为:风寒袭肺,风热犯肺,卫表不固。

1. 风寒袭肺　多见于冬季或春初,表现为鼻塞声浊,流清涕,多喷嚏,恶寒发热,头痛身痛,少汗或无汗,喉痒或咳嗽,痰少而清,鼻黏膜苍白,鼻甲水肿,鼻腔分泌物呈浆液性,舌苔薄白,脉浮或浮紧。治宜疏散风寒。选方如荆防败毒散、加减辛夷散。药如荆芥6g、防风6g、辛夷10g、白芷6g、川芎10g、薄荷6g、羌活10g、甘草3g等。

2. 风热犯肺　多见于春末、秋季或夏季,表现为鼻塞,发热,头痛,涕多色黄,咳嗽痰稠,口干而思饮,鼻黏膜充血,鼻甲肥大,鼻腔分泌物呈脓性,舌苔薄黄,脉浮数。治宜辛凉解表。选方如桑菊饮或银翘散。药如桑叶 10g、桑白皮 10g、金银花 10g、苍耳子 10g、葶苈子 10g、桔梗 6g、鱼腥草 10g、薄荷 6g、黄芩 5g、芦根 30g 等。

3. 卫表不固　四季均可发病,其特点是反复发作,疲劳,稍有受凉、久睡等都可成为发病的诱因,鼻黏膜稍淡,鼻腔分泌物呈浆液性,脉细。本症在表证严重或急性发作时,治疗可参照上述两种证型,待表证消失或症状缓解时,治宜以益气固卫为主,选方如补中益气汤、玉屏风散。药如黄芪 10g、防风 10g、白术 10g、白芍 10g、柴胡 10g、川芎 10g、太子参 10g、陈皮 10g、辛夷 10g、白芷 6g、甘草 3g 等。

六期为:潜伏期、发作初期、发作中期、发作后期、恢复期、免疫期。

潜伏期:全身有倦怠感,食欲开始减退;发作初期:恶寒发热,鼻塞流涕,喷嚏频作,咳嗽头痛,检查见鼻黏膜充血,鼻甲水肿,有浆液性分泌物,持续 1~2 天;发作中期:头痛加重,四肢酸楚,食欲消失,清涕量多,可发高热,鼻甲进一步肥大,鼻腔内潴积大量分泌物,持续 3~4 天;发作后期:症状有所缓解,正常 1 天;恢复期:鼻塞减退,涕量减少,所有症状逐渐消失,分泌物由清稀向黄稠转化;免疫期:大概 1 个月左右,这段时间内不会再有同样病症。

病例 1

范某,男,14 岁。初诊:1996 年 3 月 19 日。

一向涕多,不黄。2 周前感冒,引起急性发作,刻下感冒愈而鼻病难瘥,涕量奇多,有黄有白,通气不能顺畅,晨起咽干。

检查:中隔严重向左偏斜,左腔狭窄,黏膜充血,稍有浆液性分泌物潴留,咽后壁淋巴滤泡严重增生,舌薄苔,脉平。

案解:鼻病一"体"一"用",前者中隔偏斜,本非药物可以匡正,后者肺气滞热而然,至于咽炎,似乎反居主流,两症同治取清肺肃喉手法。

桑白皮 10g	黄芩 6g	辛夷 10g	苍耳子 10g
芦根 30g	玄参 10g	沙参 10g	麦冬 10g
桔梗 6g	甘草 3g		

7 剂煎服

本案为慢性鼻炎急性发作,当以急性鼻炎处理。感冒之后,鼻塞不通,鼻流清涕者为风寒束肺,但鼻涕渐而转为白浊或黄稠,则由寒化热,热灼伤津,则咽干舌燥,虽鼻、咽同病,但事出同因,故治疗两相兼顾。桑白皮、黄芩、辛夷、苍耳子清肺通窍,芦根、玄参、沙参、麦冬生津润燥,桔梗、甘草清利咽喉。

❈ 病例2

王某,男,29岁。初诊1992年2月1日。

伤风第3天,昨天起有寒热,头痛,恶寒,鼻塞不通,清涕淋下,稍有咳痰。

检查:鼻黏膜充血,两下甲肥大,鼻腔内有不少浆液性分泌物。咽峡及鼻黏膜轻度充血。体温37.8℃,舌薄白苔,脉浮数。

案解:急性鼻炎,乃伤风感冒之亚流,治主疏风解表,常规处理。

荆芥 10g	防风 6g	薄荷^{后下}6g	桑叶 6g
白芷 6g	杏仁 10g	象贝 10g	玄参 10g
桔梗 6g			

3剂煎服

呋麻液1支滴鼻,每天3~4次。

二诊:1992年2月5日。凛寒消失,头痛接近消失,鼻腔通气改善,涕量减少,由清白而转为稠厚带黄。

检查:鼻腔接近正常,咽峡(-)。舌薄苔,脉平。

案解:外邪一撤,诸病去安,再扫残余,去疾务尽之意也。

桑叶 6g	菊花 10g	金银花 10g	连翘 6g
杏仁 10g	陈皮 6g	玄参 10g	辛夷 6g
白芷 6g	甘草 3g		

3剂煎服

本案患者伤风第3天前来就诊,从其症状来看,属于发作中期,风寒侵袭而致病。邪正交争故发热恶寒;寒邪收引凝滞,故鼻塞不通;寒邪伏肺,肺失宣肃则咳嗽;肺失通调则清涕;寒邪入里化热,故咽峡及鼻黏膜充血。治以疏风散邪。方中荆芥、防风、白芷疏风散寒;薄荷、桑叶疏散风热;杏仁肃肺气而平咳嗽;因黏液性分泌物多,而"败津枯槁皆属于痰",故用贝母化痰;因咽峡充血,故用玄参、桔梗凉血化痰利咽。同时外用呋麻液来改善鼻塞症状。3剂药后，患者基本病瘥，成功过渡到发作后期，但鼻涕由"清稀而白"转为"黏稠而黄"，此刻以热象为主，故治以疏风清热。方中桑叶、菊花疏散风热，金银花、连翘清热解毒，玄参凉血滋阴，以防疏散太过，杏仁肃肺止咳，白芷善医头面而治头痛，辛夷通鼻而改善鼻塞，甘草调和诸药。

四、慢性鼻炎

慢性鼻炎是指鼻腔黏膜或黏膜下的炎症持续数月以上，或炎症反复发作，间歇期内亦不能恢复正常，且无明显的致病微生物感染，伴有不同程度的功能紊乱，中医称本病为鼻窒。

慢性鼻炎包括慢性单纯性鼻炎和慢性肥厚性鼻炎。慢性单纯性鼻炎病变主要是鼻腔黏膜下血管，特别是下鼻甲海绵状组织呈慢性扩张，血管和腺体周围炎性细胞浸润，黏液腺功能活跃，分泌增多；其主要表现为间隙性鼻塞、多涕和嗅觉减退，检查见鼻黏膜肿胀，鼻甲肿大，以下鼻甲为主，鼻腔分泌物增多，用探针轻触下鼻甲表面，可出现凹陷，但移去探针后，表面凹陷处很快恢复原状。慢性肥厚性鼻炎病变主要是鼻黏膜下组织纤维化或增生，表现为持续性鼻塞，鼻甲肥大，表面凹凸不平，呈结节样或桑椹样，用探针轻触下鼻甲表面，不易出现凹陷，或虽有凹陷，表面凹陷不易立即复原。干老认为其病理机制为肺气虚弱，卫外不固，风寒或风热袭肺，停滞鼻间，使局部气血不和，结聚不通，或气虚不充，清阳不升，浊阴不降，使清窍蒙垢而蔽塞不通，或因气虚血行不畅，潴留局部，使鼻甲肥大，充盈满腔，通气不畅。治疗可分为肺气虚弱和气血瘀滞两型：

1. 肺气虚弱 平素易感冒，鼻炎反复发作，鼻塞呈交替性，活动后减轻，卧则在上鼻孔通畅、在下鼻孔阻塞，鼻黏膜色淡，鼻甲肥大，用麻黄素鼻甲收缩敏感，舌胖嫩，苔白腻。治宜益气通窍，选用温肺止流丹或补中益气汤。药如党参10g、白术6g、茯苓10g、山药10g、白芷6g、柴胡3g、辛夷10g、菖蒲3g、升麻3g。鼻涕量多色黄浊者，加桑白皮10g、薄荷6g；涕色白浊者，加细辛3g、荜澄茄10g。如急性发作者，治疗可参考急性鼻炎。

2. 气血瘀滞 鼻塞较甚，鼻甲肥大，色黯红，但对麻黄素收缩不敏感。治宜益气活血。方选通窍活血汤合四君子汤。药如党参10g、白术6g、桃仁10g、红花10g、川芎10g、赤芍6g、辛夷10g、路路通10g、升麻3g、甘草 3g。

病例 1

王某,女,38 岁。初诊:1991 年 10 月 21 日。

鼻塞常作,往往寒则作,温则缓,嗅觉接近消失,受寒则清涕滂沱,长期呈阻塞性鼻音,鼻塞严重时头痛,努力擤涕时耳中哄鸣及暂时性失听。

检查:鼻下甲稍感肥大,用收缩剂后未见异常。鼻咽部检查,未见异常。舌薄苔,脉细。

案解:肺怯金寒,清阳失举。检查则器质无恙。治疗应温肺升阳。

柴胡 3g	升麻 3g	黄芪 10g	防风 6g
白术 6g	细辛 3g	茯苓 10g	百合 10g
淫羊藿 10g	甘草 3g		

7 剂煎服

二诊:1991 年 10 月 30 日。鼻塞缓解,失嗅依然无佳兆。稍稍受凉幸无反应。阻塞性鼻音仍有,鼻涕清而难擤。

检查:鼻腔(-),舌薄苔,脉细。

案解:温肺升阳已有微效,但阻塞性鼻音一无改善。法宗原旨,小试疏导肺气之壅。

柴胡 3g	升麻 3g	细辛 3g	马兜铃 10g
黄芪 10g	白术 6g	防风 6g	淫羊藿 10g
陈皮 6g			

7 剂煎服

三诊:1991 年 11 月 8 日。药进 7 剂,毫无效益。鼻塞情况白天尚可,入夜紧塞,涕多而色白,紧塞之际擤尽潴涕,也可通些。

检查:鼻腔未见异常。舌薄苔,脉细。

案解:鼻窍阻塞,得暖或活动而缓解,其病在瘀;擤尽潴涕而通,其病在涕。今也病在后者。两用温肺泻肺,俱不理想,其在此乎!兹从制涕之酿成,清涕之潴积裁方。

桑白皮 10g	黄芩 3g	桔梗 6g	象贝母 10g
鱼腥草 10g	陈皮 6g	半夏 6g	鸭跖草 10g
路路通 10g	辛夷 6g		

7 剂煎服

四诊：1991 年 11 月 15 日。阻塞似乎改善（但仍有些阻塞性鼻音），但失嗅感无丝毫改善，涕量已减少，其质很清。

检查：鼻（−）。舌薄苔，脉细。

案解：肺怯生寒，阳和之气难转，则鼻寒；清阳不举，浊阴之气蒙窍，乃鼻聋。治以温肺升阳。至于制涕之减少，但肺温而清升，制涕法寄寓其中矣。

升麻 3g	柴胡 3g	桑白皮 10g	路路通 10g
菖蒲 3g	辛夷 6g	益母草 10g	淫羊藿 10g
荜茇 6g	红花 6g		

7 剂煎服

五诊：1991 年 12 月 3 日。药进 14 剂，客观上阻塞性鼻音明显改善，入暮还有些堵塞，对浓郁的气味偶然闻到。涕不太多，但难外擤。

检查：鼻腔未见异常。舌薄苔，脉细。

案解：温肺升阳，矢已中鹄，更以鼻音之改善，殊为可慰，诊得脉来细小而弱，则正气显然不充，欲知血以气行，益气亦间接行血。乘胜追击之方，再助以益气。至于仿通关散之外用药，再予续用。

黄芪 10g	党参 10g	升麻 3g	路路通 10g
柴胡 3g	菖蒲 3g	荜茇 6g	淫羊藿 10g
红花 6g	泽兰 6g		

7 剂煎服

细辛 6g，角针 6g，阿魏 3g。3 剂，水煎熏鼻窍。

六诊：1991 年 12 月 20 日。近来自觉鼻堵塞减轻一些，可以闻到一些香气。客观上阻塞性鼻音有所减轻，呼吸感到为吸气性困难。

检查：鼻腔（−）。舌薄苔，脉右沉细，左细。

案解：温肺升阳，仍然为主导，原方损益一二。

黄芪 10g	党参 10g	升麻 3g	紫河车 10g
柴胡 3g	菖蒲 3g	白术 6g	怀山药 10g
茯苓 10g	红花 6g	仙茅 6g	

7 剂煎服

角针 5g，蔓荆子 10g，细辛 6g。4 剂，水煎熏鼻窍。

《灵枢·本神》曰："肺气虚则鼻塞不利。"因肺主气而通于鼻，鼻为肺窍,肺气虚弱则不能宣发卫气输精于肌表,往往易于受邪;同时,脾气主升,若脾气受损,气不上达,鼻失温养,则寒湿邪浊易于结滞鼻窍而致鼻塞之患。因此,如果脾肺二脏之气虚弱,就会出现鼻塞不通,遇寒加剧,清涕滂沱,长期呈阻塞性鼻音,严重时头痛,鼻甲肥大等症状。

本案例患者初诊时寒象很明显,如寒则作,温则缓,受寒清涕滂沱等等,故干老采用温肺升阳一法。柴胡、升麻升举阳气;黄芪、白术、防风为玉屏风散,益气固表,因为肺为华盖之娇脏,风寒邪气外袭,必先犯肺,故宜固表护肺,以防外邪相兼夙疾而作;细辛解表散寒、温肺化饮,而又能宣通鼻窍;淫羊藿温补肾阳,益火之源以消阴翳;茯苓益气健脾,培土生金;百合养阴润肺,是取张介宾"善补阳者,必阴中求阳,使阳得阴助而生化无穷"。药进7剂,患者的症状有所改善,鼻塞缓解,稍稍受凉已可抵御,但因阻塞性鼻音仍无改善,故干老又在温肺升阳的基础上合用疏导肺气一法,加用马兜铃清肺降气,温阳行气。但是似乎收效甚微,干老认为,鼻窍阻塞,得暖或活动而缓解,其病在瘀;擤尽潴涕而通,其病在涕。故关键在于制其滂沱之涕,加用了桑白皮、路路通、鸭跖草、半夏、陈皮等清热化痰通窍之品。至第四诊,阻塞与涕量已有减轻,但失嗅感无改善,考虑其病机还是在于肺怯生寒,清阳不举,故仍以温肺升阳,阻塞性鼻音终于得到明显改善,过程稍有曲折,故更感欣慰。矢已中鹄,继续遵循温肺升阳的原则,并且合用了熏鼻之法,内外同治。

此例病案的诊次较多,干老在诊治的过程中也进行了一些探索,为我们的思路提供了较为有价值的参考。

病例2

施某,男,60岁。初诊:1989年10月31日。

今年暑假开始,即鼻塞不通,活动时即通,静止时即塞,多嚏,涕不多,头痛在前额或后脑游移而作,不通时即失嗅,咽部稍有干意,上午轻下午重,薄暮时最严重,遇冷加重。

检查:鼻下甲水肿,收缩尚可,中隔弯曲肥厚,鼻中隔两侧崤突,舌薄苔,脉平。

案解:肺失温养,鼻甲留瘀,至于中隔肥厚偏曲,多少也有作伥助纣之嫌,先取温调肺气,通窍化瘀。

桂枝 3g	白芍 6g	红花 6g	生姜 2 片
桃仁 10g	当归尾 10g	赤芍 6g	淫羊藿 10g
益母草 10g	甘草 3g	菖蒲 3g	

7 剂煎服

二诊:1989 年 11 月 17 日。药进 14 剂,通气稍稍减轻一些,但一遇凉气即塞,鼻痒作嚏,还是涕不甚多,鼻中有干涩感。

检查:右鼻腔少液,右下甲有一出血点,舌薄黄苔,脉细。

案解:肺冷金寒,十分明显,但同时鼻干而有出血点,温药似难投服,温既不能,凉更不可,只能取活血通瘀,此则轻舟过峡,左右逢源矣。

当归尾 10g	赤芍 6g	乳香 3g	没药 3g
泽兰 6g	菖蒲 3g	桃仁 10g	路路通 10g
淫羊藿 10g	芦根 30g		

7 剂煎服

本例病案反映在复杂证候中的辨证思维。初诊患者表现为鼻甲肿大,鼻塞不通,遇冷加重,应属血瘀、虚寒之证,故治以温调肺气,通窍化瘀。方中桂枝、生姜温通阳气,气行则血行;赤芍、红花、桃仁、益母草共奏活血化瘀之功;当归尾活血又养血,使得攻伐而不伤正;血液得温则行,遇寒则凝,故加淫羊藿温阳以化瘀;菖蒲芳香行气通窍。二诊时症状稍有改善,但是又发现鼻腔出血,又恐内蕴血热。干老对此的分析是:"肺冷金寒,十分明显,但同时鼻干而有出血点,温药似难投服,温既不能,凉更不可,温阳恐助出血之势,凉血又怕凝滞之弊,只能取活血通瘀,好比轻舟过峡,左右逢源,如履薄冰而又可保无虞。"鼻为血脉多聚之处,乃多气多血之窍。若邪毒袭滞,最易壅遏脉络,瘀滞气血而发为鼻室之患。而瘀又有寒瘀、热瘀之不同,寒瘀者,涕痰色白,与寒冷则症状加重;热瘀者,涕痰色黄,口咽干燥,苔黄。故治疗时应该根据寒热之不同作出相应的加减,如寒瘀者宜加用温通散寒之品,热瘀者宜加用清热活血的药物。干老曾云:本病的治疗全在活血化瘀。因为慢性鼻炎病变区在鼻甲,尤其以下甲为重,外有黏膜,内部软组织疏松如海绵,故称海绵体,充血即大,血散即小,郁血则长期肥大,郁久成瘀。古代由于缺乏器械检查,故历代文献中仅论述了寒、热、阴、阳等病因,这些其实只是造成瘀血瘀滞的原因,主要还是治"瘀"。

病例 3

蔡某,男,49岁。初诊:1991年11月5日。

鼻病30余年,当时诊断为鼻炎、鼻窦炎。近来多病,以受凉而感冒。上月浴后即痰涕奇多,色黄而稠,擤咯不净。头痛难受。鼻塞只能乞灵于麻黄素滴鼻液。暂时性失嗅。耳憋气而痛。心慌、胸闷、作痛沁及背部。咽部自觉有炎症样不适。睡眠差。

检查:咽后壁黏膜大部分萎缩,少液。两鼻甲肥大,右轻左重。舌后半部厚腻黄苔,脉平。

案解:痰涕同源,盖是败津腐液,传统理论认为"火为痰之本、痰为火之标",正指此而言。只当清火以治本,化痰以治标。

生地 10g	木通 3g	川黄连 3g	天竺黄 6g
白茅根 10g	杏仁 10g	竹叶 10g	鱼腥草 10g
辛夷 10g	象贝母 10g		

7剂煎服

二诊:1991年11月26日。药进14剂,鼻塞得通,黄涕也少,其他诸症也同步缓解,但上周又似受凉,诸症次第卷土重来,两足冷汗而感凉。

检查:鼻同上诊,咽同上诊。舌薄苔滑腻,脉平。

案解:上证标证标治,效益虽佳而实难言愈。本证何在?卫气失藩篱之责而中土无后盾之权。应取固卫补本,但刻下苔腻而厚,扶正药焉敢沾唇,只能再扫浮邪。

桑叶 10g	薄荷 5g	天竺黄 6g	陈皮 6g
法半夏 6g	藿香 10g	板蓝根 10g	佩兰 10g
桔梗 6g	甘草 3g		

7剂煎服

三诊:1991年12月3日。又进7剂,无明显反应。鼻部牵制感如抓的感觉,两下肢冷而多汗。纳食不馨,强灌亦能接受,口干头昏,大便干结,危坐而寒凉不温,容易感冒,鼻塞耳憋气,胸闷。

检查:舌苔厚腻滑润,脉有涩意。

案解:湿浊充斥中州,焉能强治五官之痰。犹如西子蒙不洁,安能强加粉黛。

厚朴花 3g	陈皮 6g	苍术 6g	藿香 10g

| 佩兰 10g | 枳壳 6g | 甘草 3g | 小麦 12g |
| 焦米仁 10g | 大枣 7 枚 | | |

7 剂煎服

本案例患者初诊时症状颇多,鼻塞、痰涕量多,同时伴有耳憋气、胸闷、心慌、咽部不适等症状。杂乱无章,有无从下手之感,干老认为,怪病多从痰治,辨证认为是痰火作祟,治法清火化痰,方取导赤散清心火治本,辅以天竺黄、象贝等药化痰治标,获效满意。二诊时,湿浊较盛,本欲取固卫补脾土而化湿,然近来又罹外感,考虑浮邪未去,恐盲目补之而留寇。故采用疏散外邪同时祛痰化湿。三诊时,患者进药效微,辨证可见湿浊内盛之势明显,干老果断采用化湿健脾治法。整个诊疗期间,可以看出患者除鼻塞、痰涕多的主要症状外,同时夹杂很多其他症状;而且在用药也有疗效不明显的阶段。这时干老通过详查体、细辨证,抽丝剥茧,往往能抓住主要矛盾,迅速制定出治则方案,并用西施不洁,岂能用强加粉黛来遮掩作比喻,强调五官之痰,根在中州湿浊为患,必须治其根本,取厚朴花、陈皮、苍术、藿香、佩兰、枳壳、焦米仁等芳香化湿,理气化痰。

病例 4

刘某,男,14 岁。1991 年 10 月 31 日初诊。

鼻塞不通,两侧交替而作。运动及得暖后可缓解,涕不多。病愈 2 年,一直乞灵于麻黄素滴鼻液。两耳有时憋气。

检查:鼻左下甲正常,右侧肥大,舌薄苔,脉平。

案解:鼻甲运行之血,正以肺寒而泣,泣则滞,滞则瘀,瘀则肥大,肥大而塞。治以温通。

桂枝 3g	白芍 6g	红花 6g	淫羊藿 10g
桃仁 10g	当归尾 10g	赤芍 6g	路路通 10g
菖蒲 3g			

5 剂煎服

二诊:1991 年 11 月 19 日。通气改善一些,但难通畅,进药后未用过麻黄素滴鼻液。耳中憋气消失。

检查:鼻甲接近正常。舌薄苔,脉平。

案解:时逾两旬,药仅 10 剂,殊感一曝十寒之叹,其有效而未能明显者,责在此欤。再踪原法。

桂枝 3g	益母草 10g	红花 6g	桃仁 10g
当归尾 10g	路路通 10g	升麻 3g	菖蒲 3g
荜茇 6g	甘草 3g		

7剂煎服

本案患者初诊时阴阳相争,阳气偏盛时则症状轻,阴气偏盛时则症状重,故鼻塞呈交替性,运动及得暖后可缓解;血属阴而气属阳,由于肺有寒邪,壅阻脉络,阳气不得运行而温煦,血液不得温煦而凝滞,伏寒而致气滞血瘀,则鼻甲右侧可见肥大。初诊资料显示患者为寒邪阻肺证,故干老从温阳活血通窍论治,以半张当归芍药汤合桂枝汤加味。方中桂枝辛散温通,具有温通经脉,助阳化气之效;淫羊藿温补元阳,辛温散寒,意在"益火之源以消阴翳";白芍养血敛阴,和血调营,防阳盛损阴,桂枝配白芍,又能调和营卫;桃仁、红花、赤芍活血化瘀,消散瘀滞;当归尾养血和血以防散瘀太过;路路通通经散瘀,菖蒲开窍醒神,二味为通窍引经之药。

二诊时患者通气改善,但难通物,且憋气消失,鼻甲接近正常。寒证瘀证俱有减轻,可在原法上继续加减。仍用桂枝温通经脉;红花、桃仁、当归尾、益母草活血化瘀,路路通散瘀通窍;升麻解表散寒;荜茇温中散寒;增加辛散通络之效,减轻鼻塞难通之症。

在二诊的医案里,由于患者2个月之内仅服药10剂,干老故有"一曝十寒"之叹。"一曝十寒"出自《孟子·告子上》:"虽有天下易生之物也,一日暴之("暴"通"曝"),十日寒之,未有能生者也。"比喻做事没有恒心,不能坚持到底。遇到这样的患者,再高明的医生有时也有黔驴技穷之叹,有回春之术也只能望洋兴叹。

病例 5

浦某,男,16岁。初诊:1992年1月23日。

鼻塞不通已1年余,两侧交替而作,四季皆然,运动及遇暖可以缓解一些。涕量较多,始清现稠,有黄意,偶有耳朵憋气。近来乞灵于麻黄素滴鼻液。

检查:两下甲肥大,稍有分泌物。舌薄苔,脉平。

案解:微循失畅,鼻甲留瘀。取通窍活血汤,佐以升阳。

红花 6g	桃仁 10g	当归尾 10g	益母草 10g
赤芍 6g	菖蒲 3g	乳香 3g	路路通 10g
升麻 3g	落得打 10g	鱼腥草 10g	

7 剂煎服

二诊:1992 年 2 月 11 日。药进 14 剂,涕量明显减少,通气则进药即通,失药即作。麻黄素滴鼻液已不用。

检查:两下甲肥大,黏膜轻度充血。舌薄苔,脉平。

案解:久病涕多鼻塞,今也前者已少,但不得苛求,否则矫枉过正矣。后者得药即通,辍药即作,证明药已生效,第未巩固耳。刻下裁方,单纯化瘀而利微循环,同时黏膜充血,摈弃温通。

当归尾 10g	落得打 10g	赤芍 6g	泽兰 6g
桃仁 10g	路路通 10g	菖蒲 3g	没药 3g
辛夷 6g	五灵脂 6g		

7 剂煎服

本案例是典型的慢性肥厚性鼻炎,鼻塞不通,交替而作,遇热则缓,长期使用麻黄素滴鼻液收缩鼻甲以求通气。初诊时涕量较多,耳内憋气,取通窍活血汤活血通窍,升麻升阳通窍。二诊时,涕量已少,鼻窍得药即通,但考虑鼻甲充血,故单纯化瘀,摈弃温通。本案全程以活血化瘀通窍为原则,在辨黏膜色泽时,随诊变化,细微之中,可见大略。

病例 6

夏某,男,45 岁。1997 年 2 月 9 日诊。

恙起 10 年之久,缘于感冒之后,鼻塞不通,初为阵发性,未予认真治疗,转为持续性鼻塞。刻下鼻塞严重,失嗅,涕擤不出,头胀痛,阻塞性鼻音十分严重。

检查:双下甲充盈满腔,色泽黯红,收缩尚敏感。舌薄苔,脉平。

案解:瘀留鼻甲,清窍不通,鼻塞头痛,治以攻坚破瘀。

三棱 10g	莪术 10g	红花 6g	桃仁 10g
当归尾 10g	没药 3g	乳香 3g	辛夷 6g
细辛 10g	白芷 6g		

7 剂煎服

本例病历 10 年之久,久病属瘀,鼻甲肥大,充盈鼻腔,幸而活动后收缩良好,故用攻坚破瘀之法,以冀瘀肿能消。三棱、莪术、红花、桃仁、当归尾、没药、乳香均为活血化瘀之良药,细辛、辛夷、白芷通利鼻窍。

病例7

蒋某,女,38 岁。初诊:1992 年 1 月 14 日。

向有肥大性鼻炎,续发鼻窦炎,最早者在 10 年前发现,去年 11 月急性发作,从此即难以告痊。刻下主症:涕多在晨起之际,色白而黏,大多逆吸而从鼻咽腔排出,痰量较多,黏糊成块,而难以水溶,头痛在前额。以上诸症一遇冷气、寒风、疲劳即加重。一贯容易感冒,近来更明显,全身怕冷,睡眠不佳往往因多涕鼻塞而致。咳以支气管炎而致,咽干求饮不解,喜温。有类风湿关节炎。

检查:鼻黏膜轻度充血,咽黏膜轻度充血。舌薄黄腻苔,脉细小而弱。

案解:脾气、卫气一贯暗怯于中,痰也浊也,两者借机而作。理应扶正,健脾固卫,但以痰浊困留,不能不先除其障碍。

太子参 10g	白术 6g	茯苓 10g	陈皮 6g
鸭跖草 10g	半夏 6g	辛夷 10g	菖蒲 3g
苍耳子 10g	白芷 6g		

7 剂煎服

二诊:1992 年 1 月 24 日。药进 9 剂(因以临经停药 3 天),涕量减少,一度稠浓刻又清稀。排涕之道,过去以逆吸而出,现能从鼻腔擤出,痰亦不多,咳嗽已轻,咽干已润。刻下以鼻塞为重点。

检查:鼻黏膜充血(红艳型),左轻右重,下甲肥大,咽(–)。舌薄苔后半黄腻滑润,脉细而有力。

案解:初诊构思,拟先治标以除痰涕,踵进健脾、固卫,但病情如军情,事难固定安排。今也黏膜红艳,脉来劲而有力,一改健脾制痰为清火化痰,盖痰为火之标,火为痰之本也。当然药后殿之以培土,也在意料之中。

黄芩 3g	天竺黄 6g	竹叶 10g	白茅根 10g
芦根 30g	象贝母 10g	天花粉 10g	杏仁 10g
菖蒲 3g	桑白皮 10g		

7 剂煎服

三诊:1992年2月11日。通气改善一些,唯在凌晨时有些堵塞,涕量少些,晨起之涕呈黄色夹有血丝。临经时头痛,伴以清涕滂沱,近来多处关节疼痛。

检查:两下甲肥大、充血,前端粗糙。舌薄黄苔,脉细。

案解:痰气之患已除,脾虚已衰仍难置之首位。良以立春木旺生火,今日裁方清肺。

桑白皮 10g	马兜铃 6g	黄芩 3g	丹皮 10g
鱼腥草 10g	生山栀 10g	菖蒲 3g	赤芍 6g
茜草根 10g	芦根 10g		

7剂煎服

四诊:1992年2月25日。涕量减少,接近正常,血丝已没有,通气基本上通畅,引以为满意者。者番经临头痛减轻,为昔者所未有。但接触到香烟味、异气即有反应。

检查:鼻黏膜充血(红艳型),左下甲肥大前端有些破碎。舌薄苔黄染,脉细。

案解:诸恙次第告失,至于难适应于香烟异气者,良以坤德失其厚载之故,应取六君子汤应付。但以黏膜红如飞丹,内蕴之热邪尚在,又非清化不可。

黄芩 3g	山栀 10g	桑白皮 10g	桑叶 6g
菊花 10g	苏子 10g	马兜铃 10g	菖蒲 3g
天竺黄 6g	路路通 10g		

7剂煎服

五诊:1992年3月6日。涕量已正常,仍然未见鼻血,通气也基本上已畅,难得有时一塞。右眼上眶有疼痛,严重时可以妨碍睡眠。对一般烟气异味也已稍能忍耐一些。

检查:鼻黏膜充血已轻,左下甲肥大。舌薄苔映黄,脉细。

案解:诸恙次第告失,扶正是其时矣。唯黏膜尚透残红,鼻甲尚嫌较大。苔亦映黄,故而稍参清热,估计不必再诊。

升麻 3g	柴胡 3g	党参 10g	白术 6g
茯苓 10g	山药 10g	金银花 10g	桑白皮 10g
菖蒲 3g	白扁豆 10g		

7剂煎服

六诊:1992年5月5日。近辍药两月,已愈诸症又渐重来。在此期间,又有两度感冒,幸程度比过去为轻。刻下鼻塞又作,活动即缓解,涕难外擤。一度止息的眉心钝痛又作,程度较轻。睡眠较差。

检查:鼻黏膜充血、肥大。舌薄黄苔,脉细。

案解:顽症愈而未能巩固,以致余烬再燃。治法一宗曩昔。

升麻3g	葛根6g	苍耳子10g	辛夷6g
白芷6g	薄荷6g	鱼腥草10g	芦根30g
桑白皮10g			

7剂煎服

本案例从初诊至五诊,时历近3个月之久,初诊时鼻塞等诸症一遇冷气、寒风、疲劳即加重。容易感冒,全身怕冷,并患有支气管炎、类风湿关节炎,一派气虚之象,当从补气扶正入手,但苔薄黄腻,痰浊困留,故以六君子汤加减,健脾化痰。二诊虽诸症俱减,但黏膜红艳,提示蕴热于内,火为痰之本,化痰治法不变,易为清火化痰,经二、三、四诊清肺化痰治疗,诸恙次第告失,再归益气扶正之正道,虽两月之后因感冒诸症又重来,但程度已大为减轻。干老在本案中注重症状与体征的相互参考,并考虑季节变化对疾病的影响,扶正祛邪孰轻孰重,把握确当。

慢性肥厚性鼻炎是区别于慢性单纯性鼻炎而言,其症状较慢性单纯性鼻炎有所加重,主要检查要点为鼻甲肥大,从而引发鼻塞、嗅觉减退、耳鸣、听力下降等症状。干老认为本病的病因病机主要为气虚清阳不升,清窍瘀塞不通。气虚脾不化湿,痰浊内蕴,凝结于鼻,则鼻甲肿胀,阻塞不通;或气虚帅血无权,血行不畅,致鼻甲瘀血,肥厚硬肿,瘀滞不散,阻塞鼻腔。故治疗大法主要是益气升清,活血化瘀,通利鼻窍。

病例8

洪某,男,13岁。初诊:1997年5月11日。

病历数月,鼻塞不通,鼻涕黄浊,头痛时作,晨起明显,夜寐张口呼吸,鼾声不止,双耳闭气,听力下降,大便偏干。

检查:双下甲稍大,鼻道有较多黄绿色分泌物。扁桃体肥大(右Ⅰ度,左Ⅱ度),舌薄苔,脉细。

案解:诸窍不通,鼻塞、耳闭、齆声俱来,宣肺通窍为先。

桑白皮 10g	桑叶 10g	白芷 6g	辛夷 6g
鱼腥草 10g	苍耳子 6g	菊花 10g	黄芩 5g
大贝母 10g	川芎 6g		

7 剂煎服

二诊:1997 年 5 月 20 日。进药未辍,涕量已少,黄色较淡,头痛消失,容易感冒。双耳仍然憋气。

检查:鼻腔(–),扁桃体肥大(右Ⅰ度,左Ⅱ度)。舌薄苔,脉细。

案解:鼻病,腺病,卫气内怯,病出三祟,刻下鼻病已呈愈象,正虚正得调理,腺体之肿,尚无改善之征,者番裁方,以治鼻固已为主。腺体之肿,只能有待于手术。

党参 10g	白术 6g	茯苓 10g	山药 10g
辛夷 6g	白芷 6g	苍耳子 10g	芦根 30g
鱼腥草 10g	金沸草 10g		

7 剂煎服

三诊:1997 年 6 月 3 日。4 周治后,涕量日少,色亦淡化。唯递来匝旬,无明显诱发原因下,涕量反跳剧升,涕色返黄。耳有憋气。

检查:鼻腔诸分泌物很多。扁桃体肥大(右Ⅰ度,左Ⅱ度)。舌薄苔,脉平。

案解:多涕色黄,经治得减。良以感系初临,离火如发热逼肺系而然。取药当弃补从清。

黄芩 3g	山栀 10g	柴胡 3g	龙胆草 3g
菊花 10g	桑叶 6g	苍耳子 10g	白芷 6g
辛夷 6g	芦根 30g		

7 剂煎服

四诊:1997 年 6 月 17 日。涕量减少,黄而转清,耳中憋气残存无几,伴以轻度咳嗽,痰不多,口有干感。

检查:鼻腔潴液已少,扁桃体肥大(右Ⅰ度,左Ⅱ度),舌薄苔,脉平。

案解:浮邪蕴热,一泄而清,治疗常规,再取扶正巩固,清除乳蛾,内服药作用欠佳,唯尚能加以抑止而已。

党参 10g	黄芪 10g	白术 6g	防风 10g

陈皮 6g　　　　法半夏 6g　　　　昆布 10g　　　　海藻 6g

苍耳子 10g

7 剂煎服

本例患儿慢性鼻炎与慢性扁桃体炎兼而有之。耳、鼻、咽喉,相伴相邻,一病俱病。初诊时以标证突出,鼻塞浊涕,耳闭耳闷,喉核肿大,大便干结。治疗以清法泻法为主,主在治肺。二诊诸症缓解,本虚显露,治以补虚为主,主在肺脾。三诊、四诊几乎是首诊、二诊的重复翻版,治疗几乎雷同。

五、干燥性鼻炎

干燥性鼻炎主要表现为鼻腔内有干燥、烟熏样不舒,灼痒及异物感,分泌物减少,质黏稠,患者常挖鼻、摒鼻,并常引起鼻腔出血。检查见鼻黏膜干燥充血,有少量黏稠分泌物或痂皮潴留,黏膜很脆弱,易出血,多位于鼻腔前 1/3 处,鼻黏膜和鼻甲无明显萎缩,嗅觉正常。干老指出:外来燥气,侵袭肺窍,或过食辛辣,耗伤阴津;或素体气血不足,均可使清窍失养,干燥不舒。干老认为:本病的治疗原则为生津润燥。

1. 肺燥津亏　鼻腔干燥,灼痒,黏膜潮红,或有出血,口干思饮。治宜益肺生津润燥。方选清燥救肺汤,药如桑叶 10g、麦冬 10g、沙参 10g、太子参 10g、石膏 20g、桔梗 6g、甘草 3g。出血者,加桑白皮 10g、黄芩 5g。

2. 阴虚夹热　见鼻腔黏膜干燥粗糙、充血,甚至有溃疡,时有衄血,涕少而黄浊,鼻内灼痒,有干痂附丽,口干思饮,舌红苔黄,治宜养阴清热。方选甘露饮,药如茵陈 10g、桑白皮 10g、黄芩 5g、麦冬 10g、沙参 10g、茅根 10g、芦根 30g、甘草 3g。

3. 气血不足　病程较长,鼻腔黏膜干燥,无分泌物,或有菲薄痂皮,伴以气虚乏力,食欲不振,舌淡,脉细。治宜培土生津。方选参苓白术散,药如党参 10g、白术 10g、山药 10g、白扁豆 10g、玄参 10g、麦冬 10g、玉竹 10g、石斛 10g、桔梗 6g、甘草 3g,亦可加入升麻、葛根等升清之品。鼻腔干燥者,可常用生地 10g、玄参 10g、麦冬 10g,代茶频饮,既方便又有效。

病例 1

杨某,女,55 岁。初诊:1996 年 3 月 12 日。

鼻塞不通,交替而作 3 个月,涕中夹有血丝者 1 个月,逆吸之涕更多。塞也在温暖之处及活动即轻,寒凉及静止即重,对轻微的刺激很敏感。鼻腔干燥,头痛伴以沉重,俯首更甚,有时咽头干燥。

检查:鼻腔干燥,鼻咽部未见明显病变。舌薄苔,脉细。

案解:长期便稀畏寒,当然坤德薄于厚载。近来涕血出现,兼有干燥,显然热蛰肺金,"本"宜培土,"标"应泻金,两极剧端之药,焉能同舟言济,只能透迤于两病之间取药。

太子参 10g	白术 10g	茯苓 10g	山药 10g
白扁豆 10g	黄芩炭 3g	赤芍 10g	墨旱莲 10g
桑白皮 10g	藕节炭 2 个		

7 剂煎服

二诊:1996 年 3 月 19 日。鼻塞不通,交替而无变化,涕中夹血丝仅仅减少,鼻腔干燥,头痛沉重不舒。

检查:鼻腔干燥,少分泌物。鼻咽腔顶部偏左,有一大片黏膜粗糙,右侧也有一些粗糙感。舌薄苔,脉细。

案解:考虑病处颅颞,诸症暂从缓图。

桑白皮 10g	黄芩炭 3g	丹皮 6g	赤芍 10g
石上柏 10g	地榆炭 10g	半枝莲 10g	七叶一枝花 10g
藕节炭 2 个			

7 剂煎服

三诊:1996 年 4 月 2 日。涕血 1 周未见,但昨天开始出现锈涕,内夹少许血丝。大便稀薄,日圊两三次。鼻中干燥异常,通气不畅,伴以重浊臭气(客观)。头痛,俯首更甚,鼻腔有痂皮。活检:淋巴滤泡增生。

检查:鼻腔干燥,中隔黏膜粗糙。舌薄苔,脉细。

案解:肺燥金枯,鼻槁而兼臭气。治当清金益肺。但相为表里之肠,则长期便溏,焉能任意取用。只能宗李氏脾土立论,取培土生金一法,才能化矛盾为同途。

党参 10g	白术 10g	茯苓 10g	山药 10g
百合 10g	石斛 10g	乌梅 10g	麦冬 10g
山栀 10g	甘草 3g		

7 剂煎服

四诊:1996年4月16日。又进14剂。鼻中干燥仍然,通气改善许多,涕量少而转稀薄一些。4天前见过一次锈涕。嗅觉反形过敏。俯位头痛还有一些,大便有趋向正常迹象。偶然有狂嚏而清涕滂沱。失眠严重,乞灵于安眠之剂,时在更年,两乳小叶增生。左肋下有隐痛不舒。

检查:鼻腔干燥,稍有润意。舌薄苔,脉细。

案解:遍身皆疮痍。全身俱病,事难一一应付。但以辨证而言,可用叶天士"木侮土"三字可以总结。仍取原方,稍参和肝。

柴胡 3g	白芍 10g	枸杞子 10g	菊花 10g
党参 10g	白术 10g	茯苓 10g	山药 10g
白扁豆 10g	乌梅 10g		

7剂煎服

本案为明显的干燥性鼻炎。患者鼻腔、口腔作干,涕中夹血,咽喉壁干枯,种种迹象透出一个"干"字,为标证;鼻塞在温暖之处及活动即轻,寒凉及静止即重,长期便稀畏寒,又突出一个"寒"字,为本证。"本"宜培土,"标"应泻金,干老见微知著,以常达变,从中读出了脾虚的病机,所谓坤德薄于厚载。近来涕血出现,兼有干燥,显然热蛰肺金,脾弱于生化精微之权,由脾失统血、血失摄纳亦可导致鼻血外溢;大便长期稀薄,脾失健运所致。所以,病之根本在于"脾虚",治宗李东垣手法,方取参苓白术散加减,方中党参、白术、白扁豆、山药益气健脾;茯苓渗湿健脾;枸杞子、乌梅性酸敛血;甘草调和诸药,且酸收配甘缓有"酸甘化阴"之妙。因时在更年,两乳小叶增生,左肋下有隐痛不舒。四诊时用柴胡、白芍亦有柔肝之功效。

病例2

孙某,男,24岁。初诊:1991年8月2日。

鼻塞4年,四季皆然,运动后或劳动可以缓解一些,少涕液,嗅力迟钝,两鬓作胀,头脑昏沉,咽干喜饮,发音失泽。

检查:鼻腔正常,呼吸通畅(但本人谓鼻塞不通),黏膜干燥无液。舌薄苔,脉平。

案解:病苦于堵塞,检查正常,显然病灶所在"用"而不在"体"。考肺恶燥,燥气一凌,鼻为之干,干则关机无润,以无液而幻感易生,如堵塞、异物附着等等。燥则欲治以润,大补阴丸合增液汤。

川黄柏 3g	知母 10g	生地 10g	熟地 10g
沙参 10g	麦冬 10g	芦根 30g	玉竹 10g
百合 10g	柿霜 10g	天花粉 10g	

7 剂煎服

二诊:1991 年 9 月 3 日。时逾 1 个月,药进 14 剂,通气已通畅一些,嗅觉也似乎提高。

检查:鼻黏膜仍偏于干燥。舌薄白苔,脉平。

案解:病由燥致,燥去则病亦去,绝无深奥之意。再予养津润燥,以扫残邪。

生地 10g	知母 10g	川黄柏 3g	熟地 10g
麦冬 10g	玉竹 10g	芦根 30g	沙参 10g
天花粉 10g	生石膏 30g		

7 剂煎服

本病属于鼻干及鼻燥范畴,由于燥气伤肺,耗伤津液,鼻窍失润,肺失清肃,则出现一系列"干"之症状。虽检查鼻腔正常,呼吸通畅,但患者本人谓不通,由此可见在临床上要注重患者的主诉和症状,不可单单凭检查定论。干则关机无润,以无液而幻感易生。所以病之根本仍为"燥",燥则欲治以润,遵循养阴润燥法,使用大补阴丸或增液汤或沙参麦冬汤,病由燥致,则以润养,如此即邪可去,病可愈。方中黄柏、知母、熟地取大补阴丸意,填补肾阴,补真水之脏,壮水之主以治燥;沙参、麦冬、玉竹、天花粉、百合取沙参麦冬汤意,轻养肺阴,润燥柔鼻;因燥气伤阴,水亏火旺,火为阳邪,其性炎上,火与燥结,更戕阴分,故加芦根、柿霜清热泻火。二诊时患者通气情况及嗅觉灵敏度均有提高,只是检查发现鼻黏膜仍偏干,干老认为病由燥致,燥去则病亦去,绝无深奥之意。再予养津润燥,以扫残邪。

病例 3

赵某,男。初诊:2002 年 11 月 12 日。

病起 7 年前之秋,开始进行性鼻腔无任何影响下干燥不适。清涕可干结成痂皮或块状。从此经常发作,加压即止。曾做过中隔"S"型完全矫形术,术后良好。但对干燥无变化。近来在干燥严重时即干痛,尤以午夜前多见与明显。通气正常,嗅觉未发现异常,亦无异种气味闻到(包括主观的与客观的)。睡眠、饮食、二便俱正常。

检查:鼻腔所见,两下甲黏膜粗糙、少液,更以中隔两侧为严重。咽后壁呈轻度慢性咽炎见症(追问自述,偶有黏痰附丽于喉壁上,难以外咯),舌苔薄,脉平。

案解:肺燥而金不枯(脉象右寸有力),则其燥从何而来?肺火内燃也。证属单纯,治亦轻捷,清其肺火足矣。当然稍参养金之品,亦非游墨闲笔。正以咽炎亦属燥证,不必再行兼顾。

桑白皮 10g	黄芩 6g	赤芍 6g	生地 10g
沙参 10g	玄参 10g	百合 10g	知母 10g
川柏 3g			

7 剂煎服

外用:黄连膏,擦鼻腔,每日一两次。

二诊:2002 年 11 月 17 日诊。第一次据来函悬撰方,来函简述"感觉到的迹象是:早上醒来较之服药前,鼻腔内分泌的稠黏的白色鼻涕,似乎比前少了。"如其"肺燥而金枯"者,决不因只有此一点小小成绩,疗效虽小,但已十分满意了。

案解:兹得只字消息,方取清肺养金一法,其效来矣。虽非面诊,但亦知梗概,虽然改善不多,但在这种顽固慢症而获得,已属难能可贵矣。总之千里足下,求症必得,但决非旦夕之功也。原方加柿霜 10g。再进 20 剂,再联系。

外用药,用白凡士林或石蜡,常使鼻腔滋润不干。烟酒辣三者严禁。

三诊:2003 年 2 月 27 日。第二次悬撰方,诊断明确,治法中器质之萎缩,难以回来,功能之干燥有法求润。唯该病慢性病中属于顽症,绝非数十剂水药可以覆杯。为服药方便计,由水剂改成膏剂,药用原方,不必轻率增损。至于疗效,唯冀两事:一为无干燥而得滋润,二为极力阻止成为严重型干燥性鼻炎。

生地 100g	熟地 150g	桑白皮 100g	黄芩 30g
赤芍 60g	沙参 100g	太子参 100g	麦冬 100g
百合 100g	柿霜 100g	知母 100g	川柏 30g

上药水浸 24 小时,浓煎 3 次,取汁,加鳖甲膏(可能缺)即用阿胶 60g(如喜甜食者,再加冰糖 25g)收膏,每日晨昏 2 次,取 1 匙开水服(约 15~

20天),外用蜂蜜擦鼻腔,一干即擦,戴口罩,夏天戴湿口罩。

四诊:2003年7月13日,悬撰方。干燥性鼻炎,诊断无讹,轻症慢性咽炎,谅更正确,取用清养金润肺之法,疗效证明准确。理应效方不更,但时临盛夏,加之多雨阴霉,更虑湿浊困重,不得不注意过分求补,忘却淡溶清化。

生地 10g	熟地 10g	知母 10g	龟甲 10g
黄芩 10g	乌梅 10g	川柏 10g	藿香 10g
佩兰 10g	六一散^包30g		

7剂煎服

五诊:2003年9月15日。咨询,悬撰,幸而得中,疗效已见。鼻腔奇干,薄得一润。疼痛缓解,至于池鱼之殃之咽炎,变化不大。刻下主症,初方之效特佳,复方之剂,已有漠然之感。

检查:左腔中甲消失,下甲萎缩,腔中干净,并无枯槁现象(与过去想象的干枯旷空完全不同),中隔后端有增生现象,右腔基本正常。咽后壁小血管扩张网布,暴露殷红,波及软腭帆。舌苔薄,脉平。

案解:悬撰阶段之病,与刻下面诊之病,判若两人,全无类同之处,前方作用若此神奇,难以使人信服,盖刻下之症,已无燥证可言,仅仅肺经郁热而难以向外透邪而已,取法清金凉肺一法。

桑白皮 10g	黄芩 3g	生地 10g	玄参 10g
金银花 10g	蚤休 10g	知母 10g	川柏 3g
荆芥炭 6g	自加生梨皮(洗净)1只		

7剂煎服

本案患者是典型的干燥性鼻炎,种种症状皆符合干燥性鼻炎诊断,但虽肺燥而金不枯,其燥并非外来邪气侵袭,而是肺火内燃。证属单纯,治亦轻捷,干老取清肺火、养肺阴。方中桑白皮、黄芩清肺泻热;生地、赤芍清热凉血;黄柏、知母填补肾阴,孕育先天;沙参、百合养阴润肺;玄参凉血滋阴,清热利咽。二诊情况已有改善,效来颇速。三诊由于患者本人未曾面见,所以远程治病,为了减轻患者"天天烧丹灶,日日伴药铛"的负担,改汤剂为膏剂,大法不变。四诊由于见不到患者,仍取前法,只是考虑湿邪当令,酌加芳香化湿之品。五诊的出现是对二三四诊的否定,因为患者证候已易,证属热伏肺经而非燥气伤阴,这个教训证明了中医治病必须见人的正确性。方中桑白皮、黄芩清肺泻热;黄柏、知母填补真阴;金银花、玄参、蚤休清热利咽;生地清热凉血;梨皮甘寒润肺;荆芥炭疏散风热,有"火郁发之"之意,能将邪热透出肺经。

此案理法方药准确,故而疗效显著。特别是膏方的运用,给慢性病患者带来极大的方便,同时也使患者能坚持用药,是治愈疾病的基础。使用白凡士林和石蜡两者是因为其不被人体吸收,因此处是润肌表的,所以不希望吸收。现在临床已极少使用此法,可能只有少数老中医仍在运用,甚为可惜,希望我们也可以学习运用。干老在诊治此病的观察中,除了人体的整体辨证之外还注意到人体与自然的整体关系,当盛暑来临,天气多雨阴霾,考虑湿浊困重,对病情及治疗不利,故而在原有效治疗的基础上,配合淡渗清化之品以防困湿。

病例 4

来某,女,36 岁。初诊:1991 年 7 月 23 日。

鼻内干燥,鼻塞不通,右重左轻已 2 年。由感冒引起,冬重夏轻,堵塞时一加运动即可缓解。涕多色白,难擤而逆吸于鼻咽部下淋。晨起时咽干,常可引起泛恶呕吐。

检查:中隔右侧有嵴突,下甲肥大,用收缩剂后,见右侧轻度萎缩而后端空旷。舌薄苔,脉平。

案解:肺怯金枯,遇着寒冷则倍形严重,此乃肺为畏寒之脏故也,治当补肺益阴。

生地 10g	熟地 10g	玄参 10g	鱼腥草 10g
桔梗 6g	百合 10g	麦冬 10g	北沙参 10g
辛夷 6g	甘草 3g		

7 剂煎服

二诊:1991 年 9 月 10 日。药进 14 剂,通气微有畅感,涕量减少,泛恶消失。但辍药 1 个月后,所有诸症逐渐恢复到过去一样。新添鼻腔有酸感,有时多嚏。

检查:咽后壁淋巴滤泡增生,右鼻中甲肥大。舌薄苔,脉平偏细。

案解:药尚对症,方已获效,惜乎半途而废,坐视诸症之重来,其咎在人不在药。原方续进。

百合 10g	生地 10g	熟地 10g	鱼腥草 10g
玄参 10g	山药 10g	沙参 10g	麦冬 10g
辛夷 10g	甘草 3g		

7 剂煎服

三诊:1992 年 5 月 12 日。去年经治之,有所改善而无不适。近来半月又发作起来,主症鼻塞不通,涕多而难以擤出。浓涕带血。干燥延及咽喉,以鼻病严重右侧头痛,两耳憋气。

检查:此番诸症,殊符"胆热移脑"。治随证转,当取清肝泻胆一法。

龙胆草 3g	黄芩 3g	山栀 10g	鱼腥草 10g
夏枯草 10g	辛夷 6g	白芷 6g	鸭跖草 10g
苍耳子 10g	芦根 30g		

7 剂煎服

四诊:1992 年 5 月 19 日。涕量无明显减少,血已不见。咽干难润依然,口有苦味,失眠仍然严重,但精神一无怠意。

检查:两下甲肥大,黏膜充血。舌薄白苔,脉平。

案解:仅凭泻肝清胆孤军直入,而获效无几。良以痰浊充斥,者番重取三子。

白芥子 6g	莱菔子 10g	苏子 10g	白芷 6g
桑白皮 10g	马兜铃 10g	辛夷 6g	菖蒲 3g
甜葶苈 6g	路路通 10g		

7 剂煎服

本案患者检查可见鼻甲轻度萎缩,但有时鼻涕较多,尚不能诊为萎缩性鼻炎,姑且从干燥性鼻炎论治。初诊时资料显示的一系列症状皆由肺怯所致,病根为感冒引动,风寒袭表,肺失宣发肃降之能,金亏通调水道之职,遇到寒冷则加剧,出现鼻内干燥、鼻塞不通等症。咽通于胃腑,是饮食之道,为胃所系;喉连于气道,为气息之门,归肺所属,所以咽喉为呼吸之门户、水谷之道路,肺阴亏损则晨起会出现咽干,咽干又可引起泛恶呕吐。故干老选择补肺益阴之法,方从百合固金汤化裁。方中百合、麦冬、北沙参润肺滋阴;生地、玄参滋阴生津,清热利咽,加熟地滋阴养血;桔梗有引经药之意,宣肺祛痰,利咽排脓;鱼腥草消痈排脓;辛夷宣通鼻窍;甘草调和诸药。

二诊症状和初诊类似,新添酸感和多嚏,原方去宣肺开散之力强的桔梗,新增山药,兼补肺阴和肺气。

三诊症状有所改变,已由萎缩性鼻炎转变为鼻窦炎,鼻塞不通,涕多而难以擤出,涕浓带血,说明寒郁而化热,干燥延及咽喉,以鼻部严重右侧头痛,两耳憋气,都符合"胆热移脑",《素问·气厥论》说:"胆移热于脑,则辛頞鼻渊。鼻渊者,浊涕下不止也,传为衄蔑瞑目,故得之气厥也。"则需要改变治疗方法,当取清肝泻胆一法。方中龙胆草清泻肝胆之火,黄芩、山栀、夏枯草、鸭跖草、芦根清热泻火;鱼腥草消痈排脓;辛夷、白芷、苍耳子取苍耳子散之意,宣通鼻窍,止渊除涕,共取清泻肝胆火和开通鼻窍之效。

四诊有所改善,但见咽干、口苦、失眠等痰浊充斥之象,精神无怠意则为痰浊未蒙清窍,所以改为清肺化痰。方中重用白芥子、莱菔子、苏子化痰,再用白芷、辛夷通鼻窍,桑白皮、甜葶苈合用泻肺逐饮,马兜铃可清肺化痰,菖蒲可开窍醒神和宁神益智,一举两得,路路通则取其通利之意。

病例 5

吴某,男,60 岁。初诊:1993 年 7 月 23 日。

客岁初夏开始,鼻腔、口腔作干,之后鼻衄,舌尖作痛,而且舌背部渗血。大便稀薄已 1 年。

检查:鼻左下甲瘦削,中隔肥厚;右侧有大峤突 1 个,其下有一出血点。咽后壁污红,干枯。舌背未见异常,舌苔厚腻而糙,上覆灰苔,质红少津,脉平偏细。

案解:脾失健运,大便长期稀薄;脾弱于生化精微之权,当然口鼻常干而燥。燥甚则痛而灼矣。脾失统血,血失统摄而任意外溢矣。治宗李东垣手法。

党参 10g	白术 6g	茯苓 10g	白扁豆 10g
山药 10g	乌梅 10g	焦苡仁 10g	酸枣仁 10g
大枣 7 枚	甘草 3g		

7 剂煎服

本案患者鼻腔、口腔作干,鼻左下甲瘦削,咽喉壁干枯,舌红少津,舌苔糙,种种迹象透出一个"干"字,为明显的干燥性鼻炎。干老见微知著,以常达变,从中读出了脾虚的病机,脾弱于生化精微之权,故患者的出血症状比较突出,如鼻衄、舌尖作痛、舌背部渗血,由脾失统血、血失摄纳而任意外溢矣;大便长期稀薄,脾失健运所致。治宗李东垣手法,方取参苓白术散加减,方中党参、白术、白扁豆、山药益气健脾;茯苓、薏苡仁渗湿健脾;酸枣仁、乌梅性酸敛血;甘草、大枣调和诸药,且酸收配甘缓有"酸甘化阴"之妙。

六、萎缩性鼻炎

萎缩性鼻炎是慢性鼻炎的一种特殊类型,病变部位在鼻腔及鼻咽腔,也可向下波及口咽、喉咽、喉及气管等处;其特征为鼻黏膜萎缩,嗅觉丧失,鼻腔内结痂形成,严重者,鼻甲黏膜及骨质也发生萎缩。本病分原发性和继发性两种。原发性萎缩性鼻炎中又分为没有臭气的单纯性萎缩性鼻炎和有臭气的臭鼻症。临床表现为鼻塞,鼻腔干燥,衄血,嗅觉障碍,头痛头昏,或有听力障碍,鼻腔有臭气,局部检查:鼻黏膜干燥枯槁,色泽灰白,质地脆弱,鼻甲缩小甚至消失,鼻腔空旷,常有大量黄绿色脓性痂皮附丽黏膜,伴有霉味样臭气,剥去痂皮容易出血。严重者,鼻外形亦有改变,鼻梁宽而扁平,鼻翼外翻,彝孔略朝上呈扁圆。本病好发于女性青年。中医把本病归入鼻藁的范畴。干老认为,肺经热浊上蒸,或肺肾阴亏,或肺脾气虚,清阳不升,均可使鼻窍失于濡养,黏膜枯萎。本病以虚为主,治疗宜予扶正为主,如补气、养阴,佐以清热、润燥。

1. 肺经热浊　多见于病之初起,鼻腔干燥,浊涕较多,易结成干痂,或伴有腥臭味,舌苔黄腻。治宜清热化浊。方选藿香泻白散。药如藿香10g、佩兰10g、桑白皮10g、地骨皮10g、黄芩5g、山栀10g、苍耳子10g、甘草3g。鼻内臭气甚者,可加重藿香、佩兰用量,并可酌加木香、青蒿等芳香化浊之品;浊涕多,加桔梗6g、鱼腥草10g。

2. 肺阴不足　鼻腔干燥灼痛,时有衄血,检查见鼻黏膜萎缩干燥,上有干痂附着,口干思饮,干咳少痰,舌红苔薄,脉细数。治宜养阴清肺。方选清燥救肺汤。药如桑叶10g、桑白皮10g、生石膏20g、麦冬10g、生地10g、沙参10g、玄参10g、石斛10g、杏仁10g、甘草3g。衄血加茅根、侧柏叶凉血止血,干燥甚者加芦根30g、阿胶10g养阴润燥。

3. 脾气虚弱　气虚清阳不升,浊阴上蒙,见鼻腔黏膜萎缩,鼻道空旷,涕不多而腥臭,或有鼻衄,病程较长,常伴有头昏乏力,纳食不香,大便不调,舌质淡,脉细弱。治宜健脾益气,升清化浊。方选补中益气汤加味。药如党参 10g、黄芪 10g、白术 6g、甘草 3g、陈皮 6g、当归 10g、升麻 3g、葛根 6g、辛夷 10g、藿香 10g、菖蒲 3g。

4. 肺肾两亏 久病正衰,肺肾阴虚,津液枯涸,鼻黏膜及鼻甲骨萎缩或受蚀,见鼻黏膜萎缩干枯,鼻甲瘦削,鼻腔空旷,分泌物少,有腥臭味,舌质红少苔,脉细数。治宜补益肺肾。选方如百合地黄汤。药如百合 10g、熟地 10g、麦冬 10g、白芍 10g、玄参 10g、当归 10g、五味子 10g、石斛 10g、阿胶 10g、甘草 3g。如伴有午后潮热,腰膝酸软等阴虚火旺症者,可加用知母 10g、黄柏 6g,亦可配用知柏地黄丸,平时可服用大补阴丸、二至丸等。

病例 1

石某,女,47 岁。初诊:1992 年 9 月 1 日。

鼻塞 10 多年,为进行性发展。严重时以鼻为中心一区有抽搐感。堵塞时,得热气可缓解。咽部干燥。口苦。血压不高。

检查:鼻中隔黏膜干枯,鼻下甲瘦削。舌薄苔,脉平。

案解:鼻塞伴干,鼻甲瘦削。暂取养阴清肺手法,佐以缓肝润燥。

生地 10g	百合 10g	玄参 10g	桑白皮 10g
桔梗 6g	小麦 12g	甘草 3g	大枣 7 枚
女贞子 10g	墨旱莲 10g		

7 剂煎服

二诊:1992 年 9 月 15 日。鼻塞改善许多,抽搐感消失,唯两侧颧颊部游走性不舒服,痛则如有牙痛的抽搐感。右耳仍闭气且作痒感,咽干口苦已轻,左乳房有掣痛与牵制感。

检查:鼻腔干燥及鼻甲瘦削稍有好转,咽(-)。舌薄苔,脉细弦。

案解:前方中的,似乎毋事修润,唯以两颧两颊左乳有抽搐牵制,可以稍参疏肝。

柴胡 3g	白芍 6g	生地 10g	女贞子 10g
百合 10g	麦冬 10g	甘草 3g	大枣 7 枚
小麦 15g	墨旱莲 10g		

7 剂煎服

本案患者鼻塞日久,伴咽干口苦,这是由于肺失清润所引起一系列症状,严重时以鼻为中心一区有抽搐感,则由肺影响至肝经。《金匮要略》曰:"夫治未病者,见肝之病,知肝传脾,当先实脾。"因为木克土也,此处金亏木侮,肝风内动,所以初诊治疗暂取养阴清肺手法,佐以缓肝润燥。方中生地、百合、玄参滋阴生津;桑白皮清泻肺热;小麦、甘草、大枣合为甘麦大枣汤,养心安神,柔肝缓急;女贞子、墨旱莲滋养肝肾之阴;桔梗引药入肺经。二诊时鼻部症状稍有好转,唯有两颧两颊左乳有抽搐牵制,中医认为左侧属肝,两乳亦隶属肝经,说明肝风仍存在,去原方桑白皮、玄参、桔梗,加用柴胡疏肝理气,白芍柔肝抑阳。

病例 2

马某,男,56 岁。初诊:1992 年 3 月 10 日。

萎缩性鼻炎已 3 年,呼吸特别通畅,未见痂块,唯出过血,有臭气,在疲劳及情绪不佳时更浓郁。讲话后咽头作干。两耳齐鸣,入夜为甚。

检查:鼻腔干燥,未见异常。鼻咽部黏膜干燥。两鼓膜下陷。舌薄苔,脉细。

案解:金弱肺怯,清阳不升。年末八八,羸象已生。所谓臭气"主观""客观",现难确答。姑从升清培土入手,则益气补肺亦寓其中矣。

百合 10g	生地 10g	熟地 10g	桔梗 6g
柴胡 3g	升麻 3g	党参 10g	白术 6g
山药 10g	甘草 3g		

7 剂煎服

二诊:1992 年 3 月 17 日。初进几剂,有减轻反应,后以骑车迎风受凉,在深呼吸到最后气味又可闻到。耳鸣仍然,左耳更响,多言之后,咽鼻腔仍有干燥感。

检查:鼻腔(-),耳同上诊。舌薄苔,脉细。

案解:取用百合固金汤加减,依然为适合之方。唯臭气出于"主观",更应缓肝润燥,取药之稍加调整者,责是故也。

百合 10g	生地 10g	熟地 10g	升麻 3g
党参 10g	白术 6g	山药 10g	甘草 3g
小麦 12g	大枣 7 枚		

7 剂煎服

本案例患者年事已高,羸象已生,脾胃虚弱。干老果断从健脾补肺,培土生金治疗。他认为脾生肺,脾土为肺金之母,脾胃虚弱,气血精微生化不足,无以上输润养鼻窍而为病。患者呼吸特别通畅,唯出过血,"脾为气血生化之源,主生发清阳,司统血之职";有气味,在疲劳及情绪不佳时更浓郁,《东垣试效方》卷五谓:"若因饥饱劳役损伤脾胃,生发之气既弱,其营运之气不能上升,邪害空窍,故不利而不闻香臭也。宜养胃气,使营运阳气宗气上升,鼻则通矣。"故始从升清培土入手,方中党参、白术、山药益气健脾;百合滋阴润肺;生地、熟地滋阴益肾,充真水之脏以益肺金,有金水相生之妙;升麻、柴胡升提清气,开窍聪耳;桔梗载药上行,引药入肺,补肺寓补脾益肾之中,共奏其效。

二诊时患者症状有所减轻,可耳鸣仍然,左耳更响,咽鼻腔干燥,取用百合固金汤加减,补肺肾之阴,缓肝润燥,所以去柴胡、桔梗,加小麦、大枣,取甘麦大枣汤之意,养心安神,柔肝缓急。因为心寄窍于耳,肝气通于耳,所以甘麦大枣汤养心柔肝很是适宜。

病例3

陈某,女,21岁。初诊:1991年6月21日。

鼻子既干又痛,涕液基本没有,发现已半年多,进行性发展,嗅觉未见丧失,但有异味感,大块涕痂脱出,时带有血丝。

检查:鼻腔未见异常,后端有空旷感(不严重)。舌少苔,脉细。

案解:正虚质弱,肺怯金枯。求愈之术,唯有一径,养阴益肺耳。

熟地 10g	生地 10g	百合 10g	桑白皮 10g
玄参 10g	沙参 10g	白芍 6g	知母 10g
桔梗 6g	甘草 3g		

5剂煎服

外用:蜂蜜涂鼻腔。

二诊:1991年7月26日。上月之方5剂之后,痛去而干依然存在,嗅觉迟钝,鼻中异味也未减轻。此一月未出血。

检查:鼻后腔已萎缩,右重左轻。舌薄苔,脉细。

案解:情符鼻槁(即萎缩性鼻炎),初诊检查未敢确诊。幸处方用药,早已及之,刻下诊断,可以定论矣。至于病因,上诊案语早已言之详矣。再步原旨深入。

熟地 10g　　　　生地 10g　　　　百合 10g　　　　桑白皮 10g

玄参 10g　　　　黄精 10g　　　　知母 10g　　　　肥玉竹 10g

天花粉 10g　　　蛤粉炒阿胶珠 15g

7 剂煎服

三诊:1991 年 8 月 1 日。上方平稳,但无明显感觉。月事量多,一周始净,色红,经前少腹坠重。关节有些疼痛。

检查:鼻同上诊。舌薄苔,脉细。

案解:药不枘凿而效微,症之顽也。补诉诸症,显示异病而同证,再加益气以摄之。

党参 10g　　　　黄芪 10g　　　　熟地 10g　　　　五味子 10g

当归 10g　　　　白芍 6g　　　　玉竹 10g　　　　桑白皮 10g

黄精 10g　　　　蛤粉炒阿胶珠 10g

7 剂煎服

四诊:1991 年 8 月 9 日。近来感冒第 5 天,涕一度增多,有些硬感(在鼻腔内),出过量不多的血。今天仍在发热,头痛头昏,食欲锐减。

检查:鼻腔较干,后端同前诊。舌薄白苔,脉数。

案解:坎坷难愈之途,横遭感冒。良以虽临盛暑而凉热善变,本已荏弱之卫气,难以应变自卫而然。急则治标,先清外感为是。

桑叶 6g　　　　菊花 10g　　　　豆豉 6g　　　　板蓝根 10g

金银花 10g　　　薄荷 5g　　　　桔梗 6g　　　　象贝母 10g

杏仁 10g　　　　鸡苏散[包]12g

3 剂煎服

五诊:1991 年 8 月 30 日。感冒早已告失,鼻干仍然严重,口唇也干,狂饮难解,无涕痰,对异气异味很难接受。嗅觉似乎有些提高。

检查:鼻后腔空旷,但尚红润。舌薄苔,脉细。

案解:痼疾难痊,力求不予发展,而且铜炉丹灶不可日日举火。建议燥季或严重(单指干燥)时进服汤药,平稳时取用药丸、药膏。

生地 10g　　　　熟地 10g　　　　百合 10g　　　　桑白皮 10g

党参 10g　　　　山药 10g　　　　麦冬 10g　　　　白扁豆 10g

黄精 10g　　　　紫河车 10g

7剂煎服

梨膏、二至丸（最好二至膏）长期服用。

六诊：1991年12月3日。8月之方仅进7剂，另用蜂蜜涂鼻腔外治，干燥逐渐改善。现在鼻涕奇多，更在晨兴之际。伴以狂嚏及咽痛，鼻干仅仅在左侧，唇干还有一些。

检查：咽后壁淋巴滤泡散在性增生，黏膜有萎缩感，两腭弓有小血管暴露。鼻如上诊所见。舌薄苔，脉细。

案解：涕称肺液，原出于津液。古人所渭"多耗一分痰涕，即多损一分津液"。故而同时唇干。治当养阴而敛涕，因治新病更能泽及夙恙。

生地 10g	玄参 10g	麦冬 10g	益智仁 10g
乌药 6g	山药 10g	辛夷 6g	天竺黄 6g
天花粉 10g	桑白皮 10g		

7剂煎服

七诊：1991年12月10日。上诊进药7剂，鼻中干燥依然，涕仍多而稀者转稠，鼻子通气右侧好些，有血淋渗。

检查：咽后壁小血管网布。鼻同上诊。舌薄苔，脉细。

案解：顽症求痊，抽丝剥茧。欲求桴声竿影，事所不能，取方无讹，毋容易辙。

生地 10g	玄参 10g	桑白皮 10g	丹皮 6g
赤芍 6g	麦冬 10g	天竺黄 6g	沙参 10g
玉竹 10g	天花粉 10g		

7剂煎服

八诊：1991年12月24日。上诊之方又进14剂，咽鼻之干不解，右鼻堵塞，左鼻出血依然，有些头痛。

检查：利特尔区粗糙，右重（不出血一侧）左轻（出血一侧）。咽后壁淋巴滤泡增生，萎缩仍然难以滋润，有充血而呈苍白感，鼻咽腔未见异常。舌薄苔，脉细。

案解：取用养阴一法，虽有效而殊难惬意，深悔8月之初，取参苓白术散而未予继续，以致踯躅徘徊历五月之久，医能辞其咎乎！

| 党参 10g | 白术 6g | 茯苓 10g | 山药 10g |
| 白扁豆 10g | 当归 10g | 熟地 10g | 白芍 10g |

阿胶 10g

7 剂煎服

九诊:1992 年 1 月 14 日。者番一药(14 剂),在此期间(20 天)仅流血 1 次。干燥感似乎也好一些,通气改善。

检查:利特尔区接近正常,唯黏膜干燥,咽后壁萎缩的黏膜已有润意,小血管暴露。舌薄苔,脉平。

案解:脾气一振,精微生化沛然则津液得充,充则燥者润而枯者荣,者番用药优于前者。此《医述》之"补肾不如补脾"见解,不我欺也,当然履迹前旨。

党参 10g	白术 6g	茯苓 10g	白扁豆 10g
山药 10g	白茅根 10g	芦根 30g	桑白皮 10g
百合 10g	玄参 10g		

7 剂煎服

十诊:1992 年 2 月 14 日。上方累进 21 剂,通气尚可,堵塞时清除一下,鼻腔通气即可改善,至于干燥与病仍无明显改善迹象,咽则以痛为主,干则在有无之中。

检查:鼻腔黏膜干燥少液有涕屎。咽黏膜萎缩改善,小血管扩张减少。舌薄苔,脉细。

案解:法步原旨,药偏生津。

太子参 10g	山药 10g	黄精 10g	白扁豆 10g
百合 10g	知母 10g	玉竹 10g	沙参 10g
麦冬 10g	芦根 30g		

7 剂煎服

十一诊:1992 年 3 月 13 日。上诊之方又进 20 剂,通气尚可,干燥依然难润,干甚即痛,痛亦未减。近来 1 个月晨起由于干而鼻痒,由痒而狂嚏,嚏后得涕而可以滋润些,同时即有出血,大便也干而难解,咽有痛感,晨暮时厉害。

检查:咽后壁淋巴滤泡增生,充血已淡,鼻利特尔区有血痂、充血。舌薄苔有朱点,脉细弦。

案解:旱魃鸱张,奇干难润,轻洒雾露无效,只能求乞于倾盆,玉女煎合大补阴丸。

熟地 10g	川黄柏 10g	知母 10g	生石膏 30g
麦冬 10g	乌梅 10g	玉竹 10g	芦根 30g
竹叶 10g	灯心草 3g		

7 剂煎服

本案例患者初诊于 1991 年 6 月夏季,十一诊于 1992 年 3 月春月,历时近 10 个月之久。鼻腔干燥疼痛,有异味,伴大块涕痂及血迹,为典型的萎缩性鼻炎,中医称之为鼻槁,槁者,枯干是也。鼻属肺经,鼻腔干燥,当属肺虚金枯。初诊、二诊,干老以百合固金汤为主,并加以外用蜂蜜涂鼻,内外兼治。三诊时因疗效平平,更有月经量多,少腹坠痛,有气虚之嫌加党参、黄芪以补气,二、三诊方中用蛤粉炒阿胶,阿胶养阴补血,干老用蛤粉炒用入气分以补气,另有蒲黄炒阿胶入血分而补血。四诊因夏日横遭感冒而清泄外邪,宣散之药有伤津之弊,故五诊时感冒虽愈而鼻干严重,短暂之际,难获奇效,权宜之下,以汤剂、药膏交替维持。六诊、七诊已临冬季,气候干燥,鼻腔干燥,与时俱来,此时以养阴生津为主,取生脉饮加味。八诊时干老总结前 5 个月治疗过程,认为养阴一法,虽有效而殊难惬意,补气之法应坚持不懈,更有前贤"补肾不如补脾"之见解,取参苓白术,用药近 60 剂。十一诊已是春季,风邪渐甚,旱魃鸱张,只能乞于倾盆,遍洒甘霖,用玉女煎合大补阴丸。本病病情顽固,病程漫长,非长期治疗,难获其效。此外,干老治疗萎缩性鼻炎也常用外治法,他建议鼻腔黏膜干燥萎缩者可搽用黄连油膏,亦可用麻油,蜂蜜搽鼻。臭鼻症可用杏仁去皮去尖,打成糊状,用甘草煎水调匀,涂擦鼻腔。同时饮食宜清淡,干老常嘱患者每值秋季燥令,用枇杷叶膏或雪梨膏冲水调服。

七、过敏性鼻炎

过敏性鼻炎又称变态反应性鼻炎,为机体对某些物质敏感性增高而出现的以鼻腔黏膜病变为主的特殊病变。临床上分为常年性(持续性)和季节性(间歇性)两种。其症状表现为阵发性鼻塞,继之连续喷嚏,少则几个多则几十个,很快出现鼻腔阻塞不通,流出大量清水样鼻涕,不能控制,嗅觉暂时性迟钝或丧失。局部检查:双侧下鼻甲肥大水肿,鼻黏膜大多苍白,或充血,或黯红,鼻腔内有较多水样或稀薄黏性鼻涕,分泌物涂片检查,可见嗜酸性粒细胞增多。

中医称本病为鼽涕或鼻鼽。干老将本病的病因病机主要总结为以下几点：

1. 肺寒 肺为恶寒之脏，寒邪袭肺，经络壅塞，金叩乃鸣，而多鼽嚏。

2. 肺热 鼻为肺窍，痒为火化，火乘肺金，故鼻中奇痒而气喷于声。

3. 气虚 气虚卫外不固，腠理不密，难御微细之邪，乃使肺金受叩而鸣。

4. 阳虚 肾阳不足，难以温养于肺，肺则虚冷自怯，易致寒邪侵袭，促发本病。

治疗亦分为以下 4 型：

1. 肺气虚寒 大多发作于冬春季节或季节交换时际，遇寒、遇风便发，亦多发作于早晨起床之际，鼻痒多嚏，涕多而清稀如水，检查见鼻黏膜苍白水肿，舌苔薄白，脉细。治宜温肺祛寒。方选温肺止流丹、桂枝汤等。药如党参 10g、桂枝 6g、白芍 10g、甘草 3g、大枣 3 枚、蝉蜕 3g、徐长卿 10g、细辛 3g、白芷 6g、荜茇 10g、荜澄茄 10g。

2. 肺经郁热 多发于夏秋季节，常因接触煤气、油烟、香烟、热气等而发作，对寒冷、冷风等刺激反不敏感，见鼻痒狂嚏不止，涕色呈淡黄色，易于衄血，鼻黏膜充血干燥，舌苔薄黄，脉弦数有力。治宜清肺泄热。方选清肺脱敏汤。药用桑白皮 10g、黄芩 5g、山栀 10g、马兜铃 10g 以清肺泄热，紫草 10g、茜草 10g、墨旱莲 10g 以凉血脱敏。鼻衄者，加生地 10g、丹皮 6g、侧柏叶 10g；涕多色黄者，加鱼腥草 10g。

3. 肺卫虚弱，清阳不升 喷嚏频频发作，但每次嚏数不多，清涕较多，鼻塞严重而持久，鼻黏膜淡红或苍白，舌苔薄白，舌质淡胖，脉细，平时易于感冒。治宜补肺固卫，益气升阳。方选玉屏风散合补中益气汤。典型处方如黄芪 10g、白术 10g、防风 6g、党参 10g、茯苓 10g、山药 10g、五味子 10g、乌梅 10g、蝉蜕 3g、甘草 3g、柴胡 3g。

4. 肾阳不足 病程较长，冬季发作严重，伴有畏寒、神疲、腰酸膝冷，四肢不温，小便清而频，大便溏薄，发作时鼻涕如清水，量奇多，鼻黏膜苍白无华，舌质淡，脉沉细。治宜补肾温阳。方选附桂八味汤或右归饮。药如附片 5g、肉桂 3g、白芷 6g、细辛 3g、菟丝子 10g、山药 10g、熟地 10g、诃子肉 10g、辛夷 10g、甘草 3g。亦可加入蝉蜕、徐长卿以助脱敏，清涕多而不敛者可加用缩泉丸，药如益智仁 10g、乌药 10g、山药 10g。临床上常遇到十分顽固的过敏性鼻炎,屡治无效,干老仿效铃医取截法,方取截敏蜜梅汤,用药乌梅 12g、防风 12g、柴胡 12g、五味子 12g、甘草 8g。浓煎,分 2 次进服,每次药中加入蜂蜜 15~30g。用于久治不效的顽固性过敏性鼻炎或血管运动性鼻炎。另外,可用五倍子 20%、辛夷 20%、蔻仁 20%、石榴皮 20%、蝉蜕 15%、姜 5%,共研成细末,用纱布包裹,每天早晨塞入鼻腔,每次半小时。

病例 1

张某,女,30 岁,初诊:1998 年 1 月 2 日。

典型过敏性鼻炎,已 2 年,夏发冬作。刻下鼻腔堵塞。

检查:鼻黏膜偏淡偏白,皮刺轻度阳性,舌薄白苔,质嫩胖,边有齿印,脉小而细。

案解:中医向无过敏,但巢元方《诸病源候论》漆疮候初言及之。之后申斗垣《外科启玄》从而加以发挥,惜于有药而无方。时至今日,仍乏有力之论。唯以好发于鼻及皮肤,于知属于手太阴肺经也明矣,责是论治,当然有邪则从肺泄之,有虚则从肺扶之。今也脉细而舌胖,入冬而作,显然金怯肺虚,盖肺虽恶燥,同时亦恶寒冷,入冬而甚,事出当然,治当温金脱敏,古训"子虚补母",似乎以扶土入手,更胜一筹。而见已气出于脾阳,对卫气藩篱之责,更多一道防线,方从玉屏风散合参苓白术散综合裁定。

黄芪 10g	白术 6g	防风 6g	蝉衣 3g
地龙 10g	党参 10g	茯苓 10g	山药 10g
荜芨 10g	诃子肉 10g		

7 剂煎服

过敏一词,古来未有,从其症状而言,与齁齃相似。干老寻典求源,认为《诸病源候论》漆疮候之皮肤潮红瘙痒与过敏相似。《外科启玄》亦有发挥,但无药方可循。从归经而言,肺主皮毛,肺开窍于鼻,一门相属也。齁齃、皮疹,均可从肺论治。肺气虚则藩篱不固,鼻黏膜淡白,是肺气虚寒之象,治疗理当温肺固卫,但干老认为"子虚补母",扶土补脾,更胜一筹,故选择玉屏风散合参苓白术散,母子双补。

病例 2

陈某,男,45 岁。初诊:1995 年 11 月 14 日。

鼻病 7 年,发病之初,鼻涕量奇多,偶为黄色。2 年之后,诸症加重,增添鼻痒而狂嚏。嚏后清涕滂沱。日必所作,之后不在。嚏后涕量也很多。平躺时多逆吸倒流从咽部流出。晨最为严重。上午 8 点以后可以缓解。至于狂嚏,依然不减当初。平卧之后,在下侧之耳,有客观性耳鸣。一贯易感冒。

检查:鼻黏膜偏于淡白。中隔左右两嵴突,右下甲肥大。舌薄苔,脉细。

案解:病鼻 6 年不愈,肺气必然怡虚,肺一虚,卫气安有巩固之理,责是稍一刺激,即狂嚏连连。治从益肺固卫。

黄芪 10g	防风 6g	白术 6g	干地龙 10g
蝉衣 3g	桂枝 3g	白芍 6g	诃子肉 10g
石榴皮 10g	甘草 3g		

7 剂煎服

二诊:1995 年 11 月 24 日。药进 10 剂,涕量减少,黄者更少。狂嚏鼻痒,亦减少 1/3,唯通气仍然失畅,无改善可言。

检查:鼻黏膜偏淡白,两下甲水肿,右腔有浆液性分泌物潴积。舌薄苔,脉细。

案解:方裁补敛,反应良佳。涕多狂嚏,得以缓解。唯鼻塞不通,仍然巍然无动。原方深入,酌参化瘀活血,方仿《医林改错》之还五汤。

黄芪 12g	白术 6g	防风 6g	干地龙 10g
桂枝 3g	诃子肉 10g	红花 6g	桃仁 10g
茺蔚子 10g	甘草 3g		

7 剂煎服

三诊:1995 年 12 月 8 日。上方又进 2 周(14 剂),鼻塞稍稍缓解。涕量减少方面变化不大。耳鸣消失,在此时间中没有过感冒。狂嚏还有一些。

检查:鼻黏膜已红润正常。舌薄苔,脉细。

案解:冬为藏令而取用敛剂,尚感适宜。仍从原旨深入。化瘀为主,收敛辅之。

红花 6g	桃仁 10g	五灵脂 10g	归尾 10g
赤芍 6g	五味子 10g	干地龙 10g	石榴皮 10g
诃子肉 10g	路路通 10g		

7 剂煎服

四诊:1996年5月17日。时隔数月,出差未能复诊。清涕仍然,一无敛迹。通气尚可,鼻咽腔潴涕依然。痰中多时未见血丝。过敏之嚏已少,偶然尚可一作。脾胃一受轻凉,即隐痛。

检查:咽后壁污红,充血。鼻(-)。舌薄苔,脉细。

案解:药取偏温则涕血,偏凉则腹泻,大有"施朱与墨两难"之慨。加之进药又有"一曝十寒",求痊较难,冀策两全,斟取李东垣学说。

党参 10g	白术 6g	茯苓 6g	山药 10g
白扁豆 10g	益智仁 10g	乌药 6g	焦米仁 10g
陈皮 6g	甘草 3g		

7剂煎服

五诊:1996年6月7日。涕量减少一些,鼻咽腔滞涕仍难消除。鼻痒多嚏已改善。肠胃等刻下很正常。

检查:咽(-),鼻(-),鼻咽腔(-)。舌薄苔,脉细。

案解:稠涕潴积,顽难消爽,已无外邪之扰,可以消饮兼施。

党参 10g	白术 6g	茯苓 10g	陈皮 6g
半夏 6g	山药 10g	乌药 6g	益智仁 10g
鱼腥草 10g	甘草 3g		

7剂煎服

六诊:1996年8月27日。时隔80天,药进14剂。鼻痒狂嚏,改善不多,涕量较多,色白质稀。

检查:鼻咽(-)。舌薄苔。脉平。

案解:脾为生痰之本,肺为贮痰之器,痰涕同源,治取一辙。补脾以制其生,益肺以制其多。前方估计有效,事在中途辍药耳。

党参 10g	白术 6g	茯苓 10g	陈皮 6g
半夏 6g	山药 10g	乌药 6g	益智仁 10g
百合 10g	甘草 3g		

7剂煎服

七诊:1997年2月8日。久病鼻恙,久治之下,仅仅获得改善。所幸者主病,作痒、狂嚏,兼症消化不良,基本俱告消失。刻下所苦为鼻咽部分泌物奇多,不稀亦不稠。平卧之际,下侧鼻腔呼吸不畅。

检查:鼻腔正常,前庭稍有充血。舌薄腻微糙苔,脉细。

案解：中岳鼻症，困扰多时，终致脾阳怠乏。即清阳之难升，更无温养而精微不化，津液而流窜为痰涕。故而前者鼻塞作于平卧之际，后者咽鼻停留痰涕而难清爽。治取健脾制痰，升清通窍。

升麻 3g	党参 10g	白术 6g	茯苓 10g
山药 10g	陈皮 6g	白扁豆 10g	黄芪 10g
桔梗 6g	甘草 3g		

7 剂煎服

本案患者从 1995 年就诊，一直坚持到 1997 年，时间跨越 15 个月，鼻鼽 6 年不愈，肺气必然亏虚，肺虚故卫气无巩固之理，所以稍一刺激，即狂嚏连连。干老从益肺固卫，和营敛涕治疗。方中玉屏风散（黄芪、白术、防风）益气固表，桂枝、白芍调和营卫，地龙、蝉衣对抗过敏，石榴皮、诃子肉收涩敛涕。二诊时诸症减轻，奈何鼻塞始终无向愈之态，此时一般会考虑加用辛夷、苍耳子等通窍药，或坚守原方，但干老的思路不肯拘泥，开始纵横捭阖，竟考虑用补阳还五汤。补阳还五汤是王清任《医林改错》中的名方，治疗气虚血瘀之证，原方适用于半身不遂，口眼㖞斜，语言謇涩，口角流涎。干老认为，久病入血，久病属瘀，鼻窍久塞不通，乃气血运行不畅，该患者也是气虚血瘀之证，久病必致气虚，鼻黏膜偏淡白，两下甲水肿可为佐证，久病又可致血瘀，此类患者的清涕量多与瘀血有一定联系，水与血生理上皆属于阴，相互倚行，互宅互生，水病可致血瘀，瘀血可致水溢，水溢可病血，血结亦病水，血不利则为水，所以参以活血有助于提高临床疗效。四诊之时患者清涕又见，且痰中带血丝，兼之脾胃受凉则痛，治疗颇为棘手，药取偏温则涕血，偏凉则腹泻，大有"施朱与墨两难"之慨。加之进药又有"一曝十寒"，求痊较难，冀策两全，斟取李东垣学说，干老举一隅而以三隅反，又从健脾论治。脾为中土之脏，运化全身水湿，脾气健旺则水津四布、五经并行，脾失健运则气不摄水、清涕滂沱。方从参苓白术散化裁，又加缩泉丸温肾敛涕。以后三诊皆宗健脾论治，而又不千篇一律，同是健脾，细看又有差别，而无斧凿之迹。五诊时患者稠涕潴积，故方中有法半夏、鱼腥草清热化痰排脓。六诊时涕量较多，色白质稀，考虑脾为生痰之源，肺为贮痰之器，补脾以制其生，益肺以制其多，方中加一味百合，取百合固金汤之意，肺阴得固，兑全能充。七诊患者诉鼻塞作于平卧之际，又予以升清通窍之法，升麻升举清阳，桔梗载诸药上行。

本案是中医随证而治的体现,同是一个病人一个病种,不同时期表现出不同特点,治法就有所差异。干老看似合情合理、信手拈来的纵横捭阖之法,其实凝聚了辛勤的汗水和丰富的经验。

病例 3

徐某,女,45 岁。初诊:1997 年 5 月 30 日。

一遇风吹、冷气以及刺激气味,踵至鼻痒、狂嚏,清涕滂沱,终以鼻塞如感冒。

检查:鼻腔未见异常,皮肤划痕(−)。舌薄苔,边有齿痕,脉细。

案解:卫失藩篱之职,难御点滴之邪,此证之体也;质禀过敏,此证之标也。治当固卫脱敏。

黄芪 10g	白术 10g	白芍 10g	诃子肉 10g
桂枝 6g	徐长卿 10g	稆豆衣 10g	干地龙 10g
甘草 3g			

7 剂煎服

二诊:1997 年 6 月 13 日。药进 14 剂,鼻痒减轻而狂嚏相应减少,难咯之痰涕已能畅咯,对冷气、刺激物已不太敏感,鼻塞已通,胸膺有些闷痞感觉。

检查:鼻腔(−)。舌薄苔,脉细。

案解:本取固卫,标用脱敏。药已见效,效不更方。

黄芪 10g	白术 10g	白芍 10g	诃子肉 10g
桂枝 6g	防风 10g	徐长卿 10g	稆豆衣 10g
干地龙 10g	甘草 3g		

7 剂煎服

本案是典型的肺气虚寒,卫外不固的病例。肺气虚弱,藩篱失职,腠理疏松,风寒之邪乘虚而入,邪正相搏,祛邪外出而鼻痒难忍,喷嚏频作;肺失宣降,津液停聚,壅塞鼻窍,致清涕淋漓,鼻窍不通。干老用方中,玉屏风散合桂枝汤加减,黄芪、白术、防风益气固表,桂枝、白芍调和营卫,稆豆衣、地龙、徐长卿止痒抗敏,诃子肉收涩敛涕。是干老最常用的验方。

🌸 **病例 4**

吴某,男,54 岁。初诊:1995 年 4 月 5 日。

典型的过敏性鼻炎 10 年。每年 2 月至 4 月均发作。刻下又应时而作,多清涕。

检查:鼻腔未见异常。

案解:夙疾按时而作,桂枝汤裁制。

桂枝 3g	白芍 6g	乌梅 10g	干地龙 10g
蝉衣 3g	石榴皮 10g	诃子肉 10g	细辛 3g
甘草 3g			

5 剂煎服

二诊:1995 年 4 月 11 日。过敏性鼻炎,刻下准期发作。鼻痒狂嚏,清涕潮涌而溢。发轫于感冒之后。

检查:鼻黏膜充血。舌薄苔,中央有染黑苔,脉弦。

案解:感冒新邪,惹激夙恙。先清浮邪。

荆芥炭 6g	茜草 10g	紫草 10g	墨旱莲 10g
蝉衣 3g	干地龙 10g	诃子肉 10g	桑白皮 10g

5 剂煎服

三诊:1995 年 4 月 25 日。药进 14 剂,其病告失。鼻之痒、嚏、涕已少且无。

检查:鼻腔(－)。舌薄苔,脉平。

案解:顽疾制服,力求巩固。

黄芪 10g	白术 6g	防风 6g	太子参 10g
茯苓 10g	干地龙 10g	蝉衣 3g	诃子肉 10g
石榴皮 10g	甘草 3g		

5 剂煎服

干老认为,现代中医耳鼻喉科比古代先进之处,首先在于检查技术上的发展,可以"额镜犀烛"。现代先进的科学设备用于疾病的诊断和治疗不无裨益,所以他提出"望、闻、问、切、查"五诊合用的观点。现代检查已知鼻黏膜充血,结合中医传统舌诊脉诊,可见舌薄苔,中央有染黑苔,脉弦。本案初诊由于鼻腔未见异常,夙疾又按时而作,所以选用桂枝汤中糅合具有抗过敏药理作用的乌梅、干地龙、石榴皮,以传统配伍理论结合现代研究成果,不能不说是中医理论和临床上的一次改革创新和大胆尝试。二诊时感冒新邪,激发旧病,好比湖水既平,清风骤起,激起无数涟漪。此时应先清浮邪,兼攻夙疾。鼻为肺窍,故用桑白皮泄肺,茜草、紫草、墨旱莲等活血凉血,荆芥炭祛风力小,不至耗伤阴血,更重要的是入血分,可从血分中将风邪祛出。此方对症下药,配伍精良,所以三诊时顽疾已经攻克,平稳过渡,力求巩固。以玉屏风散(黄芪、白术、防风)益气固表,守得机体固若金汤,风邪难犯;茯苓渗湿健脾,太子参气阴双补,犹善于病后调理;地龙、蝉衣、石榴皮三味巩固抗过敏疗效。

病例 5

马某,男,6岁。初诊:1996年3月1日。

咳嗽喷嚏告失,左颊皮损,亦一度告验,但近来接触漆气,致患区起疹流水。鼻塞又再度严重。

检查:鼻黏膜充血,舌少苔,脉平。

案解:五官病转移皮肤病,万变不离其宗。

干地龙 10g	紫草 10g	茜草 10g	墨旱莲 10g
蝉衣 3g	地肤子 10g	豨莶草 10g	金银花 10g

7剂煎服

二诊:1996年3月19日。左颊皮疹已干燥,但有色素沉着感,鼻塞不通,两眼作痒,涕黄夜多日敛,善涕仍有而不多,有些咳嗽,痰干多。

检查:右下甲肥大,咽后壁有泛红感,两侧索肥大。舌薄苔,脉平。

案解:诸邪仍在肺系徘徊,过敏依然为作俑之始,治当清肃肺金,佐以脱敏。

桑白皮 10g	杏仁 10g	蝉衣 3g	鸭跖草 10g
枇杷叶 10g	桔梗 6g	紫草 10g	茜草 10g
苍耳子 10g			

7剂煎服

本案患儿自幼有过敏性鼻炎伴哮喘、湿疹病史,鼻衄、咳喘、皮疹反复发作,经干老长期治疗,咳嗽喷嚏告失,左颊皮损,亦一度告验。但近日接触漆气,致患区起疹流水,鼻塞又再度严重。可谓城门失火,殃及池鱼。肺开窍于鼻,亦主皮毛,喷嚏多涕,皮肤湿疹,虽病变部位不同,却出同宗;鼻䶉多属肺气虚寒，然鼻黏膜充血，当属肺热为患；漆气过敏，故称"漆风"，以皮肤瘙痒、红肿渗液为主要表现，当属血热。干老用清肃肺金法，清肺脱敏，止嚏止痒。紫草、茜草、墨旱莲为脱敏汤，是治疗血热之风疹有效方剂；干老借用治疗肺经蕴热之过敏性鼻炎，屡获奇效，在此用之，有一石双鸟，殊途同归之功。

病例 6

王某，男，52 岁。初诊：1996 年 9 月 3 日。

清涕滂沱，进附桂三越月，量虽少些而仅仅为 1/5，色白质稀，一如曩昔。

检查：鼻腔（−），舌薄苔润，脉平。

案解：附子肉桂干姜，进服 80 天而获效甚微，殊不满意。唯药属至温大热之药，已先黔技之尽，恨无再热之品，而且徒持力取不及智取。再忆前哲理论，陈无择曾有"金遇火为水"一言，似可在穷途中有所启示，者番改用清火之品，一代"蛮干到底"。方药之变，固然悬殊太甚，但昔人亦有晨承气而午理中之法。

生地 10g	竹叶 10g	灯心 3g	茅根 10g
金银花 10g	桑白皮 10g	黄芩炭 3g	诃子肉 10g
石榴皮 10g	升麻 3g		

7 剂煎服

二诊：1997 年 5 月 30 日。顽固之多涕，刻已减少，质仍清白，唯鼻腔内出现烧热之感，无疼痛，有微痒。但衣冠整齐，全身寒气笼罩。

检查：两侧鼻前庭破损渗液，脱皮而无炎症，鼻黏膜偏淡，舌薄苔，脉大。

案解：时临端午而冠袂难卸，伴以凛寒如故，禀质之寒不言而喻，今撄鼻前庭炎，貌似肺热，实则真寒假热之体现。治取温阳，继宗旧法。

肉桂 3g	党参 10g	淡苁蓉 10g	熟地 10g
山药 10g	干地龙 10g	蝉衣 3g	金银花 10g
稆豆衣 10g	白术 6g	茯苓 10g	

7 剂煎服

黄芩油膏 10g，涂鼻腔。

三诊：1997 年 6 月 13 日。涕仍多，色白清稀，鼻腔干燥与渗涕。偶然痒痛，但无涕，两耳偶有交替式憋气，现（夏到）仍畏寒。

检查:鼻前庭仍感粗糙,鼻黏膜正常。舌薄苔,质胖嫩、润,脉平。

案解:证属原阳失温,脾衰土怯,匝年来已进桂附姜鹿,殊鲜一效,如其更进一层求温,则舍硫黄而无他更彻。如其再从温治,或似壶中乏药可用,已处黔驴技穷之境。忆《续名医类案》,奇寒一证中转载戴思恭等奇治之法,反取寒凉之剂,效出意外,或可和激。

桑白皮 10g	黄芩炭 3g	桑叶 6g	菊花 10g
金银花 10g	连翘 10g	蝉衣 3g	辛夷 6g

7 剂煎服

本案乃真寒假热的病例。患者多年沉疴,清涕滂沱,畏寒肢冷,寒象显露,但屡进附子肉桂干姜,服80天而获效甚微,殊不满意。一度改用清火之品而有效。诊中曾请教干老,何以辨证? 干老答:肺为金,热属火,物极必反,金遇火而为水。大热大温,久攻不下之时,易旨清火,以免一味蛮干之嫌。方药之变,南辕北辙,悬殊太甚,但古人已有晨承气之寒、午理中之温治法的先例,取泻心治法。二诊时鼻涕已少,但时临端午,夏热渐甚,患者仍寒衣难卸,凛寒如故,禀质之寒不言而喻,虽鼻前庭破损,貌似肺热,实则真寒假热,龙雷之火上炎之体现,仍取温阳之法。三诊中干老虽坚持证属原阳失温,脾衰土怯,但桂附姜鹿之品,鲜见一效,已有黔驴技穷之感,无奈之下,用中庸之道,取轻清寒凉之剂,和解之法。

病例 7

程某,男,44岁。初诊:1994年9月4日。

鼻病匝年,主症鼻痒、狂嚏,清涕滂沱,其清如水。症殊典型。四季皆然。唯遇冷风及闻异气,势必竿影而作。

检查:鼻黏膜苍白,前庭充血粗糙。舌薄苔,脉平偏细。

案解:齄嚏一症,冯瞻鲁称为"金叩之鸣",实能作,虚亦能作,寒能作,热亦能作。而且更有互相骈存者。用方则方无定律,今先取调和肺气,兼脱过敏手法,拟投石问路之计。

川桂枝 3g	白芍 6g	茜草 10g	墨旱莲 10g
干地龙 10g	蝉衣 3g	紫草 10g	诃子肉 10g
石榴皮 10g	甘草 3g		

7 剂煎服

二诊：1991 年 9 月 11 日诊。药进 7 剂，诸症缓解一些，而且发作时间有所缩短。

检查：鼻黏膜淡白，前庭充血消失。利特尔区仍粗糙。舌少苔，脉细。

案解：采方温凉并取（桂枝汤、脱敏汤）理论，中西并存，获效尚称满意。孙真人之遗风，看来临床颇有价值。当步原旨，再加深入一层。

川桂枝 3g	白芍 6g	干地龙 10g	茜草 10g
徐长卿 10g	紫草 10g	墨旱莲 10g	乌梅 10g
诃子肉 10g	石榴皮 10g	甘草 3g	

7 剂煎服

三诊：1992 年 4 月 8 日。去秋治后，有 2~3 个月平稳无恙。唯近来 2 个月鼻痒，开始发作，狂嚏再度重来，其状作痒、狂嚏、清涕，一如曩昔，不若过去严重。

检查：左下甲肥大，黏膜正常，舌少苔，质胖而红，脉平。

案解：鼽嚏顽症，客岁经治，一度平安。刻又卷土重来，幸无曩昔之严重，治以脱敏。

川桂枝 3g	白芍 6g	干地龙 10g	蝉衣 3g
徐长卿 10g	茜草 10g	墨旱莲 10g	紫草 10g
稽豆衣 10g	辛夷 6g		

7 剂煎服

四诊：1994 年 4 月 24 日。一度告痊，近又卷土重来，幸"狂"者改为"善"，"滂沱"者现"少些"，但鼻孔红赤、烧灼、刺痛感。

检查：两鼻翼皮肤充血，鼻前庭浸润充血，颌颔下未扪到结节，舌薄苔，脉平。

案解：过敏性鼻炎已入覆杯境界；鼻前庭炎跟踪而来。取清火息风，佐以淡渗。

荆芥炭 6g	苍耳子 10g	蝉衣 3g	黄芩 3g
桑白皮 10g	豨莶草 10g	山栀 10g	赤芍 6g
绿豆衣 10g	丹皮 6g		

7 剂煎服

本案例为寒热夹杂之病例，肺系病变是导致鼻鼽的最主要原因，肺为娇脏，寒邪袭肺，经络壅塞，金叩乃鸣，而多鼽嚏。然痒为火化，火乘肺金，故鼻中奇痒而气喷于声。所以干老取调和肺气之法,用桂枝汤加味,桂枝辛甘而温,解肌发表,外散风寒,透营达卫;白芍酸苦而凉,益阴敛营,二者一治卫强,一治营弱,共调营卫,相须为用。本案患者清涕滂沱,四季皆然,四诊合参,难以明辨寒热,和其营卫脱其敏。在桂枝汤基础上加地龙、蝉衣、石榴皮等抗过敏药物;由于鼻前庭充血粗糙,选用脱敏汤(茜草、紫草、墨旱莲)来清热凉血脱敏。本案从初诊到三诊都是治疗过敏性鼻炎,裁方均从桂枝汤合脱敏汤着手。

病例8

杨某,女,41 岁。初诊:1991 年 11 月 12 日。

去夏风扇下受凉后,流清涕,狂嚏,伴以鼻塞,活动及得暖后即缓解。背脊有冰凉感。

检查:鼻下甲肥大,苍白。表面粗糙韧硬。舌薄白苔,脉细。

案解:盛夏当风,直袭肺经。盖肺主皮毛之故。寒邪伏困,循经直犯鼻窍,盖肺开窍于鼻也。金寒兑冷,毋怪乎鼻黏膜如此惨白。曾进竣温之品,亦获效茫然。刻下应付只求阳和一转,可得回春。

熟地 10g	麻黄 3g	鹿角霜 10g	乳香 3g
肉桂^{后下}3g	红花 6g	大贝母 6g	当归尾 10g
益母草 10g	白芥子 6g		

7 剂煎服

二诊:1991 年 12 月 6 日。上药累进 24 剂,清涕已少,狂嚏也轻,鼻塞好得多。

检查:鼻黏膜苍白基本上如初诊,肥大者已收敛,粗糙者转光滑。舌薄苔,脉细。

案解:诸症俱减,苍白难红,良以阴沉之阳气渐充,瘀滞之微循难畅。者番裁方应向化瘀倾斜。

红花 6g	当归尾 10g	丹参 10g	益母草 10g
乳香 3g	细辛 3g	桃仁 10g	鹿角霜 10g
菖蒲 3g	淫羊藿 10g		

7 剂煎服

本案即是寒证鼻鼽的一个典型案例,患者由于盛夏贪凉,肆吹冷风而发病。盛夏之季，气候炎热，每多汗出，人体腠理开泄，此时贪风，风寒之邪直袭脏腑，而肺主皮毛，为五脏六腑之华盖，故邪气伏于肺脏，肺开窍于鼻，伏寒循经上犯鼻窍，故见鼻下甲肥大而异常苍白，清涕狂嚏不断。且患者背脊发凉，《内经》认为"肩背者，肺之俞也"，亦可印证肺寒之证。然而为何曾进峻温之品却获效茫然呢？盖前医之药，重在温阳，而体内伏寒由表而来，须得开发腠理，使邪有出路。干老在此取用的是阳和汤。阳和汤出自《外科证治全生集》，本用于治疗阳虚血弱、寒凝痰滞之阴疽。干老认为患者素体阳气不足，精血亏虚，邪气内侵，从寒而化，阳气失于温煦推动之力，营血津液运行不畅，以致寒凝痰滞；和外科阴疽不同的是，阴疽乃痹阻筋骨肌肉，而鼻鼽是阻于鼻甲黏膜，患者的鼻下甲肥大，鼻黏膜淡白也说明了这一点。方中熟地温补营血，填精益髓；鹿角霜生精补髓，养血助阳，二药相合，助阳更甚；肉桂温阳散寒而通利血脉；麻黄辛温宣散，发越阳气，开泄腠理，以散肌表腠理之寒凝；白芥子善消皮里膜外之痰；贝母助其化痰，以消下甲之肿；乳香行气活血；红花、当归尾、益母草活血化瘀。诸药相合，能使阴沉之阳气得充，冀其有回春之望。二诊时果然回春，只是瘀滞之微循难畅，干老处方向活血化瘀倾斜，加用桃仁、淫羊藿、菖蒲活血化瘀，温阳通窍。

病例9

马某，男，20岁。初诊：1992年10月5日。

鼻塞、流清涕2年，每年秋冬两季最显著，今年发作比过去严重。平时鼻塞，运动及得暖可缓解。嗅觉迟钝，在暖和的环境下比较舒服，平时也有清涕，常自淋而下，常因鼻塞、鼻痒而妨碍正常睡眠。

检查：鼻黏膜不红，右下鼻甲水肿，运动后收缩至正常。舌质偏红，苔薄腻。脉实。

案解：血气方刚，弱冠之年，当从实治，清肺泄热为主。

桑白皮 10g	马兜铃 6g	黄芩 3g	山栀 10g
甜葶苈 3g	干地龙 10g	蝉衣 3g	桃仁 10g
当归尾 10g	辛夷 6g		

7剂煎服

二诊：1992年10月19日。药进14剂，多处之痒减轻，嚏亦相应而少，口腔之干已接近消失,但对寒冷很敏感。

检查:咽峡充血艳红。右下鼻甲肥大,皮肤划痕试验(-)。舌质偏红,舌苔薄黄,脉实。

案解:方取脱敏,已有成效,不妨步迹深入。

黄芩炭 3g	荆芥炭 6g	蝉衣 3g	乌梅 10g
苍耳子 10g	干地龙 10g	紫草 10g	茜草 10g
墨旱莲 10g	石榴皮 10g		

7 剂煎服

三诊:1992 年 10 月 26 日。又进 7 剂,鼻中奇痒虽有缓解而不快,作痒部位不在前庭而在鼻中道之区。口腔之痒已轻,喷嚏亦少。干燥及烧灼感严重,通气改善,嗅觉仍然失敏。

检查:右下鼻甲稍有水肿,咽峡充血已淡。舌尖红,苔薄黄,脉实。

案解:采取刘河间清火一法,殊感合适。但多少有些嫌轻之感。步原方但药加重。

甜葶苈 6g	川黄连 3g	生地 10g	荆芥炭 6g
豨莶草 10g	山栀 10g	丹皮 6g	干地龙 10g
冬桑叶 6g	大枣 7 枚		

7 剂煎服

四诊:1992 年 11 月 9 日。此方进 14 剂(共进药 35 剂)。反应为,近 2 天鼻痒晨作已缓解,嚏也因之而辍歇,口腔上腭之痒亦消失,通气改变而难言畅,干燥及烧灼感已轻。嗅觉似乎稍提高而总难敏感。

检查:右侧鼻腔下甲肥大,不充血,左侧正常。舌质淡红,苔薄白,脉实。

案解:峻剂一清一泻,总算未负此搏浪之技。"宽以济猛",改用抚安。

太子参 10g	白术 6g	茯苓 10g	山药 10g
干地龙 10g	百合 10g	蝉衣 3g	桃仁 10g
乌梅 10g	石菖蒲 3g	甘草 3g	

7 剂煎服

五诊:1992 年 12 月 21 日诊。上方服 42 剂,共经治两月,痒、息、嚏均无,早告有效而且殊感稳定,唯遗鼻塞未解。刻下左侧已通畅,右侧尚有一些。嗅觉稍有恢复。

检查:鼻腔左侧正常,右下甲尚肥大,奔跑后鼻甲收缩迟钝。舌质淡红,苔薄白,实脉。

案解:鼻甲留瘀,事无异议,治取化瘀,亦以常规处理,唯运动后收缩迟钝,则不能不考虑帅血之气失其充沛所致。纵然年仅弱冠,仍然重在益气。

黄芪 10g	升麻 3g	红花 6g	益母草 10g
桃仁 10g	当归尾 10g	赤芍 6g	干地龙 10g
石菖蒲 3g	路路通 10g		

7剂煎服

本案患者,历经5诊,跨时两月余(11周),可分为2个阶段,第一阶段是初诊到三诊,患者实证为主,治以"峻剂一清一泻",服药35剂;第二阶段是四诊开始,采用"宽以济猛"策略,出自孔子:"宽以济猛,猛以济宽,政是以和。"意思是提倡将宽与猛两手互为补充,使宽猛有度,则政治和谐,管理有序。变应性鼻炎辨证,是否"言必称虚寒"?非也。从本案患者来看,虽鼻涕清稀、得暖缓解,似为虚寒证,却同时有舌质偏红、年少气盛之实证因素。在局部症状与全身症状相矛盾时如何取舍?干老认为,一是要看矛盾双方何者分量重,二是要看何者反映病情本质。该患者鼻涕清稀,这是变应性鼻炎必备条件,也就是说在此条件上还应进一步辨别寒热虚实;而患者舌质偏红表现、血气方刚体质、弱冠之年因素,恰恰综合反映了"实""热"是其本质。因此干老选择清泻肺热、活血通窍法。

清热法治疗鼻鼽,发端于刘河间。唐宋以前,鼻流清涕总是以虚寒论之,至金代刘河间在《素问玄机原病式·六气为病》中说"肺热甚则出涕","或言鼽为肺寒者,误也",从而提出清热法。干老运用此法,三诊三步,各有不同。初诊以舌红、鼻甲肿大为抓手,清热活血并进:用桑白皮、马兜铃、黄芩、山栀、甜葶苈等清泄肺热,干地龙、桃仁、当归尾养血活血;二诊时,患者鼻塞减轻,舌质仍红,此时选用凉血活血之茜草、紫草、墨旱莲,既作为血分凉药,又具有"脱敏"之药理功能,而选用此类药的意图,干老谓之"步迹深入";三诊,经过前两次治疗亦有疗效,但感药效尚轻,于是选用葶苈子、黄连、山栀,泻肺、泻心、泻肝三者并施,干老谓之"峻剂博浪",大有"弄潮儿向涛头立"之势。

四诊,清泻之法既效,则"宽以济猛",改用抚安。此时,一般医者最易采取"乘胜追击"方法,然而干老停止了攻伐。"纵然年仅弱冠,仍然重在益气"一句,充分体现了当攻则攻、当补则补的辩证法。

病例 10

王某,男,62 岁。初诊:1998 年 4 月 14 日。

近年来常作狂嚏,清涕奇多,遇风冷则诸症倍增。检查:鼻黏膜色淡,两下鼻甲肿胀。舌质胖嫩,舌苔薄白,脉弱。

案解:花甲之年,虚寒之体;脾肾不足,土不制水,取缩泉法。

益智仁 10g	乌药 10g	山药 10g	肉桂(后下)3g
太子参 10g	诃子肉 10g	乌梅 10g	覆盆子 10g
甘草 3g			

7 剂煎服

二诊:1998 年 4 月 21 日。服药 7 剂,涕量明显减少。

检查:鼻甲肿胀已减轻。舌质略胖,舌苔薄白,脉细弱。

案解:坤土得充,五液乃治。原方稍事增损。

| 益智仁 10g | 乌药 10g | 太子参 10g | 山药 10g |
| 诃子肉 10g | 覆盆子 10g | 茯苓 10g | 甘草 3g |

7 剂煎服

本案患者年逾花甲,近年来狂嚏,清涕奇多,遇风冷而加重,鼻黏膜色淡,两下鼻甲肿胀。舌质胖嫩,舌苔薄白,脉弱者,一派阳虚之象,当责脾肾不足。干老临诊中,凡见有耳鼻咽喉分泌物清稀、量多者,或伴有小便频,或夜尿多者,必考虑阳气固摄作用,或补脾气,或温肾阳,或脾肾同补。常用缩泉丸。缩泉丸见于《魏氏家藏方》,原用于治疗"下元虚冷,小便频数或白浊、遗尿"。方中以益智仁温补脾肾、固精涩尿为君药。《医学启源》曾谓益智仁能"治人多唾",干老取来,用于敛涕。使用本方辨证要点:除了具备常见脾肾不足证候以外,关键点在鼻涕的"质"需较稀,"量"必甚多,乌药行气散寒,山药、太子参健脾补肾,均有益助肾气温煦以化寒水之功;另用肉桂、诃子、覆盆子,旨在加强益火温阳、收涩敛涕作用。

病例 11

姜某,男,38 岁。初诊:1998 年 10 月 27 日。

病鼻数载,主症为典型过敏性鼻炎,作痒之域波及鼻咽、口腔、上腭。每年以秋冬两季严重。同时夜间鼻腔干燥。3 天前涕中夹血丝(每年秋天鼻必带血)。

检查:鼻腔(-),舌薄黄苔,脉细。

案解:鼻病数年,"经"予金燥,"痒"属过敏,病固同存,证属两因。当从"润金"脱敏入手,稍解凉开。

百合 10g	生地 10g	熟地 10g	玄参 10g
干地龙 10g	蝉衣 3g	茜草 10g	紫草 10g
墨旱莲 10g	麦冬 10g		

7剂煎服

嘱其慎起居,防风寒,饮食忌辛辣。

二诊:1998年11月3日。药后,鼻痒狂嚏次数减少,涕量仍难减少,干燥已滋润许多,涕血已匿迹。检查:鼻腔少液。舌薄苔。脉细而劲。

案解:方已对证,治步原旨。刻下向润金生水倾向。

百合 10g	生地 10g	麦冬 10g	沙参 10g
干地龙 10g	蝉衣 3g	诃子肉 10g	乌梅 10g
芦根 30g			

7剂煎服

本案患者作痒之域波及鼻咽、口腔、上腭,且秋冬季加重,秋为金令,主在肃杀收敛,六气属燥,老病夙疾易于发生。燥气犯肺,戕伤肺津,津液亏损则鼻腔干燥,面部作痒,涕中夹血丝亦由燥邪灼伤血络所致,故干老在医案中写到:"经"予金燥,"痒"属过敏,当从"润金"脱敏入手。方取百合固金汤合脱敏汤化裁。方中百合、麦冬润肺滋阴,充水之上源而固肺金;生地、熟地滋肾壮水;玄参滋阴而又有凉血之效;茜草、紫草、墨旱莲、地龙、蝉衣为干老手定的治疗过敏性鼻炎的效方"脱敏汤";诸药相合,肺金得润,津液下输以滋肾水,肾水得壮,阴液上蒸以濡肺金,使得金水相生,又酌配现代药理研究之凉血脱敏药物,有益于提高临床疗效。二诊时鼻痒狂嚏次数减少,干燥已滋润许多,涕血已匿迹,只是涕量仍难减少未免美中不足,但从其他症状的改善来看,方药对证,故仍宗原方大旨,稍稍出入而已。由于鼻痒不再,故去茜草、紫草、墨旱莲,加用沙参滋润肺阴,诃子肉、乌梅收涩敛涕。

病例 12

魏某,男,10岁。1998年2月10日诊。

典型性过敏性鼻炎,过敏性哮喘,前后从小即有,今年秋季为最严重。

检查:右下甲肥大,充盈满腔,黏膜泛白,舌薄苔,脉小。

案解:赋藜藿之体,秉过敏之质,其嚏其喘,证隶一宗。治当固以求本,脱敏以治标,治程虽长,总有覆杯之日。

太子参 10g	白术 6g	茯苓 10g	麻黄 3g
杏仁 10g	干地龙 10g	蝉衣 3g	甘草 3g
黄芪 10g	防风 6g		

7 剂煎服

二诊:1998 年 3 月 13 日。药进 19 剂,鼻痒消失而嚏已减少,在咽头无痰之痒鲠介之下,频频清嗓。

检查:咽(-),舌薄苔,脉未诊。

案解:药治 3 周,痰去而覆杯。唯频频清嗓而似病症,始从润咽着手取治。

桑白皮 10g	黄芩炭 6g	沙参 10g	玄参 10g
知母 10g	天竺黄 6g	苏子 10g	竹茹 10g
甘草 3g			

7 剂煎服

本例患儿为先天禀赋特异,有过敏性鼻炎伴哮喘病史,从小即有,乃本虚体质,治以益气为本,脱敏为标。方中集三拗、四君、玉屏风为一体,参以地龙、蝉衣祛风止痒。治疗 3 周,症状即缓。干老对此类患者之治疗,信心满满,早早即提出有覆杯之日。

病例13

蔡某,男,29 岁。1998 年 3 月 2 日诊。

典型过敏性鼻炎已 10 年之久,以冬天为严重的时节,出生中国台湾,但客居于大陆反而可以减轻。每日必作,鼻塞不严重。

检查:鼻腔(-),咽峡轻度弥漫性轻度充血,舌薄苔映黄,脉细。

案解:症属过敏无疑议,唯身处寒境反而更适合于温暖环境之中,则与陈士铎所谓"新病寒而久病热"之故相符,取脱敏汤。

墨旱莲 10g	紫草 10g	茜草 10g	蝉衣 3g
石榴皮 10g	干地龙 10g	荆芥炭 6g	诃子肉 10g

7 剂煎服

本例患者出生中国台湾,较大陆而气候炎热,内热也;客居于寒凉反而可以减轻症状者,喜寒也;陈士铎所谓"新病寒而久病热"者,表寒而真热。取脱敏汤:墨旱莲、紫草、茜草凉血脱敏,蝉衣、干地龙、荆芥炭祛风止痒,石榴皮、诃子肉酸涩收敛,干老常用以肺经蕴热之过敏性鼻炎。

病例 14

殷某,男,35 岁。1997 年 12 月 9 日诊。

10 年前感冒而导致,当即狂嚏鼻塞,常为阵发性,未予认真治疗,虚委十年,刻下加重。鼻塞严重,失嗅,涕出困难,头痛,阻塞性鼻音十分严重。

检查:右下甲肥大异常,充盈满腔,左侧肥大,舌薄腻苔,中隔反 "C" 字型弯曲(奔跑后,收缩良好),脉平。

案解:瘀留鼻甲,木然痴肿,治以攻坚破瘀,至于狂嚏过敏,暂弗兼致。同时亦可外治消肥。

三棱 10g	莪术 10g	红花 6g	桃仁 10g
归尾 10g	泽兰 6g	乳香 3g	辛夷 6g
金荞麦 10g	白芷 6g		

7 剂煎服

本例患者症状以鼻塞为主。过敏性鼻炎临床症状以鼻痒、喷嚏、清涕和鼻塞为特征,鼻塞的原因有气虚、蕴热、血瘀等。鼻甲肥大,木然痴肿,收缩不佳,非攻坚破瘀而难获其效。干老重用三棱、莪术、桃仁、红花破瘀之品,志在必得。

八、鼻出血

鼻出血指鼻腔内出血,是一种常见的病症,可出现于各种年龄。轻者仅涕中带血或鼻腔内少量渗血,严重者出血如涌,甚则可引起休克。鼻出血可见于鼻腔任何部位,多见于鼻中隔,特别是利特尔区;临床观察青少年出血以鼻腔前部占多数,中老年则以鼻腔后部出血为多见。中医称本病为鼻衄,出血量多者称为鼻洪,妇女月经期代偿性鼻出血则称为倒经。干老认为:鼻出血的病因,除外伤之外,主要有以下几点:

1. 燥气伤阴　感受外来燥邪,或感受风、热之邪,邪盛而化燥,或素体阴亏血少而致燥气内生,燥气伤阴助火,熏灼血脉,迫血外溢。

2. 火迫血行　火性上炎,熏灼鼻窍,逼血妄行,而致鼻衄。火者,有肺经郁热、心火上炎、肝火(阳)上亢、胃火(热)炽盛等。

3. 脾不统血　脾有统摄营血之功能,若脾气虚弱,统摄无权,则血不归经而外溢。

4. 阴虚阳亢　人生以一水以济五火,阴水一亏,虚阳亢盛,更其是肝肾之相火上亢,迫血外溢。

以上四者,常互相影响转化,如火能致燥,燥能化火;火耗津液则使阴液更虚,阴津亏损,不能制火而致虚火更旺;肝阳横逆克土,则脾土更衰,脾气虚弱,则统摄无权等。

本病的治疗原则为止血,常用内治与外治相结合的方法。内治主要有:

1. 燥气伤阴　多见于春秋季节,鼻黏膜干燥,利特尔区粗糙甚则皲裂,或见鼻甲干瘪,鼻道空旷,或有少许干痂,伴有口唇干燥,大便秘结,舌红少苔;脉细数。治宜养阴润肺生津。方选养阴清肺汤、清燥救肺汤。药如桑白皮 10g、沙参 10g、玄参 10g、生地 10g、麦冬 10g、丹皮 6~10g、茅根 10g、侧柏叶 10g、黄芩 6g、山栀 10g。

2. 火迫血行　发病较急,出血量多,出血部位大多在利特尔区,稍受外来刺激,如擤涕、喷嚏、咳嗽、热水洗脸、头部低下等均可引起出血。检查见鼻黏膜充血、糜烂,或有溃疡,或有活动性出血,伴有烦热,口渴多饮,大便秘结,小便黄赤,舌红苔黄,脉细数。治宜清热泻火,治疗时还应与清肺火、心火、胃火、肝火等以区别治疗。手太阴肺经,多气少血,故出血量相对较少,并伴有干咳少痰等,治宜清肺为主,选方加减清衄汤,药如桑白皮 10g、黄芩 16g、山栀 10g、黄连 3g、丹皮 10g、赤芍 10g、生地 10g 等。心火上炎多心烦,夜寐不佳,小便黄赤,治疗宜清心泻火,选方可用导赤散,药如川连 3g、生地 10g、竹叶 10g、茅根 10g 等。阳明胃经多气多血,故出血量多,难以骤止,并伴有烦渴多饮、口气臭秽、大便干结等,宜清胃泻火,方选加减清胃汤,药如生石膏 30g、黄连 3~6g、黄芩 10g、生大黄 10g、山栀 10g、丹皮 10g、赤芍 10g、芦根 30g、藕节 10g、侧柏叶 10g、蒲黄炒阿胶 10g,或加用犀角地黄汤。肝火甚者,多见于中、老年患者,常伴有高血压,出血量多,并伴有面红目赤,口干口苦,头痛目眩,常发于郁怒或酗酒、贪食辛辣之后,治宜清肝泻火,常用药如龙胆草 3g、夏枯草 10g、钩藤 10g、菊花 10g、丹皮 6g、黄芩 10g、山栀 10g、生地 10g、白茅根 10g、侧柏叶 10g,血压高或发病急者,加用羚羊角粉 0.5~1g,每天 1~2 次,症情缓解后即可减量或停用,而清热的具体临床用法又有泻火清热、滋阴清热、凉血清热、疏风清热等多法。

3. 脾不统血 气虚脾不统血,出血多为渗出性,量或多或少,频繁反复不休,鼻黏膜大多苍白,出血部位不一,有时很难找到出血点,一般在疲劳、少寐等情况下更易发作,伴有神疲乏力,头晕目眩,食欲不振,大便不调,舌质淡而胖嫩,脉细无力,血液检查常见血红蛋白及血小板减少。治宜补脾摄血,选用止血归脾汤,药如黄芪 10g、党参 10g、白术 10g、蛤粉炒阿胶珠 10g、山药 10g、当归 10g、熟地 10g、陈棕炭 10g、血余炭 10g。

4. 阴虚阳亢 出血多见于夜间,量较多,不易找出出血点,黏膜干燥而充血,伴有头昏目眩,心烦失眠,口干,耳鸣,舌红少苔,脉细数。治宜滋阴潜阳、平肝摄血,方选加减羚角钩藤汤,药如石决明 15g、羚羊角粉 1g、钩藤 10g、菊花 10g、桑叶 10g、白芍 10g、白蒺藜 10g、玄参 10g、生地 10g、丹皮 6g、茜草 10g;见腰膝酸软、潮热盗汗等肾阴不足者,参酌知柏地黄汤。

外治:凡鼻中隔及利特尔区黏膜粗糙、充血或干裂者,可涂黄连膏,每天 1~2 次。

凡局部有糜烂、溃疡者,可用黄连油膏纱布盖贴,每天更换 2~3 次,或用止血膜(百草霜30%、花蕊石 10%、禹余粮 10% 入白及液、涂于玻璃片上,待干取下,整理待用)盖贴。

凡有活动性出血者,应用黄连油膏纱布填塞后压迫止血,或用凝胶海绵加麻黄素或用消过毒的马勃压迫止血,再用油膏纱布或棉布填塞,压迫止血。填塞要紧,应保持一定压力,每天应更换 1 次,出血停止后,6~8 小时可去。

病例 1

李某,女,10 岁。初诊:1991 年 8 月 6 日。

鼻衄 2 年多,初时数月一出,近来匝旬一作,量较多,鼻腔堵塞已 1 年,涕不太多,鼻中很不舒服,前庭作痒。

检查:两利特尔区糜烂、粗糙,面积已超过 1cm^2。两颌下区各有指头大淋巴结 1 个,压痛。舌薄苔,脉平。

案解:热伏肺经,祸延鼻窍。利特尔区糜烂正是出血之通途。治当清肺凉营,佐以外治。

黄芩 3g	桑白皮 10g	丹皮 6g	赤芍 6g
麦冬 10g	墨旱莲 10g	生地 10g	白茅根 10g

7 剂煎服

黄芩油膏,外用涂鼻腔,每日 2 次。

二诊:1991 年 8 月 20 日。药仅 7 剂(以挂不到号而停治)。在此 2 周未出血。

检查:两侧利特尔区(左)已明显改善,接近粗糙状态,(右侧)已收敛一些。舌薄苔,脉平。

案解:纵然衄停半月,但利特尔区尚未康复,总难言痊。刻下金秋燥令,更宜一润。

黄芩 3g	丹皮 6g	赤芍 6g	桑白皮 10g
麦冬 10g	沙参 10g	生地 10g	白茅根 10g
百合 10g	茜草 10g		

7 剂煎服

三诊:1991 年 9 月 3 日。在此期间未出血,一般情况良好。

检查:两侧利特尔区仅为黏膜粗糙,充血接近消失。咽后壁有充血感,扁桃体(双)Ⅱ度肿大。舌薄苔,脉平。

案解:利特尔区日趋正常,痊愈指日可待。唯以咽峡潮红,药治仍难遗弃。为时久计,药量取维持(即隔日 1 剂)。

桑白皮 10g	金银花 10g	丹皮 6g	赤芍 6g
甘中黄 3g	芦根 30g	白茅根 10g	生地 10g
玄参 10g			

7 剂煎服

病例 2

程某,男,19 岁。1996 年 4 月 30 日诊。

鼻病发作垂髫之际。鼻腔干燥,有血,有时出现痛痒感,通气在天冷时不佳。

检查:鼻前庭粗糙,充血,干燥,结痂,利特尔区左侧轻度糜烂。充血。

舌薄苔,脉平。

案解:肺燥金热,其气上逼畜门,治当清之润之。

生地 10g	沙参 10g	黄芩 3g	桑白皮 10g
豨莶草 6g	麦冬 10g	山栀 10g	丹皮 6g
赤芍 6g	茅根 10g		

7 剂煎服

黄芩油膏 1 盒,外用

上 2 例医案都是清肺凉营和滋阴润燥结合运用的体现。例 1 患者鼻衄多年,检查见利特尔区糜烂而粗糙,这是火热之邪内盛,伏于肺经,冶炼肺金,熏灼鼻窍所致;火热肆虐,炙烧血液,血为之热则溢出脉外,故常规选取清热凉血为治。方中黄芩、桑白皮二味为肺经专药,善清肺脏火热;丹皮、赤芍清热凉血,使得血热得降,出血得止,且离经之血易凝滞成瘀,丹皮与赤芍不仅清血分之热,又有散瘀之功;白茅根凉血止血,是血热出血的良药,生地、麦冬、墨旱莲三味养阴清热,济坎伐离,有补北泻南之效。例 2 患者自幼即始,鼻腔干燥,痒、痛涕血,利特尔区糜烂而充血,亦是肺经蕴热,治疗以清肺凉血;热燥伤阴,口鼻干燥,故与养阴润燥相伍,黄芩、桑白皮、豨莶草、山栀、丹皮、赤芍、茅根清肺凉血止血,生地、沙参、麦冬养阴生津。

黄芩油膏对于改善局部症状有很好疗效,其以油性之黏腻保护鼻黏膜,防止破裂出血。

病例 3

张某,女,11 岁。初诊:1992 年 8 月 14 日。

4 岁开始鼻衄,主在夏天,量很多,难以一压而止。每次发作,前后天数很长。者番剧发已 3 周。入夏肤热掌灼。

检查:利特尔区大面积糜烂右重左轻,上盖痂皮,现无活动性出血。舌薄苔,脉细数。

案解:血热必然妄行,夏火秋燥,故而更见频繁。治当清火凉营,佐以润燥。

生地 10g	白茅根 10g	竹叶 10g	侧柏叶 10g
茜草 10g	紫草 10g	麦冬 10g	甘中黄 3g
丹皮 6g	赤芍 6g		

7剂煎服

二诊：1992年9月22日。时历月余，药进14剂，药后未见出血，但在近5天感冒发热（39.5℃），于昨日在一个喷嚏时又出血。量多难止。

检查：两侧利特尔区糜烂，刻下无活动性出血。舌薄苔，尖有红意，脉有数意。

案解：药后鼻衄平稳，即不见红。但一度高热，蒉衄又以红汗姿态而又来。曾血检而知血小板为数少，则下诊再酌情裁方。

桑叶6g	菊花10g	金银花10g	连翘6g
生地10g	白茅根10g	竹叶10g	侧柏叶10g
丹皮6g	甘中黄3g		

7剂煎服

三诊：1992年10月6日。上次门诊之后，未见出血。

检查：利特尔区糜烂消失，但粗糙及轻度充血。舌薄苔，脉细。

案解：衄止症状减轻或消失，利特尔区现象病灶亦明显好转。治从养血凉血入手。

阿胶10g	百合10g	生地10g	侧柏炭10g
当归10g	白芍6g	白茅根10g	桑白皮10g
金银花炭10g	甘草3g		

7剂煎服

本例患者童稚之体，虽是女性属阴，体阴而用阳，从4岁开始鼻出血7年，至今未至，血热无疑，兼之入夏尤甚，肤热掌灼，夏季为火令，公历八月正是伏暑之季，赤日炎炎，引动血热，热迫血行，故鼻衄不止。干老宗血热论治，予以清火凉营。方中生地、丹皮、赤芍、紫草寒凉清热，凉血止衄，生地又有滋阴之效，使得水生而火灭，丹皮、赤芍更兼散瘀之功，使得止血而不留瘀；竹叶清热泻火，利尿生津，使邪有出路；甘中黄清热解毒，与竹叶合用，更灭上炎之火势；白茅根、侧柏叶凉血止血；茜草化瘀止血；麦冬滋阴润燥，使得水火交媾。此诊以清心火为主。

进药2周后保得月余平安，未再出血，然而感冒后喷嚏引血，可谓好事多磨。此次感冒发热、舌红脉数，当宗风热论治，然而外感风热引动潜压之伏火，又有燎原之势，不能偏于疏风而忽略于清热，取桑菊饮及银翘散意。方中桑叶、菊花疏风清热，发散火郁；金银花、连翘清热解毒，兼能退热；生地、竹叶仿导赤散之意,清热凉血,泻火滋阴;白茅根、侧柏叶凉血止血;丹皮清热凉血,又能散瘀;甘中黄清热解毒。此诊以清肺热为主。

药进7剂,鼻衄又止,干老继续采用了攻补兼施之法。患者多年衄家,血分长期蕴热,热灼营阴,阴分已伤,阴血同源,血液常年外溢,血分亦显亏虚,所以干老的治疗大法已有所改变。方中百合、生地滋阴润燥,营养阴分;阿胶、当归、白芍养血补血,填补血分;桑白皮清泻肺热,明代万全认为小儿阳常有余阴常不足,而鼻为肺之窍,所以酌加清泻肺热之品;双花炭、侧柏炭均取炭用,炭为黑色,主水克火;白茅根凉血而止血;甘草调和诸药。此诊以扶正养血为主。

病例 4

夏某,女,40岁。初诊:1991年10月5日。

20年衄家,入夏即作。做过冷冻。上周又出过血,量多,但能加压而止。平时清涕较多(已10年之久),大多自淋难敛,通气尚可,善嚏。左耳做过乳突根治术(1975年)。右耳鸣响,有时鸣而伴眩晕,听力差。扁桃体1976年行摘除术。咽头多痰,异物感。

检查:咽后壁小血管扩张。鼻中隔弯曲,找不到出血点,利特尔区(-),左鼻翼底部有损伤后的皮痂。右耳干燥,舌薄苔,脉细。

案解:五官俱病,为时亦久,取扶正一法,以六君子汤加减。

党参 10g	茯苓 10g	陈皮 6g	半夏 6g
百合 10g	仙茅 6g	当归 10g	丹参 10g
白芍 6g	甘草 3g		

7剂煎服

二诊:1991年11月26日。药后14剂,耳鸣已轻些。鼻未见出过血。清涕之多,变化不大,喉头痰已减少,异物感不明显,而胸膺痞闷。脱发纷纷,头皮干燥而不痒。下午面赤掌灼。

检查:咽后壁小血管扩张明显减轻;鼻前庭痂落炎消。舌薄苔,脉平。

案解:初诊主诉遗漏多多,责是裁方亦颇感片面,纵然获有微效,总感难惬于心。今也重作分析,印象为气血双亏,龙雷暗动。

知母 10g	川黄柏 3g	熟地 10g	地骨皮 10g
当归 10g	党参 10g	白术 6g	桑椹子 10g

茯苓 10g　　　　黄精 10g

7 剂煎服

三诊：1992 年 2 月 4 日。鼻衄未作，清涕敛迹，咽痛平稳，听力提高。喉头鲠介还有，痰多而嗽，能吐能咯。胸口闷痞，下午头痛颧红，两耳有憋气感，大便干结难解。

检查：咽无异常。舌薄苔，脉平。

案解：上诊之方，尚感如意。唯以诸恙稍有斗换星移之感，故而方亦"四君"减灶，六味"添筹"。

知母 10g	川黄柏 3g	熟地 10g	柏子仁 10g
山药 10g	丹皮 6g	泽泻 6g	地骨皮 10g
茯苓 10g	补骨脂 10g		

7 剂煎服

本案患者反复鼻衄 20 年，平时清涕较多，多自淋难敛，通气尚可，善嚏。左耳做过乳突根治术，右耳鸣响，有时鸣而伴眩晕，听力差。扁桃体已切除，但咽头多痰，异物感。从其就诊时症状及病史来看，五官俱病，气虚不足，干老取法扶正，以夏陈六君子汤为主方化裁。方中党参、茯苓健脾益气；半夏、陈皮燥湿理气化痰；百合、白芍养阴润燥；当归、丹参养血活血；仙茅温补肾阳，益火之源，离照当空则阴霾自散；甘草调和诸药。二诊时症状有所变化，清涕仍然存在，下午面赤掌灼。考清涕在初诊时即存在，仙茅温阳未曾奏效，舌脉合参，应该是脾气虚弱不能摄制之由，脾主运化水湿，脾气健旺才能水汽循常道。午后面赤掌灼是典型的阴液亏损、虚火上炎。两个证候俱为明显，干老认为系"龙雷暗动"之故，费伯雄《医醇賸义》云："阴分久亏，龙雷之火犯肺"，故干老拟健脾益气、养阴退热。方中党参、白术、茯苓健脾益气，熟地、当归育阴养血，黄精、桑椹子滋阴润燥，知母、黄柏养阴泻火，地骨皮清透虚热。全方重在补益，从脾肾着手，以期衄止、涕敛、热退。三诊时鼻衄未作，清涕已敛，然而龙雷之火似乎未曾平息，本虚已极，水不济火，标症难除，者番裁方，应重在益肾填阴，但气虚亦不能视而不见，故"四君"减灶，六味"添筹"。

病例 5

孙某，男，17 岁。初诊：1992 年 1 月 21 日。

反复鼻衄已 1 年多,量也较多,曾输过 400ml 血。近 3 天来出过血。曾做过 5 次冷冻,也未能控制。近来发现耳鸣。

检查:右侧利特尔区大面积及较深的溃疡 1 个,上有血痂。舌薄苔,质淡白,脉大而数。

案解:周年大衄,营血之亏,已不言而喻,同时利特尔区溃疡如此之深。亦属罕见。宗中医"见血不治血"论点,取峻剂扶正,当然所谓扶正者,亦气血两补也。

黄芪 10g	紫河车 10g	党参 10g	山药 10g
苏子 10g	酸枣仁 10g	当归 10g	白芍 6g
阿胶 10g	甘草 3g		

7 剂煎服

二诊:1992 年 1 月 28 日。在此 1 周中,未见出血。耳鸣暂息,胃纳依然木然。

检查:右利特尔区溃疡已浅许多,左侧也有些粗糙。舌薄黄苔,脉平。

案解:匝旬不衄,当然属佳事。但利特尔区病灶未除,病根依然存在,未可额手过早。

黄芪 10g	党参 10g	白术 10g	酸枣仁 10g
茯苓 10g	远志 10g	山药 10g	苏子 10g
木香 3g	甘草 3g		

7 剂煎服

黄芩油膏,外用涂鼻腔,每日 2 次。

本案患者鼻衄匝年不愈,出血量多,甚至已经到了输血的地步,结合全身症状来看,属虚证无疑,舌脉皆为佐证。中医认为气为血帅,气摄血,干老认为这种鼻出血患者多是气血大损,血不易止,故治疗上应以"上必顾及其脾肺,下必滋养其肾元",正如顾松园《医镜》所载"夫治之道,法当宽缓,宜温宜补"。因之遇到这种情况,应该大补气血,常用方有八珍汤和十全大补汤。方中黄芪补气升阳,使得浊阴自降;党参、山药补益脾肺之气;紫河车为血肉有情之品,峻补元阳,填精益髓;当归、白芍、阿胶养血补血;苏子性降,能引血下行,气降则血自归经,同时又使全方补而不腻;甘草调和诸药;酸枣仁养心补血安神,心者火脏也,为百脉之所主,水谷精微奉心而化赤,离宫不安亦能迫血妄行,故酸枣仁宁心有"先安未受邪之地"的意思,且酸枣仁合甘草乃酸甘化阴之意,阴血同源,阴生则血自生矣。综观全方,气血阳三者并补,而补阴则通过酸甘来配,于无声处听惊雷,体现了干老不多用一味赘药的特色。药进7剂,患者耳鸣息、溃疡浅、出血止,这当然是有的放矢、方药对证的结果。但是干老没有因此而沾沾自喜,而是审时度势,通过对利特尔区进行检查,发现溃疡虽表浅却仍然存在,治疗好比只是把坑底垫高而非彻底填平,所以额手称庆未免过早。二诊从峻补向平补过渡,治疗上更偏重于调理脾胃和宁心安神。方中黄芪补气升阳;四君子功专益气;山药补脾养胃;木香理气和胃;酸枣仁、远志、茯苓养心安神;苏子降气止衄。

病例6

孔某,男,25岁。1993年2月9日初诊。

从4岁开始鼻出血,历20年反复而作。7年前做过烧灼后,平稳一段时间。近来又发作频繁。

检查:左侧利特尔区大面积(已越出利特尔区范围)糜烂,有血痂,现在无活动性出血。舌薄苔,尖红,脉实。

案解:念年衄家,面临春季,当然发作频繁。治当降气、清营、润燥、伐木四者兼顾。

夏枯草 10g	菊花 10g	生地 10g	白茅根 10g
丹皮 6g	赤芍 6g	麦冬 10g	苏子 10g
盐水炒牛膝 10g	黄芩 3g		

7剂煎服

本案例患者反复出血20年,此次发于2月初春。干老认为:春天主生发之气,万物复苏,欣欣向荣,在色为青,在脏属肝,故肝为将军之官,喜条达而恶抑郁,善主疏泄,最怕郁结,长期听之顺之,则肝气疏泄太过,将军放纵无度,肝为藏血之官,疏泄太过,气机横逆,血运于诸经,离于经外,则出血频作,皆肝之过也。木旺而迫血妄行,治法首在伐木。鼻为肺之窍,肺居上焦,肝居中焦,木旺则升而侮金,肝实则上逆凌肺,所以缪希雍的降气法必不可少。《圣济总录·鼻门》谓:"今之治衄蔑者,专于治衄,不知血之行留,气为之本,犹海水潮汐,阴阳之气使然也。明夫经络逆顺,则血与气俱流通而无妄行之患也。"这段话说明了治衄时应注意经络之顺逆,气血之流向,直白而言就是要掺杂降气。另外,丹波元简在《杂病广要·诸血病·治分八法》中说:"血随气上,越出上窍,法以苏子、沉香之类顺其气,气降则血自归经矣。"所以干老在治鼻出血时常会根据出血情况的由轻到重而依次添加苏子、牛膝、沉香、旋覆花、代赭石、磁石之品,早前还有医者治鼻衄时会嘱咐患者家属取金首饰煎水,以此水煎药服,取其重镇降气,可见降气法在鼻出血治疗中的重要性。本案患者正符合肝失疏泄而致鼻衄的特点,治宜伐木降气,由于舌红脉实,佐加清热凉血。方中夏枯草、菊花清肝泻火,夏枯草专事清肝,菊花又能散发火郁;苏子、牛膝降气而引血下行,牛膝用盐水炒意在引入肾经,肾居下焦,为真武之水脏,火入坎地,不浇自灭;黄芩清热燥湿;丹皮、赤芍、白茅根清热凉血,白茅根擅于止血,丹皮与赤芍又有散瘀之效,使得止血而不留瘀;生地、麦冬养阴柔肝,肝气疏泄太过乃用有余而体不足,肝用虽阳而体为阴,故加生地、麦冬养肝阴以绝其病根,且肝性刚烈,强行伐之会激惹其怒气,酌配柔木之品好比款款软语轻嚼耳畔,更易收功。

病例 7

赵某,女,66 岁。1997 年 7 月 30 日诊。

左鼻孔在 3 天前出血,经过止遏之后,至今未见再出(过去已有过多次),血压不高,鼻出血在平时也每月必作。

检查:左侧利特尔区大面积糜烂,有血痂,刻下无活动性出血,舌薄苔,有朱点,脉细。

案解:肺热内蕴,利特尔区失其完整,心火助纣,更使血逆妄行,初步处理,清肺凉营。

桑白皮 10g	黄芩 3g	山栀炭 10g	白茅根 10g
紫草 10g	丹皮 6g	地骨皮 10g	茜草 10g
盐水炒牛膝 6g	生地 10g		

7 剂煎服

黄芩油膏 10g,外用。

年逾花甲之年,多有阴虚不足。但本例患者却以肺经蕴热为主,利特尔区糜烂,治疗以清肺为主,佐以清心凉血止血。牛膝、丹皮、地骨皮亦有引火下行,清虚热之功用。

干老认为,治疗鼻衄,用中医中药有其特色。一般而言,鼻衄的辨证:发病急者多为实火;病程长者,黏膜红者多为阴虚,黏膜淡者多为气虚。这些原则与中医各科无二致。但是,鼻为人体呼吸气体出入之口,与自然界气候变化的关系最为密切。春季之风、夏季之暑、秋季之燥、冬季之寒,均对鼻衄患者的病情有较大的影响。因此,治疗时也必须区别对待。

1. 春季配以疏风 春季为"风"邪当令,尤其在"春分""惊蛰"等节气时,风邪侵犯而使鼻衄发病者增多,或者加重。此时治疗鼻衄,在辨证用药的同时,可以配以疏风宣肺,选用药物如荆芥、防风之类。

2. 夏季配以解暑 夏季气候炎热,暑湿夹杂,鼻衄患者发病较少,但若有发病,则常常有口渴、心烦、头晕、头重等症状。此时宜在治疗鼻衄的方中加入藿香、佩兰、荷叶等清暑化湿之品。

3. 秋季配以润燥 秋天气候干燥,鼻腔黏膜亦易干燥、破裂、出血,止血必须配合润燥。燥邪有温、凉之分,胃火、肝火、肺热及阴虚火旺导致鼻衄者多兼有温燥,可配伍桑杏汤,常用药如桑皮、杏仁、天花粉、芦根等;脾虚、肾虚而气不摄血导致鼻衄者多兼有凉燥,可配伍清燥救肺汤,常用药如桑叶、阿胶、胡麻仁、枇杷叶等。

4. 冬季配以化瘀 冬季天寒,血遇寒则涩,鼻衄患者之血脉易有瘀血停留,治疗当兼以活血化瘀。患者有热象,用凉血活血方药,常用药如丹皮、赤芍、茜草等;有虚寒之象者,选温经通脉方药,常用药如当归、红花、蒲黄等。

九、鼻窦炎

鼻窦炎是一种常见的鼻窦黏膜炎症,常继发于鼻炎之后,严重者可累及鼻窦后骨质,可引起周围组织和邻近器官的并发症。其中又分急性和慢性两种,急性鼻窦炎多继发于鼻腔的急性炎症,多为单发性;慢性鼻窦炎则在急性鼻窦炎的基础上发生,且为多发性,并反复发作,缠绵难愈。牙源性上颌窦炎多为慢性起病。临床主要症状有鼻塞、头痛、多涕。在四组鼻窦中,上颌窦发病率最高,其次为筛窦、额窦,蝶窦较为少病。中医称本病为鼻渊,俗称"脑漏"。

急性鼻窦炎的主要症状为持续性头痛与发病鼻窦区局部沉重、闷痛,在低头、用力、跳跃、擤鼻及咳嗽时疼痛加重,并可出现放射性痛。有大量的黏液性或脓液性鼻涕,不易擤尽,有时可夹有血迹或腥臭气味。鼻腔阻塞不通,嗅觉丧失。局部检查,见鼻腔黏膜充血肿胀,鼻腔内有鼻涕潴留,并伴有发热、恶寒等全身症状。干老认为急性鼻窦炎多因风寒或风热侵袭,肺失清肃,邪毒结滞鼻窍,阻遏气机,致清阳不升,浊阴上蒙而为病。其治疗可分为3个证型:

1. 风寒侵袭　鼻塞不通,涕多清稀,嗅觉暂时消失,检查见鼻黏膜苍白水肿,鼻腔分泌物多,伴有恶寒、头痛、少汗、脉浮紧。治疗宜辛温解表。常用方如荆防败毒散合苍耳子散。典型处方如:荆芥 6g、防风 6g、羌活 6g、白芷 6g、辛夷 10g、薄荷 6g、桔梗 6g、甘草 3g、苍耳子 10g、川芎 10g。

2. 风热侵袭　鼻塞不通,涕多黏稠而黄,嗅觉减退或消失,检查鼻黏膜充血,分泌物色黄而稠,伴有发热甚,头痛汗出,咳嗽,口干喜冷饮,舌苔薄黄,脉浮数。治宜疏风清热。常用桑菊饮合苍耳子散。典型处方如:桑叶 10g、菊花 10g、金银花 10g、连翘 10g、薄荷 6g、苍耳子 10g、辛夷 10g、桑白皮 10g、桔梗 6g、鱼腥草 10g。

热势较重者,见发热高,头痛剧烈,鼻涕黄浊如脓,口干思饮,大便秘结,舌红苔黄,脉数。宜苦寒清热泻火法。常用黄连解毒汤合苍耳子散。典型处方如:苍耳子 10g、桑白皮 10g、鹅不食草 10g、鸭跖草 10g、鱼腥草 10g、黄芩 6g、山栀 10g、芦根 30g、薄荷 6g、辛夷 10g。伴有涕中带血者,加生地 10g、丹皮 6g。

3. 清阳不升　常见于起病 7~10 天之后,涕多不敛,鼻塞严重,头脑钝痛,并伴有头昏沉重,视物模糊,耳中憋气,口中黏腻,脉濡等。治宜升清化浊。常用藿香正气散合苍耳子散,常加入升麻、柴胡、葛根、蔓荆子等升提药物。典型处方如:苍耳子 10g、辛夷 10g、藿香 10g、佩兰 10g、桔梗 6g、鱼腥草 10g、蔓荆子 10g、升麻 3g、菖蒲 3g。

慢性鼻窦炎常继发于急性鼻窦炎,其主要症状表现为:鼻腔分泌物多,鼻阻塞,头痛,嗅觉减退或消失。分泌物质稠厚,多呈黄绿色,为黏液性或脓液性,少数质稀薄而清白,如牙源性上颌窦炎则涕有臭味,头痛不剧烈,为钝痛或闷痛,有时间性和定位特点,一般白天重夜间轻,且多为一侧性,若为双侧性,必有一侧为重,在休息、安静、睡眠,及滴鼻药、蒸气吸入时鼻腔通气引流改善后头痛缓解,在咳嗽、喷嚏、弯腰低头、用力或突然摇动头部及抽烟、喝酒、情绪激动时加重。检查可见：鼻腔黏膜肥厚，呈慢性充血，鼻道内有分泌物潴留，严重者中甲肥大、息变，或有息肉增生。伴有头昏困倦，精神不振，记忆力减退，注意力不集中等全身症状。干老认为其常见的病因病机有肺气虚寒，外邪入侵；或肝胆郁热，上蒸清窍；或脾虚湿盛，清阳不升，浊阴上泛；或髓海空虚，虚火上炎。几者之间又可互相影响，如髓海空虚，脏腑失养，亦可致肺脾虚弱，清阳不升，津液浊化成痰。辨证治疗可分为4个证型：

1. 肺气虚寒 鼻塞持续不通，在温暖环境中可缓解，涕量奇多，清稀不稠，遇寒则诸症加重，鼻黏苍白，下甲多肥大，对黏膜收缩剂敏感，全身症状见怕冷畏风，大便稀薄，小便清长，脉细。治宜温肺祛寒。代表方为温肺止流丹、温卫汤并加入荜茇、荜澄茄、细辛等辛温通窍之品。

2. 肝胆郁热 鼻塞不通，涕稠厚混浊如脓，量多，头痛剧烈，口干味苦，大便秘结，急躁易怒，鼻黏膜充血，舌红苔黄，脉弦数有力。治宜泻肝清肺。常用抑金散、龙胆泻肝汤。典型处方如：龙胆草3g、夏枯草10g、鱼腥草10g、黄芩10g、山栀10g、薄荷6g、苍耳子10g、桑叶10g、桑白皮19g、芦根30g。并可合用藿胆丸，每次5g，每天3次。

3. 脾虚湿盛 鼻塞持续，涕量奇多，色白多黄少，稠黏如糊，鼻甲肥大，黏膜淡白，常伴有息变或息肉增生，全身症状见怠倦乏力，头痛不剧而昏沉，纳食不香，大便稀溏，舌胖嫩、边有齿痕。治宜健脾化湿。常用六君子汤或参苓白术散合二陈汤。典型处方如：党参10g、白术10g、白扁豆10g、茯苓10g、苡仁10g、陈皮6g、法夏6g、藿香10g、白芷6g、辛夷10g。亦可加葶苈子10g泻肺化湿。脾虚湿盛，浊阴上泛而致清阳不升者，表现为鼻塞较甚，头昏耳鸣、健忘等，则常在健脾化湿药中参以升麻、葛根、柴胡等升清开窍之品。

4. 髓海空虚 病史较长，涕量较多，色白或浊，质稀或稠，阻塞感较轻，伴头晕耳鸣，遗精，多带，口干咽燥，潮热心烦，大便偏干，舌红少苔，脉细数，治宜补肾填髓，滋阴降火。常用六味地黄丸、左归丸。涕多难敛者，加缩泉丸。多涕、头痛、鼻塞为慢性鼻窦炎的主要症状，治疗应根据其特点，辨证用药。多涕者，常选桔梗、鱼腥草；涕色淡白者，加白芷、细辛；色浊如脓者，加龙胆草、夏枯草；涕清稀量多而难敛者，加缩泉丸温肾固摄；鼻塞不通，鼻甲黏膜淡红，对收缩剂敏感者，为清阳不升，加升麻、葛根、菖蒲升清利窍;鼻甲黏膜色黯红,对收缩剂不敏感者,为气滞血瘀,加桃仁、红花、归尾活血化瘀;头痛者可加蔓荆子、荷叶;呈闷痛状加藿香,胀痛者加白芷;前额痛属阳明,加白芷;两太阳穴痛属少阳,加柴胡;后枕痛属太阳,加葛根、羌活;鼻甲有息变或息肉增生,为湿浊内停,可加重化湿之品。

鼻渊合剂(辛夷、白芷、薄荷、苍耳子、芦根、鱼腥草)为一般鼻窦炎的常用药,各证型俱可使用,临床验之,效果颇佳。

病例 1

龚某,男,42 岁。初诊:1996 年 3 月 27 日。

1994 年起,涕血伴以狂嚏鼻痒,当时诊断病在右额窦、筛窦及息肉,曾做过鼻息肉摘除手术及鼻甲部分切除术,也做过穿刺,左侧(上颌窦)有黄色液体。

刻下主症:通气尚可,涕量较多在左侧,稠而不黄,嗅觉迟钝,头痛偏于左侧,主在眉棱,波及左颞。右重左轻,双耳鸣响,伴以脑鸣,拒绝外来噪声。咽干口燥,甚于早晨。

检查:中隔左偏,左腔狭窄,黏膜红艳充血,左腔脓性分泌物潴留,舌黄腻苔,脉弦数。

案解:胆热移脑,肝阳助威,而且时临春木旺盛之际,非重剂清肝泻胆,难以见效。

柴胡 3g	山栀 10g	黄芩 6g	龙胆草 3g
辛夷 10g	苍耳子 10g	夏枯草 10g	钩藤 10g
白芷 6g	桑叶 10g		

7 剂煎服

二诊:1996 年 4 月 5 日。脑鸣消失,唯右耳尚有一些(呼呼声)。鼻痒伴嚏已减轻减少许多,鼻塞主在晨间,黄脓涕一度不多,近 2 天又有(无血丝)。

咽干已润,口燥依然。头昏已轻,下半夜牙槽作胀,左颈侧出现偶有压痛。

检查:两中甲左轻右重,有息变倾向。鼻咽腔(-),咽后壁(-),左侧颈后三角区扪及黄豆大小淋巴结 2 个,无粘连,有些压痛。头顶部有丘疹抓破。舌薄苔,脉弦数。

案解:过敏之嫌,总难排除。肝阳上扰,势必助桀。方从柔肝脱敏。

桑叶 10g	菊花 10g	白蒺藜 10g	苍耳子 10g
辛夷 10g	白芷 6g	干地龙 10g	蝉衣 3g
鱼腥草 10g	芦根 30g		

7 剂煎服

本案例为过敏性鼻炎伴鼻窦炎的患者,因鼻窦炎常继发于鼻炎,故临床又称为鼻-鼻窦炎。《素问·气厥论》中云:"胆移热于脑,则辛颏鼻渊。鼻渊者,浊涕下不止也。"该患者鼻流浊涕,量多色黄,伴以头痛,是典型的"胆热移脑"证,加之双耳鸣响,拒绝外来噪声,更证实肝阳上亢;时值春木旺盛之际,肝风上扰,故非重剂清肝泻胆,难以见效。方选龙胆泻肝汤加减:龙胆草、夏枯草、山栀、黄芩重在泻肝之热,钩藤平肝息风,白芷、苍耳子、辛夷宣通鼻窍。二诊时症情缓解,故去苦寒之味,加桑叶、菊花、白蒺藜等柔肝。干老临证中常顾及脾胃,苦寒峻剂,中的即止,治肝有泻肝、柔肝、养肝等不同手法,干老常以泻肝攻坚在先,柔肝或养肝而殿后。

病例2

刘某,男,22岁。1992年3月24日初诊。

鼻病4年多,所苦者头疼、头昏。涕多而黄,通气以两次手术而改善。

检查:鼻道稍有分泌物潴积。舌薄苔,脉弦。

案解:泻胆热、除脾湿、养肺阴三步曲可循序以进。

龙胆草 3g	黄芩 3g	山栀 10g	夏枯草 10g
柴胡 3g	辛夷 6g	白芷 6g	鸭跖草 10g
菊花 10g	苍耳子 10g		

7 剂煎服

二诊:1992年5月5日。药进7剂,头痛大减而黄涕敛迹。但终以一度感冒而动荡,淡黄涕再度重来。幸已不若曩者之多,通气已佳。

检查:鼻黏膜偏红,有些分泌物潴留。舌薄苔,脉平。

案解:取峻药猛攻手法,4年顽疾竟然一锤定音。惜乎感冒一扰,又有死烬复燃之势。再取清肺泻胆。

| 桑白皮 10g | 马兜铃 10g | 黄芩 3g | 薄荷 6g |
| 夏枯草 10g | 鱼腥草 10g | 白芷 6g | 辛夷 6g |

苍耳子 10g　　　藿香 10g

7 剂煎服

本案患者头疼、头昏、涕多而黄,舌脉相参,可辨为胆腑郁热证,这类患者多鼻塞不通,涕稠厚混浊如脓,量多,头痛剧烈,口干味苦,大便秘结,急躁易怒,鼻黏膜充血,舌红苔黄,脉弦数有力,治以清肝胆之郁热。在治疗上干老有两套手法:一是以暴治暴,泰山压顶:用苦寒之品直折上炎火势,药力峻猛,杀气腾腾,常用方有龙胆泻肝汤;二是以柔克刚,迂回前进:不以大队苦寒清泻,药力和缓,柔中制刚,虽不能桴鼓而效,但不会激惹肝火反弹难驭,常用方有丹栀逍遥散。本案干老选择的是前者,龙胆泻肝汤化裁。方中龙胆草性寒大苦,善清肝胆实火,又是除湿热之良药,是为君药;夏枯草、山栀、鸭跖草苦寒泻火、清肝凉胆;黄芩清热燥湿;菊花疏风清肝;辛夷、苍耳子、白芷三味取"苍耳子散"意,为肺经药,辛温发散以通鼻窍、除头痛、化浊涕;柴胡引诸药入肝经。全方药共 10 味,理法井然,以清肝泻胆为大法,共奏除涕、止痛、通窍之功。本案干老善于抓主证,提要领,初诊时清泻胆腑郁热,用药猛而准,4 年顽疾竟然一锤定音;二诊其实是个变数,由感冒而引发的反复,由于患者恢复较快,并未继续就诊,干老初诊医案中所写的"泻胆热、除脾湿、养肺阴三步曲可循序以进",确是干老常用的治疗手法。

病例 3

余某,女,6 岁。初诊:1991 年 7 月 12 日。

鼻多脓涕,时近 2 年,入冬加重。今年倒例外,入夏不瘥。通气时佳时塞,一般夜间严重,清除潴涕后,通气可改善。左耳有憋气之感。

检查:左鼻腔有脓性分泌物潴留。舌薄苔,脉平。

案解:胆热移脑,症隶鼻渊。治以龙胆泻肝汤合苍耳子散。盖前者求其效而后者图治其本。

龙胆草 3g	山栀 10g	黄芩 3g	柴胡 3g
苍耳子 10g	当归 10g	辛夷 6g	白芷 6g
鸭跖草 10g	桔梗 6g		

5 剂煎服

二诊:1991 年 7 月 19 日。药进 5 剂,涕量减少,稠黏者转稀,黄者转白,左耳憋气减轻。

检查:右鼻腔无分泌物,左侧有少量。舌薄苔,脉平。

案解:久病已虚,取用峻药,只可一而不可再。

夏枯草 10g	鸭跖草 10g	黄芩 3g	山栀 10g
苍耳子 10g	鸡苏散[包]12g	辛夷 6g	白芷 6g
鹅不食草 10g	藿香 10g		

7 剂煎服

三诊:1991 年 8 月 2 日。这两天可能受凉,涕量稍又多些。色黄。

检查:古谚:"水无风不波,人无邪不病。"涕多一病告瘥途中,酷暑受凉,涕又多些,事属无疑。再予清养。

鸭跖草 10g	鱼腥草 10g	辛夷 6g	山栀 10g
太子参 10g	苍耳子 10g	山药 10g	藿香 10g
夏枯草 10g	鸡苏散[包]12g		

7 剂煎服

本案患儿初诊时以常年脓涕量多、通气时佳时塞为最突出的症状,根据其分泌物的形状,应属胆热移脑的鼻渊一证。慢性鼻炎和慢性鼻窦炎常常交错发病,故临床不予以严格区分,本例就是慢性鼻炎同时患有鼻窦炎。

初诊干老选用其惯用峻剂龙胆泻肝汤,清泻肝胆以求其效。方中龙胆草性寒大苦,善清肝胆实火;栀子苦寒,通泄三焦火热;黄芩、鸭跖草清热泻火,辅佐君药;当归滋阴养血顾肝体,以防过用苦寒伤正;肝喜条达而恶抑郁,火邪或湿热内郁则肝气不舒,故又用柴胡舒畅肝胆气机以疏肝郁;同时合用苍耳子散以止渊除涕,苍耳子、辛夷、白芷通鼻窍,止脓涕;桔梗引药上行而又有排脓之功。

服药 5 剂后,患儿涕量减少,稠黏者转稀,黄者转白,左耳憋气减轻,只是左侧仍有少量分泌物。考虑到患儿久病已虚,且药进 5 剂后,症状已大有改善,故缓和了方药的峻烈之性,弃龙胆草而用稍平和的夏枯草,并用鸡苏散清其湿热,藿香芳香化湿,鹅不食草宣通鼻窍。

三诊时患儿又合并新感,症状亦随之而加重,治疗上既要祛其新感之邪,又要兼顾旧疾鼻渊的治疗。故一方面加用鱼腥草清热解毒,一方面用山药、太子参益气养阴,予以扶正祛邪。这再一次体现了干老在数诊后把握患者机体虚实上的矛盾转归倾向,在峻剂或泻或清之后,及时酌情增添补益之品,以防矫枉过正。

病例 4

周某,男,19 岁。初诊:1980 年 4 月 21 日。

鼻流黄稠涕不止,2 次治疗后,流涕略有好转。经过 2 次治疗,黄涕色已淡白,量亦不多,失嗅仍然,头痛较严重,下午更甚,有时头昏,健忘,思想难以集中。

检查:右侧息肉仍然存在,左侧息肉已小。舌质淡,薄白苔。

案解:涕少而息肉尚存,仍从清肺化浊着手。

桑叶 6g	菊花 10g	夏枯草 10g	白芷 6g
辛夷 6g	薄荷 6g	钩藤 10g	鱼腥草 10g
金荞麦 10g	白蒺藜 10g		

3 剂煎服

苍术 10g,白芷 10g,石榴皮 10g

3 剂外用,浓煎后用热蒸气吸入鼻腔熏蒸,一日二次,每次 10~15 分钟

二诊:1980 年 4 月 26 日。头昏已轻,但用蒸气吸鼻后,涕出反多。

检查:同上诊。舌体:脑纹舌,薄苔。

案解:诸症平稳,已有向愈姿态。至于蒸气吸鼻而涕出反多者,实非涕之激增,量以通道而畅泄,毋伤也。处方:

桑叶 6g	菊花 10g	夏枯草 10g	白芷 6g
辛夷 6g	薄荷 6g	钩藤 10g	鱼腥草 10g
金荞麦 10g	白蒺藜 10g	蔓荆子 10g	

3 剂煎服

外用药方同上,3 剂

本案例患者是一例鼻窦炎伴鼻息肉案例,息肉阻滞鼻窍,鼻中气血津液运行障碍,潴留淤积,则成败精枯槁,黄浊鼻涕。鼻窦炎的炎性病灶又会不停分泌脓性液体,所以恶性循环,迁延不愈。鼻窍不通,嗅觉消失,头痛头昏,都是鼻窦炎和鼻息肉相互作用的结果。一般鼻窦炎和鼻息肉同时发病的患者,都会有脓性分泌物、头痛头昏、记忆力减退等症状,有时还可出现咽喉病。干老认为:鼻为肺窍,水肿为湿浊,湿浊上犯,侵凌肺脏,金病乘木,引动肝阳,循经祸及鼻腔,而本案患者下午头痛甚,下午 15—17 时为申

时,申时五行属金,肺亦属金,所以清肺化浊是大法,佐以疏风平肝。方中选用金荞麦、鱼腥草清肺化浊;桑叶、菊花、薄荷、白芷疏散风邪,清利头目;夏枯草清肝泻火;蒺藜、钩藤平肝潜阳;辛夷宣通鼻窍,除湿敛涕。全方重在治肺,肝肺同治。并以白芷、苍术、石榴皮外用:苍术苦辛温,善燥湿导滞,既能燥化浊涕之水湿,又能通导阻滞之败津;石榴皮功专收涩,外用可收缩肿胀;白芷疏风通窍,能改善鼻窍通气状况。二诊时出现了一幕令患者费解的情形,服药后头昏缓解,但涕量不少反多,其实了解了治病过程后就不必恐慌,因为患者做了蒸气吸入治疗,之所以涕量增多,是因为鼻窦引流较前通畅,原先潴留于窦腔内的脓涕此时得以排除,故涕量一时增多,而头痛反而减轻,为症情好转的现象,效方不更,加一味蔓荆子清利头目。

病例 5

夏某,女 34 岁。初诊:1992 年 7 月 25 日。

鼻病 10 年,伴以鼻窦炎,已做 4 次息肉摘除手术。现在脓涕奇多,黄色而质稠,通气不畅,严重时头痛。嗅觉迟钝,咳嗽,右耳翳风处有压痛。咽干由口式呼吸而致。

检查:右中甲已息变肥大,两侧俱有脓性分泌物潴积。舌薄苔,脉细。

案解:鼻窦炎,即中医之鼻渊;中甲息变,中医称鼻痔。十年病绕,乃中州失坤德之厚载,湿浊常困扰以上腾。治取主以扶正健脾,佐以芳香化浊。

柴胡 3g	升麻 3g	太子参 10g	白术 6g
茯苓 10g	百合 10g	鱼腥草 10g	藿香 10g
佩兰 10g	辛夷 10g		

7 剂煎服

二诊:1992 年 9 月 15 日。上方累进 21 剂,涕量减少,色仍黄。咳嗽及痰均减少,头痛基本消失,右翳风穴压痛已无。唯嗅觉仍然难以提高。

检查:潴涕于鼻道仅左侧稍有些,右中甲息变仍然。舌薄苔,脉细。

案解:诸症俱减,唯息变依然。内服药循序以进,息肉样变再佐外治。

柴胡 3g	升麻 3g	党参 10g	白术 6g
茯苓 10g	山药 10g	辛夷 6g	鸭跖草 10g
藿香 10g	佩兰 10g		

7 剂煎服

| 苍术 10g | 白芷 10g | 明矾 10g | 石榴皮 10g |

3 剂水煎　蒸气吸熏鼻窍

患者有鼻窦炎病史 10 年,病程可谓漫长,主诉及查体结合,符合鼻窦炎的诊断标准,但胆热与肺热的迹象俱不明显,如何治疗? 干老探微索隐,穷极根源,从其鼻甲肥大、分泌物潴积、脉细等特征来看,显然有脾失健运、湿浊留滞的端倪,这对于临床经验尚浅的医者来说,可能比较困难,但是干老以丰富的临床经验,认为是脾虚为本。脾为土脏,坐镇中州,执中央以灌四旁,如果脾气失于健运,则运行水湿之职失常,津液不能正常输布,停聚则为湿浊,湿浊蕴结,阻碍清阳之气上升头面,同时湿邪最易困脾,已成为病理产物性病因的湿浊进一步困厄脾阳,恶性循环。所以干老认为十年病绕,乃中州失坤德之厚载,湿浊常困扰以上腾,治取主以扶正健脾,佐以芳香化浊。方中太子参、白术、茯苓健脾益气,渗湿化浊;柴胡、升麻升提阳气,冲破阴霾;藿香、佩兰芳香化湿,且二味都是脾经药,取其芳香入脾经;辛夷宣通鼻窍,引药入鼻;百合养阴润肺,治其口干;鱼腥草专事排脓。干老认为鼻窦炎的分泌物属中医"脓"的范畴,所以排脓是重要治法,他常取用的排脓药有桔梗、鱼腥草、薏苡仁三味,桔梗排上焦之脓、鱼腥草排中焦之脓、薏苡仁排下焦之脓,因本病重在治中焦,故选用鱼腥草。二诊时涕量减少,咳嗽减轻,痰量减少,头痛消失,右耳压痛消失,然而病去如抽丝,并未完全好转,还需继续治疗,大法不变,由于口干不再,去百合而加山药,以增强健脾之功。考虑其有鼻息肉样变,又予以蒸气吸入外治,方用苍术燥湿导滞,白芷通窍除涕,明矾燥湿化痰,内外同治,以期奏效。

病例6

王某,男,76 岁。初诊:1995 年 1 月 13 日。

鼻病 10 多年,平时涕多黄浊。去年 12 月份查 CT,发现上颌窦有阴影(先诊为囊肿,去年诊断为息肉)。鼻塞发作于夜间。进六日方,涕色转淡。

检查:中隔肥厚。舌薄苔,脉细。

案解:痰涕同源,生于脾而贮于肺。高年气怯,故涕特多。肝胆积热,故色呈黄浊。治当益元固本,佐以清肃肝胆之热。

| 柴胡 3g | 白芍 6g | 夏枯草 10g | 菊花 10g |
| 苍耳子 10g | 辛夷 6g | 山药 10g | 乌药 6g |

太子参 10g   益智仁 10g

7 剂煎服

二诊:1995 年 4 月 7 日。进药 14 剂后,涕已收敛没有。5 天前感冒,刻已告失。但涕中有血丝,已 2 天。早晨出血为黯紫色,之后鲜艳。

检查:左侧鼻腔近鼻翼处黏膜干燥及破碎,鼻咽部(−)。舌薄苔,脉细。

案解:浮邪化热,直侵鼻腔,治从清化。

桑叶 6g   菊花 10g   连翘 6g   双花 10g

竹叶 10g   茅根 10g   芦根 30g   丹皮 6g

赤芍 6g

7 剂煎服

三诊:1995 年 5 月 2 日。涕量已正常,4 天前又鼻衄,阵阵流溢。余无特殊症状。

检查:左侧中隔之利特尔区大面积糜烂,充血。舌薄苔,脉弦。

案解:肝阳上亢,逼血逆行,治当潜其肝阳止衄。

龙胆草 3g   山栀 10g   黄芩 3g   夏枯草 10g

罗布麻 10g   菊花 10g   丹皮 6g   赤芍 6g

盐水炒牛膝 6g   藕节 2 个

7 剂煎服

四诊:1995 年 5 月 16 日。涕已没有。血亦未流。唯黏膜糜烂仍然。血压仍高。

检查:左利特尔区粗糙,糜烂已明显改善。舌薄苔,脉小弦。

案解:涕与血基本告愈。利特尔区亦感好转。乘胜追击,再取清肺。

桑白皮 10g   双花 10g   杏仁 10g   蚤休 10g

半枝莲 10g   黄芩 3g   罗布麻 10g   夏枯草 10g

丹皮 6g   柿霜 10g

7 剂煎服

本案患者鼻渊 10 多年,黄浊鼻涕甚多,病程之漫长似虚,而浊涕之量多似实。干老认为该患者符合本虚标实的证候特点。治标当清泄胆腑郁热。治本是个棘手的难题,一是补何脏的问题,从本病致病特点来看,心肝二脏不予考虑,当从肺脾肾三脏着手;二是补何物的问题,补气补阳犹恐有生火之弊,补阴补血亦怕有恋邪之嫌;三是补何度的问题,峻补还是平补,纯补还是补泻兼施,温热之品过补怕升阳动血更添标证,寒凉之品过补恐年高力衰戕伤阳气。此时简易的处理方法就是先治其标,以清泻肝胆之法进寒凉之品,待标证减轻或消退之后再理会本虚。治标清泻肝胆邪热,治本益气固本培元。方中缩泉丸温肾培元,纳气摄津;太子参益气健脾,助其运化;夏枯草、菊花清肝泻火,缓解标实;柴胡、白芍疏肝柔肝,因为肝为将军之官,其性刚烈,雷霆厉言责之不如款款软语劝之,同时,柴胡有升举清阳之效,五官空窍内有浊阴,有赖清阳之气上行驱散;辛夷、苍耳子为鼻渊专药,同时宣通鼻窍,引药归经。二诊时患者脓涕敛迹,10余年顽疾消弭于朝夕,惊叹之余不得不佩服干老选方之准、遣药之精。本案的二诊其实是个常规处理,患者由于感冒而致涕中带血,是外邪侵袭机体之后郁而化热,从而灼伤血络所致,宗一般外感处理,加以清热凉血。方中桑叶、菊花辛凉解表,疏风散热;金银花、连翘、芦根清热泻火;竹叶清热生津,以防热甚阴伤;茅根凉血止血;丹皮、赤芍凉血散瘀,因为血行脉外则为离经之血,治当散瘀。全方重用甘寒,有急则治标之意。

病例7

魏某,男,35岁。1997年9月27日诊。

1993年发现并确诊左上颌窦内有内翻性乳头状瘤,当时见症为左鼻腔出血,鼻堵塞,左侧头痛。曾做过2次手术,所有诸症,俱告消失。

刻下症情较平稳,病区无甚感觉,唯胸膺稍有闷感。最近检查:还有些息肉样残存,舌薄苔,脉细弦。

案解:赘息之生,寄窝腔窍。排除恶性者,总为气滞在前,血瘀于后,在此瘀滞之下,当然赘物形成,治当以利气化瘀为法,第以微时一欠,必有成顽之势,则更需参酌攻坚,拟此一方,志在消除剩余之赘,估计进药50剂,总有有效与否之判断。

三棱 10g	莪术 10g	乌药 6g	枳壳 6g
红花 6g	桃仁 10g	当归尾 10g	赤芍 6g
大贝母 10g			

50剂煎服

本案例为慢性鼻窦炎伴鼻内翻性乳头状瘤患者,二次手术,但内翻性乳头状瘤癌变可能性大,患者就此而四处求医,虽局部无症状,但总有很大的心理作用,胸闷不舒。干老认为,赘息之生,气滞在前,血瘀于后,气滞者在肝,肝主疏泄,瘀血者在脉,停滞而成赘,故治疗重在化瘀攻坚,坚持50剂,必见效果,以坚定患者治疗之信心。

病例8

陈某,女,13岁。初诊:2005年6月12日。

3年前因感冒后,出现鼻塞、流黄稠涕,量多,冬重夏轻,运动后可缓解。前额胀痛,双耳憋气,口干喜冷饮。检查:鼻黏膜充血,鼻腔少许潴涕。闻诊:轻度阻塞性鼻音。问诊:鼻塞3年,有大量黄稠脓涕,冬重夏轻,运动后可暂缓,伴有前额钝胀痛。舌体淡红,薄白苔,平脉。

案解:肝胆郁热,胆火循经上犯,移热于脑,燔灼气血,热炼津液而为脓涕。清肝泻热,佐以破瘀活血。

夏枯草10g	辛夷6g	白芷6g	薄荷6g
苍耳子10g	红花6g	桃仁10g	泽兰6g
归尾10g	路路通10g		

7剂煎服

嘱其避风寒,忌辛辣刺激,加强运动锻炼。

二诊:2005年7月3日。药进21剂,鼻塞减轻,涕量明显减少,头痛缓解。舌体淡红,苔薄微腻,数脉。

案解:诸恙告去,集中兵力通肺窍以求通畅。方用苍耳子散加通窍活血汤。

辛夷6g	苍耳子10g	桃仁10g	红花6g
归尾10g	桂枝3g	白芍6g	泽兰10g
路路通10g	菖蒲3g	甘草3g	

7剂煎服

本案例患者年仅13岁,治疗中干老用了3张方剂,以龙胆泻肝汤、苍耳子散、桃红四物汤化裁而成。处方中乍看貌似无一味药是龙胆泻肝汤之品,其实夏枯草为主药就代替了龙胆泻肝汤。因干老是脾胃派,非常重视顾护脾胃,脾胃为后天之本,五脏六腑之精气皆有赖脾之运化、胃之腐熟,脾胃和则诸病自愈。他认为除非严重肝胆热甚者可选用龙胆草,龙胆草虽善清肝胆实火,然其性寒大苦,但有苦寒败胃之弊,次之者用夏枯草,作用稍和,儿童用药尤为重要,以减少伤胃。苍耳子散是鼻病、鼻窦病的常用方剂,桃红四物汤是依"鼻塞治心"之理,以活血通窍。"鼻塞治心"主要针对不通气的鼻部病变,采用活血化瘀方法。方中桃红四物汤化裁而得的红花 6g、桃仁 10g、泽兰 6g、归尾 10g、路路通 10g,即是这一理论的体现。

病例 9

孙某,男,59 岁。1992 年 5 月 24 日诊。

鼻病四十春秋,初期穿刺(+)。刻下仅上颌窦区有胀感而已。咽头长期干燥粗糙,干时求饮,不择温凉,清嗓频频。现在涕多黄浊,鼻塞交替而作,擤尽潴涕即缓解。

检查:中隔右侧有小嵴突,两侧稍有脓涕积潴,舌少苔,质有红意,脉细弦。

案解:离火偏旺,坎水暗亏。治宗《中脏经》之泻离益坎手法。

生地 10g	竹叶 10g	灯心 3 扎	麦冬 10g
沙参 10g	辛夷 6g	芦根 30g	桑叶 6g
石斛 10g	天竺黄 6g		

7 剂煎服

本例为鼻窦炎与慢性咽炎俱病。鼻为肺窍,鼻塞不通,首从宣肺通窍,此乃常规之法。但干老认为,久病属瘀属血,心主血主脉,所谓鼻塞治心,清心火而通鼻窍;咽喉属肾,肾阴亏虚,咽喉干燥,故用清心泻火,滋肾养阴,即泻离益坎手法。

十、多涕症

多涕症以鼻涕量多清稀,无法控制为特征。鼻涕症状与过敏性鼻炎相似,但并无阵发性鼻痒、喷嚏等症状,鼻腔分泌物呈浆液性。本病好发于儿童或老人,体质虚弱者亦易患此病,冬季发作较明显。本病在临床上较为多见。干老认为:多涕症与《太平圣惠方》中之"鼻流清涕"及《灵枢·忧恚无言》中之"涕出不收"较为相似。其病因病理,应与肺肾不足有关。

鼻属肺经,涕为肺液,清涕淋漓,当责肺气虚寒。但肾主一身阳气,肾阳式微,火威消失,不能温煦诸窍,寒水泛溢难收,在肺则为清涕量多不敛,所以本病以肾阳不足、摄纳失权为本。

本病为慢性疾患,病程较长,冬天发作尤甚,在儿童常见鼻唇沟两侧、两鼻孔下方有红色皮损痕迹,老人则清涕频频而下,无法控制。治疗原则为益肺温肾,固涩敛涕,补中益气汤、玉屏风散、百合固金汤均为常用方剂。干老尤其喜用缩泉丸,用药如益智仁 10g、山药 10g、乌药 6g;因脾主运化水湿,脾阳不足,则涕多色清,尿频失摄,并常加入温阳收敛之品,如附子 6g、肉桂 3g、补骨脂 10g、乌梅 10g、诃子肉 10g、五味子 10g。

病例 1

沈某,女,13 岁。初诊:2002 年 10 月 5 日。

鼻病四五年之久,症之一为塞堵难通,更以右侧为重点。一般冬重夏轻,涕也较多,色白,质一般,时有逆吸。有时遇寒而打喷嚏。多汗,不畏寒。

检查:鼻腔干净,鼻甲正常。中隔为反"C"字型弯曲。黏膜似乎有些弥漫性充血。皮肤划测试验(－)。舌薄苔,脉平。

案解:涕多清白不稠,鼻窦炎似可不论。鼻甲一无症状,慢性鼻炎亦难加冕。鼻痒作嚏,殊似过敏性鼻炎。但嚏作而不狂,亦不能仅仅于脱敏是求。捕捉第一手资料以求证,则唯一以肺怯为唯一可能。多汗可卫气不固,肺怯也。诱嚏为冷,则肺本金脏,畏寒畏燥,不足之气则难以适应而然。证之夏轻冬重而益信。证之脉舌,亦无乖叛。治以补肺益气入手,方从百合固金汤合玉屏风散化裁。

黄芪 10g	白术 6g	百合 10g	生地 10g
熟地 10g	玄参 10g	干地龙 10g	蝉衣 3g
太子参 10g	升麻 3g		

7 剂煎服

本案中患者年龄虽 13 岁,已有四五年之病史,涕色白,汗多,鼻症多以凉气为诱因,可谓稚嫩之体,肺气亏虚,兑金失充,方从百合固金汤合玉屏风散化裁。方中玉屏风散益气固表止汗;百合、二地、玄参滋阴充兑固金;地龙、蝉衣祛风通络止嚏;升麻载药上行;太子参益气养阴,补肺健脾,因脾胃后天之本,土能生金,脾气健旺则能调和五脏洒陈六腑,此处用来,有培土生金之妙。从本案看,多涕症和过敏性鼻炎,既有区别,也有联系。治疗过敏性鼻炎的方法也常常可以用来治疗多涕症。

病例2

端某,女,49 岁。初诊:1993 年 2 月 20 日。

10 多年来,鼻涕奇多,大有擤之不尽感,滂沱外溢,一向涕黄如脓,近来转成白色而稀,四季皆然。天癸已由乱而刻下很少。通气时塞时开而无定规。

检查:鼻腔(−)。舌薄苔,脉细。

案解:溢涕十载,早已无邪可言,可取敛法。唯时在初春,网开一面,参酌苍耳(子散)。

党参 10g	山药 10g	益智仁 10g	乌药 6g
白术 10g	茯苓 10g	苍耳子 10g	辛夷 6g
白芷 6g	生姜 2 片	大枣 7 枚	

7 剂煎服

二诊:1993 年 3 月 12 日。累进 14 剂,涕量明显减少,通气改善多多。

检查:鼻腔(−)。舌薄苔,脉平。

案解:症状明显改善,诚有"一剂知,二剂已"之慨。趁胜追击,直抵黄龙,指日可待。

党参 10g	白术 10g	茯苓 10g	益智仁 10g
山药 10g	百合 10g	乌药 6g	辛夷 6g
甘草 3g			

7 剂煎服

本案例患者年近五旬,病历 10 年,鼻涕白色而稀,天癸渐绝,显然是肾虚之体,气虚不足,固摄无权。干老以参苓白术补气为主,参以缩泉丸补肾收敛,辛夷为鼻科引经药,药症相符,有"一剂知,二剂已"之慨。

病例3

王某,男,78 岁。1996 年 3 月 22 日诊。

涕清似水,自淋难控,进餐时更甚已多年。听力下降亦已有 10 多年。

检查:鼻腔黏膜偏淡,舌薄苔,脉细。

案解:耄耋之年,天癸已告竭久矣。肾阳无温,难暄五脏之气。治宗温补肾阳。

淡苁蓉 10g	黄芪 10g	补骨脂 10g	山药 10g
乌药 6g	益智仁 10g	石榴皮 10g	五味子 10g
覆盆子 10g			

7 剂煎服

本案例患者年近八旬,肾阳式微,真阳之火,难以温煦诸窍,所以寒水泛溢难收,清涕淋漓,难以自控,进餐时受热气或气味刺激,更是自流而下,肾开窍之耳,也功能衰退,听力失聪。治疗之法,毫无悬念,温补肾阳。淡苁蓉、补骨脂、覆盆子温阳补肾;黄芪补气;山药、乌药、益智仁温肾健脾,固涩敛涕;石榴皮、五味子加强收敛固肾,是治疗老年性多涕症的经典处方,在临床上用之屡屡获效。

病例 4

郭某,女,63 岁。初诊:1998 年 10 月 6 日。

1995 年以咳嗽而检查肺部,发现满肺病变,但无法确诊何病。同时清涕滂沱下淋而无法自控。伴以咽痒,一痒即咳(不痒不咳)。

检查:咽(-),鼻腔(-)。舌薄苔,脉小细。

案解:光透满肺病变。清涕滂沱,乃肺冷金寒而摄纳无权,当然事难控制。在理而言,当温之补之敛之,而且身感凛然,卫气失固更明证此焉。但兽困肺经系之邪 4 年,甘于难以外泄,如其一补一敛,则此邪愈困愈无宁日矣。刻下本病属虚,标病属实,补虚攻实事难两显。暂宗中医"急标缓本"之例,先攻后补。

| 麻黄 3g | 杏仁 6g | 薄荷 3g | 苏梗 10g |
| 苏叶 6g | 桔梗 6g | 苏子 10g | 甘草 3g |

7 剂煎服

嘱其慎起居,防风寒,饮食忌辛辣。

二诊:1998 年 10 月 13 日。药进 7 剂,涕量少些而转稠,但仍然淋下难控制。耳鸣消失。咳则更形严重,仍然痒而咳。但新增汗多,汗后发凉。口腔中有异味。纳食呆顿,辨味尚可。舌薄黄苔,脉细。

案解:正以正气之虚,诸益未见而(副作用)即来。麻黄沾唇,汗即外出。咳仍未止,涕仍较多,事难进补,只能继续泄邪。暂取杏苏散作过渡之需。

苏叶 10g	苏子 10g	杏仁 10g	马兜铃 6g
射干 3g	紫菀 10g	蝉衣 3g	枇杷叶^{去毛}10g
桔梗 6g	甘草 3g		

7剂煎服

干老认为本病病因病机,儿童多为实证,乃肺经气盛火旺,治疗即以清肺利气化痰法为主;老人多为虚证,肾阳不足,纳气失权,治取补肾温阳纳气一法多见。本案老年患者,年过六旬,清涕滂沱下淋而无法自控,乃元阳无火,纳气无权,涕为肺液,出自肺窍,肾是摄纳肺气的主宰者,故干老云:"清涕滂沱,乃肺冷金寒而摄纳无权,当然事难控制。在理而言,当温之补之敛之,而且身感凛然,卫气失固更明证此焉。"但患者除多涕之主症外,咳嗽已近4年,加之咽痒作咳,所谓"无风不作痒",故知患者除有肾阳不足之本虚外,尚有外邪袭肺之标实,虚实夹杂,若单纯温之补之敛之,恐有闭门留寇之弊,则邪无去处,愈困愈无宁日,干老先治其标,待邪去标尽之时,再治其本,先攻后补。选用麻黄、杏仁,取三拗汤之意宣肺解表止咳;苏叶辛温,解表散风寒,助三拗之力;痰涕同源,证同治亦同,苏子质润不燥,降气消痰,即"消涕"也,又能止咳,苏梗偏于行气,此外苏叶、苏子皆有行气之功效,"三苏"使气顺则痰消,咳嗽自平;薄荷质轻宣散,祛风止痒利咽;桔梗、甘草(桔梗汤)清利咽喉止咳。全方以攻为主,服7剂后涕量减少,但邪困肺经4年之久,加之患者本虚未复,难以外泄,麻黄、苏叶辛温解表之流没有迅速驱邪外出,反而使得汗出阴伤化燥,出现涕量减少转稠,咳嗽更形严重,汗后发凉,干老感慨"诸益未见而(副作用)即来"。外邪未除,治法不变,继续泄邪,取杏苏散之方化裁轻宣外邪,苏叶辛温不燥,开宣肺气,使邪从表而解,杏仁苦温而润,肃肺化痰止咳,上两味为杏苏散之主药,加马兜铃、枇杷叶、紫菀、苏子清肺化痰止咳,加射干、蝉衣清热利咽。全方仍以攻为主,乃过渡之需。体现了仲景"观其脉证,知犯何逆,随证治之"的辨证论治原则。

病例5

王某,男,23岁。初诊:1998年9月18日。

鼻涕奇多,时历四五年之久。入冬色黄质稠,夏则白而稀,鼻塞不通,清除潴涕即通,嗅力迟钝。有时头痛头昏,域在两边之鬓。

检查:左鼻腔有白色潴涕。舌薄苔,脉平。

案解:年在得冠之后,血气方刚之际,肺气易于壅滞,气盛则火,火可炼痰,涕者痰之亚流也,治从清金泻肺。

甜葶苈 5g	大枣 5 枚	辛夷 6g	白芷 6g
薄荷 6g	苍耳子 10g	鱼腥草 10g	桑白皮 6g
黄芩 3g	桔梗 6g		

7 剂煎服

嘱其慎起居,防风寒,饮食忌辛辣。

二诊:1998 年 10 月 14 日诊。26 天内共吃药 7 剂,当进 7 剂之后,滂沱之涕即告收敛。辍药 20 天,故态复萌。

检查:两下道又见涕液潴留。舌薄苔,脉平。

案解:初诊以青年血气方刚,其气必盛。气盛化火而壅,取用清金泻肺之剂,一药而病去大半。惜乎一曝十寒,中途辍药以致诸症又来。本应第二药改取益气化瘀之法以后继,现则计划打乱,以即刻实行原定步序,只能进初诊方 7 剂,然后取用六君子汤加味。

太子参 10g	白术 6g	茯苓 10g	山药 10g
苍耳子 10g	辛夷 6g	陈皮 10g	半夏 6g
甘草 3g			

7 剂煎服

本案例患者为年轻人,多涕症为年在得冠之后,血气方刚之际,肺气易于壅滞,气盛则火,火可炼痰,涕者痰之亚流也,鼻为肺之窍,涕出肺窍,乃为多涕。缘于病出肺窍之鼻,则其蹂躏之地在于肺经,乃肺经气盛火旺而然,故治法很明了。干老治从清金泻肺,方随法出,用仲景的葶苈大枣泻肺汤加减化裁。葶苈辛苦性寒,辛散开壅,苦寒沉降,能泻肺气壅滞、肃降肺气、通调水道,乃清金泻肺之要药,配以甘缓之大枣,挽葶苈性急泻肺下降之热,防其药性猛烈而伤正;辛夷、苍耳子、白芷、薄荷仿苍耳子散意,用以除涕止渊,并作引经之用;鱼腥草、黄芩、桑白皮共助葶苈子泻肺清热之功;桔梗质轻上浮,开宣肺气,祛痰排脓。干老认为多涕治疗应根据其特点,辨证用药,常可用桔梗、鱼腥草等。患者当进 7 剂之后,滂沱之涕即告收敛。本来治疗的计划是先取用清金泻肺之剂治其标,然后再取益气化瘀之法以后继治其本,然而患者见症状改善后于是未来复诊,停药 20 几天,又开始出现初诊时的症状,仍然按照原先制订计划治疗,既然初诊方服 7 剂有效,现故态复萌,效不更方,继续服用初诊方 7 剂,并告知患者服 7 剂症状改善后,要换方继续治疗,防止病情反复。干老取用六君子,益气健脾,兼燥湿化痰,更加山药健脾补肺,再加辛夷、苍耳子兼顾鼻子症状。全方以健脾补气为主,一来脾健得运,痰涕生化无源,二来培土生金,使肺气得充,卫外御敌,邪气无机可乘。

病例 6

常某,男,1998 年 3 月 13 日诊。

去年今日感冒,从此似乎常在感冒中度过,鼻塞不通,涕清如水,常常难以撙敛而自淋,右耳伴有啸鸣稍纵即逝,咽头干燥,多饮喜热。

检查:中隔肥厚臃肿,两下甲瘦削,左鼻道有脓性分泌物,咽后壁轻度污红,前腭弓水肿,舌白腻苔,滑润脉。

案解:邪伏肺经,为时匝载,只能彻底清除,方可病去鼻安。

甜葶苈 3g	马兜铃 6g	桑白皮 10g	荆芥炭 6g
天竺黄 6g	薄荷^{后下} 6g	菖蒲 3g	路路通 10g
辛夷 6g	苍耳子 10g		

7 剂煎服

本例患者羔起外感之后,清涕如水,淋漓不尽,咽头干燥,多饮择热。症似虚寒,但鼻道有脓涕,舌腻苔滑,邪恋肺经而未解,仍从泻法。

第三节 咽喉科

一、急性咽炎

急性咽炎为最常见的咽部黏膜的急性炎症,亦可侵及淋巴组织。它可以原发,也常继发于急性鼻炎或急性扁桃体炎之后,发病以冬春两季为多。本病起病较急,一般成人以局部症状为主,小儿则有发热等较明显的全身症状,临床上可见咽部干燥、毛涩,或有胀感及灼热感,继之咽部疼痛,甚至可放射到耳部、颈部。检查见咽部充血水肿,咽后壁淋巴滤泡隆起,有时咽侧索也可红肿增生,色泽艳红,侧壁咽腭弓黏膜肿胀充血较甚,突出如皱襞,软腭及扁桃体亦红肿,有时悬雍垂亦充血水肿下垂,软腭松弛无力,严重者可见咽后壁及扁桃体的表面有黄白色点状分泌物,颈部可有淋巴结肿大。全身症状,初起恶寒,头痛,口渴,食欲减退,甚至恶心呕吐,便秘尿赤,伴以高热。如无并发症,一般3~4天可治愈。如果咽炎继续发展波及喉部,可引发急性喉炎。

干老认为,本病乃为风邪外袭,侵入肺胃,循经犯及咽喉,致风热蕴结,炼液为痰,终使风、热、痰三者作祟而致病。辨证分型主要由风邪在表和肺胃热盛。

1. 风邪在表　当区别风寒和风热。咽喉疼痛,如伴有恶寒重,发热轻,头痛在额部,鼻塞,咳嗽无汗,口干喜温饮,咽部充血不甚,舌苔薄白,脉浮数者,为风寒在表。治宜疏风散寒,解表利咽。方选喉科六味汤,或荆防败毒散。药如荆芥10g、防风10g、桔梗6g、薄荷6g、甘草3g、僵蚕10g、川芎10g、前胡10g、生姜3~5片等。如伴有发热较甚,呛咳痰黄,口干饮冷,大便干结,咽部黏膜充血严重,或见黄白色点状分泌物,口干或有异味,舌苔薄黄,脉数有力,此为风热袭表。治宜疏风清热,消肿利咽。方选银翘散加减。药如牛蒡子10g、薄荷6g、金银花10g、连翘10g、桔梗6g、甘草3g、芦根30g

等。干老认为无论是风寒、风热，还是肺胃热盛，急性咽炎均可见咽黏膜充血、水肿等痰证表现，都应在选方的基础上加一些祛痰药，如杏仁 10g、贝母 10g、瓜蒌皮 10g、天竺黄 6g 等，这样才能达到治疗急性咽炎的最佳效果。

2. 肺胃热盛　咽喉疼痛剧烈，吞咽不利，发热头痛，口干狂饮求冷，大便数日不解，小便短赤，咽部黏膜充血严重，甚至可出现假膜，口臭明显，舌苔黄腻而厚，甚者干灰、发黑。治宜清热利咽。方选清咽利膈汤。药如牛蒡子 10g、金银花 10g、连翘 10g、桔梗 10g、竹叶 10g、薄荷 6g、玄参 10g、山栀 10g、川连 3g、大黄 10g、玄明粉 10g、金锁匙 10g、马勃 3g、山豆根 6g、大青叶 10g 等。并可配用六神丸，每次 10 粒，每日 3 次，小儿 1 粒 / 岁，每日 3 次。外用药均可使用通用消肿散吹喉，每日 3 次。

病例

郑某，男，28 岁。初诊:1995 年 4 月 8 日。

感冒第 2 天，开始凛寒头痛，鼻塞咽疼，吃过感冒冲剂，似乎好些。但咽头疼痛加重，而且粗糙毛涩，十分难受，吞咽困难。痰多能豁。口渴多饮，溲赤，大便干。今天起不想吃饭。

检查:咽峡弥漫性充血，扁桃体(±)。舌薄白苔，脉数，体温 37.3℃。

案解:时邪袭肺，循经上犯咽喉。急性咽炎，常见病也。常规处理，用《喉科指掌》六味汤应付。

荆芥 6g	防风 6g	薄荷 6g	天虫 10g
桔梗 6g	杏仁 10g	象贝 10g	马勃 3g
天竺黄 6g	甘草 3g		

3 剂煎服

二诊:1995 年 4 月 12 日。药后，得微汗。头痛、凛寒、鼻塞三症消失。新添咳嗽，痰仍多，色黄。大便日圊 1 次，基本已正常，赤色小便已淡化。咽痛明显减轻。

检查:咽峡充血，淡化许多，舌薄苔，脉平。

案解:风邪一撤，咽炎当然转折后期而倾向好转之途。咳嗽虽添而实则人身自卫之祛邪动作。乘胜利之师，击败军之余孽。

桑叶 6g	炒牛蒡 10g	金银花 10g	菊花 10g
杏仁 10g	象贝 10g	苏子 10g	元参 10g

桔梗 6g　　　　　甘草 3g

5 剂煎服

三诊:1995 年 4 月 17 日。咽已不痛,一切已恢复正常。

检查:咽(−),舌薄苔,脉平。

案解:病去身安,恢复常态,事可弗药。但如加扫尾,当然更策万全。

桑叶 6g　　　　金银花 10g　　　菊花 10g　　　连翘 6g

杏仁 10g　　　象贝 10g　　　元参 10g　　　竹叶 10g

甘草 3g

3 剂煎服

本病患者感冒初起,凛寒、头痛、鼻塞三症明显,可见属于风寒外袭,而后出现咽头疼痛加重,而且粗糙毛涩,吞咽困难,痰多能豁,口渴多饮,溲赤,大便干,咽峡弥漫性充血,脉数,体温 37.3℃,是由于风寒化热,邪热循经上犯咽喉所致。干老认为此属单纯性的急性咽炎,为常见病,只需常规处理即可,故而选用了六味汤加味。《喉科指掌》中提出六味汤为咽喉七十二症总方(治一切咽喉无论红白,初起之时,漱一服可愈),即该方无论风寒、风热、风燥,皆可加减应用来祛风散结,化痰利咽。本病中,患者痰多能豁,口渴多饮,溲赤,大便干,可见热象明显,痰浊壅盛,因此干老在治疗时在六味汤的基础上加上了杏仁、象贝、马勃、天竺黄以加强清热、化痰的作用。

二诊时患者头痛、凛寒、鼻塞三症消失,表明风寒之邪已祛;咽痛已明显减轻,咽峡充血淡化,可见热邪已较前减轻,疾病有向愈之势,此时患者病机属风热之证。患者新添咳嗽,干老认为,此乃人体祛除外邪的一种方式,为机体的自我保护形式。虽然如此,干老并没有就此打住,而是乘胜追击,选用了疏风清热为主的桑菊饮加减。桑菊饮轻清轻养,既可疏散外邪,亦不耗伤正气;方中添加的炒牛蒡子既能外散风热,又可内解热毒,可谓一举两得,故而用来治疗咽痛尤其适用,玄参清热凉血,可防热入营血,象贝、苏子止咳化痰。

三诊时疾病已基本痊愈,进入恢复期,此时已可停药,但干老考虑到热邪会耗伤人体的阴液,为了以求万全,前方基础上加用了竹叶来养阴润燥。

二、慢性咽炎

慢性咽炎为咽喉病中最常见的多发病,主要为咽黏膜慢性炎症,并多伴有咽淋巴组织的炎症。本病多见于成人,常为急性咽炎转为慢性所致。如嗜好烟、酒及刺激性食物,常在刺激性气体或多尘环境中生活及上呼吸道慢性炎症等,均可诱发。本病的主要表现为咽喉干燥疼痛,或有烧灼感,夜间或多言后更为严重,有时咽痒致咳,难以控制,在饮水后可缓解,咽部有异物感或觉有黏痰附丽而清嗓频频。检查见咽后壁呈慢性充血,色淡红或黯红,黏膜干燥少津,小血管暴露、扩张网布,淋巴滤泡颗粒样突起或相互融合呈团块样。

中医历来认为肺肾阴虚,虚火上炎为本病的主要病因。因劳伤损气,肺怯金亏,咽喉失于滋养,或肾虚火旺,燥津灼液,无以上濡咽喉所致。干老则认为,脾虚难化精微,津液难以上承咽喉,亦是本病的重要病理之一,这与现代环境变化、精神压力、饮食习惯有很大的关系。甚至认为临床上十有七八者属于脾土虚弱证。他指出:因咽需液养,喉赖津濡,而脾主运化,为精微生化之根本。若脾气虚弱,运化失常,精微生化无源,则无以上承咽喉,咽喉干枯失润则病。所以《素问·阴阳类论》指出:咽喉干燥,病在土脾。

除了有咽干、咽痛、灼热、咽痒、咯痰不爽、异物感等症状外,在临床中干老还总结出其他常见的几个症状可以帮助诊断:

1. 胸闷 病人可以清楚地主诉。在胸前及两膺,有闷塞感觉,叹息之后可宽畅片刻。干老认为之所以然者,宗气来源于脾,积于胸中,其病当然如此。

2. 双侧颈部有牵掣感 尤以晨起最为明显,严重者甚至误以为是落枕。干老认为:津血同源,共荣同辱,津枯者血也虚,血虚难以荣经,经(筋)脉失养而致拘急不舒。

3. 咽部反射感 晨起漱口刷牙,即引起恶心呕吐,检查咽部时,压舌板尚未触及舌体,即可泛恶。干老认为:是脾气一损,则胃气上逆所致。

4. 偶有耳鸣,听力障碍,也有耳中憋气作闷者。干老则认为这即李东垣所谓:胃(脾之里)气一虚,耳、目、口俱为之病。

所以,干老对本病的治疗,亦重在脾土,常用补脾培土生金法。因咽喉属清窍,其位在上,故可参用升麻、葛根、柴胡等升清利咽,但诸药有升压作用,故有高血压者应少用或慎用。咽痒有虚实之分,如咽痒急性发作伴有外感,多为风热所致,治拟清疏,用药如荆芥、薄荷;久病咽痒呛咳,伴有咽干思饮,多为阴虚火旺,虚火上炎,治拟滋阴降火,药如知母、黄柏;介于两者之间,往往见于风热所致的咽喉病,失之于表,滥用甘甜敛药,致邪不得泄,束困肺经,治疗仍宜清宣。脾虚有脾阳虚与脾阴虚之分:脾阳虚者,见咽痛,咽干,不思饮或喜温饮,痰多而稀,咽后壁不充血,黏膜湿润,淋巴滤泡呈团块样增生;脾阴虚者,见咽痛咽干,思冷饮,有烧灼、咽痒及咽部异物感,痰少而稠,咽部充血,黏膜干燥或萎缩,淋巴滤泡呈散在性颗粒状增生,小血管扩张暴露。

干老将慢性咽炎的治疗,分为以下几型:

1. 肺怯金虚 大多见于急性咽炎反复发作,或嗜烟酒、辛辣等刺激性食物者。见咽干微痛,干咳多痰,伴有神疲乏力,劳累尤甚,咽部充血红艳,后壁淋巴滤泡颗粒样增生,咽侧束亦可增生隆起,舌红脉细数。治宜益肺培金。方选百合固金汤、养阴清肺汤。药如生地 10g、沙参 10g、麦冬 10g、桑白皮 10g、桔梗 6g、甘草 3g、天花粉 10g 等。如咽痛较甚,局部充血明显者,可加金银花 10g、连翘 10g、淡竹叶 10g、薄荷(后下)6g;大便干结者,加全瓜蒌 15g、当归 10g;痰多者,加天竺黄 6g、贝母 10g;口渴多饮者,加芦根 30g。

2. 肾虚火旺 咽喉干燥严重,频频求饮以求缓解,有烧灼及刺痛感,常伴有阵发性咽痒,因痒而致咳,但咳之不清,痰少难咯,大便干结,并伴有眩晕、烦躁,夜寐不佳,咽黏膜晦暗性充血,小血管暴露网布,后壁淋巴滤泡散在性增生,部分黏膜萎缩,呈红白相间,斑斓污红状,舌红少苔,脉细数。治宜潜阳育阴,生津养液。方选知柏八味汤、左归丸及大补阴丸。药如知母 10g、黄柏 6g、熟地 10g、山药 10g、茯苓 10g、丹皮 6g、泽泻 6g、桔梗 6g、甘草 3g。咽干较甚或咽部黏膜萎缩者,常加乌梅 10g、玉竹 10g、石斛 10g、天花粉 10g 以助生津;黏膜萎缩较甚者,加龟甲 10g、鳖甲 10g;大便干结,加全瓜蒌 15g、柏子仁 10g、当归 10g;少寐多梦者,加酸枣仁 10g、柏子仁 10g。

3. 脾虚土弱 咽头不舒,干燥而不多饮,病程较长,身疲乏力,纳食不香,大便溏薄或不成形,胸闷不适,咽部黏膜充血不明显,但有肿胀感,后壁淋巴滤泡团块样增生,舌质淡胖而嫩,边有齿痕,舌苔薄腻,脉细弱。治宜补脾培土。方选参苓白术散。药如太子参 10g、山药 10g、茯苓 10g、白术 6g、薏苡仁 10g、白扁豆 10g、陈皮 6g、桔梗 6g、甘草 3g。并可参以升提清气之品,如升麻、柴胡、葛根。如伴有咽干思冷饮,咽部黏膜充血干燥,小血管扩张者,则偏于脾阴不足,治疗除健脾利咽外,还当参以养阴之品,方如益胃汤、增液汤、沙参麦冬汤之类,药如太子参10g、沙参10g、生地10g、麦冬10g、山药10g、白扁豆10g、桔梗6g、甘草3g;或可加石斛、黄精、天花粉、芦根等。如入冬即甚,畏寒肢冷,痰涎清稀,咽黏膜淡红者,为脾阳不足,治宜温补脾阳,方选补中益气汤、益气聪明汤,加附子、肉桂等。

干老特别强调,本病病程漫长,治疗不易,病人往往容易失去信心。再则,本病经治疗也可以苟安于一时,治疗就为之放松。因之,一定要有信心和恒心,坚持治疗,才能有痊愈之日。

病例1

祁某,女,62岁。初诊:1996年3月15日。

咽痛起于去夏,有异物感,伴以舌根的干辣感,舌体有些痛感,有时口干。

检查:咽后壁淋巴滤泡增生,污红,舌根部淋巴组织增生,舌薄苔,脉弦。

案解:五志之火交炽,六瘀之结助燃,治从清火解瘀为是。

香附6g	山栀10g	川芎3g	六曲10g
生地10g	丹皮6g	茅根10g	赤芍6g
竹叶10g	甘中黄3g		

7剂煎服

二诊:1996年4月5日

异物感尚有残存,舌根干辣涩感已清,舌体之疼亦在有无中,口干已润。

检查:咽后壁淋巴滤泡增生,黏膜由变质肥厚而转为萎缩,舌薄苔,脉弦细。

案解:上诊投清火解瘀之法,稍有成效,仍步原方,唯毕竟年事较高,香燥药能撤则撤。

生地10g	玄参10g	丹皮6g	沙参10g
太子参10g	麦冬10g	天竺黄6g	佛手6g
苏子10g	竹叶10g		

7剂煎服

本案例患者以咽痛咽干为主症,干老辨为火旺,五志之火交炽,心火为君,伴以舌根干辣疼痛,舌为心之苗也,更是相符;咽部有异物感,咽部淋巴滤泡增生而污红,显示有肝郁之嫌。选用导赤散和越鞠丸加减。获效之后,撤香燥而重用养阴。

病例2

夏某,男,68岁。初诊:1991年8月23日。

微痛在咽喉,一讲话更加重。干燥善饮喜温,常作清嗓。已一年半,四季皆然。

检查:咽峡及后壁小血管扩张网布。舌薄苔、中央剥脱,脉小弦。

案解:身告退休,心更操劳,终至心阴暗怯,心火上炎。取清心益心骈治。

生地 10g	竹叶 10g	木通 3g	灯心草 3g
连翘 10g	金银花 10g	玄参 10g	麦冬 10g
白茅根 10g	柏子仁 10g		

7剂煎服

二诊:1991年9月3日。药进7剂,疼痛在不讲话时已没有,干燥依然。

检查:咽峡潮红减轻,余如上诊。舌薄苔,中央斑剥处已不平滑,脉小弦。

案解:纵然进步跚跚,但以区区药力而赢得改善,反应不能不称速。上方益心阴,泻离火,看来尚属中的之矢,紧步原旨。

柏子仁 10g	莲子肉 10g	生地 10g	木通 3g
白茅根 10g	芦根 30g	麦冬 10g	玄参 10g
知母 10g	竹叶 10g		

7剂煎服

三诊:1991年11月5日。上方累进28剂,疼痛消失殆尽,残存无几。已不干燥,不耐多言者也已稍稍延长一些。

检查:咽峡及后壁还有轻微的充血。舌薄苔,脉平。

案解:重恃清心,离火之炎始告式微。但其去迟迟,再步原旨。

生地 10g	木通 3g	竹叶 10g	白茅根 10g
芦根 30g	知母 10g	川黄柏 3g	桔梗 6g

甘草 3g　　　　　柏子仁 10g

7 剂煎服

本案例患者年近七旬,阴虚不足,虚火内炙,以咽干微痛,不耐多言为主要表现,咽峡及后壁小血管扩张网布,舌苔中央剥脱,乃内火上炎,仍从清火为先,佐以养阴。

病例 3

陆某,男,25 岁。初诊:1996 年 4 月 5 日。

咽痒仍然,难以制息,无蚁行感,无干燥感,有痰很少,痰中带血早已没有。

检查:咽峡弥漫性充血,红艳,舌薄苔,脉实。

案解:喉科手法除痒,至今仍无去意,考《内经》曾有"诸痛痒疮,皆属于心"之论,姑可一取。

川连 3g　　　　生地 10g　　　　竹叶 10g　　　　灯心 3 扎
茅根 10g　　　天花粉 10g　　　玄参 10g　　　　射干 3g
土牛膝根 10g

7 剂煎服

二诊:1996 年 4 月 16 日。上方仍然,咽痒而咳,无甚效果,唯在这时期中天气暄暖而缓解许多,近来气温一降,痒咳又趋严重。

检查:咽峡后壁仍然红艳型、弥漫性充血。舌薄苔,脉平。

案解:诸法诸方遍用,恨无一效,根据恶凉喜热之症,再取金匮肾气一试。

桂枝 3g　　　　萆薢 6g　　　　熟地 10g　　　　山药 10g
茯苓 10g　　　泽泻 6g　　　　丹皮 6g　　　　紫菀 10g
杏仁 10g　　　苏子 10g

7 剂煎服

本案以咽痒为突出症状,经清热、疏风、凉血、养阴诸法治疗而未效,初诊取"诸痛痒疮,皆属于心"之论,取导赤散为主方,仍恨无一效,根据患者喜热恶凉之症,虽有热象,实属阳虚,故取金匮肾气一试。

病例 4

常某,男,36 岁。初诊:1991 年 12 月 10 日。

胆囊炎已六七年,幸发作不频繁,表现为右胁针刺感,今天不痛。支气管扩张已 10 年。客岁今年未发过。咽痛已半年,同时耳痛伴随,右侧轻左侧重。现在前两病已平稳无发作迹象,后两病乍轻乍重。

检查:咽后壁轻度污红,双外耳道(-)。舌薄苔,脉小弦。

案解:咽主地气而属阳明,阳明伏热,当然循经上犯,于是干也痛也俱来;厥阴、少阳之脉环耳,肝失条达,在郁结之下,痛亦阵作。治当疏肝清胃。其所以咽痛耳痛相随者,可能与舌咽神经有关。

柴胡 3g	夏枯草 10g	菊花 10g	白茅根 10g
芦根 30g	玄参 10g	蚤休 10g	延胡索 10g
没药 3g	枳壳 6g		

7 剂煎服

二诊:1991 年 12 月 20 日。药进 10 剂,到第 8 剂开始疼痛明显减轻,现痛感还有些,唯新增耳中胀感与痒感,咽头之干无改善。喉头似有痰样物潴积。

检查:咽后壁黏膜出现萎缩现象,耳(-)。舌薄苔,脉平有弦意。

案解:求润咽嗌之干,固属当务之急,但止耳中之痛,依然不能轻弃。法取原旨,稍稍倾侧于养津。

柴胡 3g	延胡索 10g	没药 3g	佛手 5g
天花粉 10g	玄参 10g	麦冬 10g	沙参 10g
桔梗 6g	甘草 3g		

7 剂煎服

三诊:1992 年 1 月 3 日。疼痛基本消失,偶有一痛则两耳深部作胀。唯喉头奇干,而且似有黏痰附丽,食甜咸食则制干最有效。

检查:咽后壁黏膜萎缩。舌薄苔,脉平而细。

案解:主诉则痛去十之三四,但检查则仅去十之一二而已。来日方长,求其根治决难一索即得。

生地 10g	玄参 10g	麦冬 10g	沙参 10g
乌梅 10g	没药 3g	延胡索 10g	知母 10g
甘草 3g	陈香橼 6g		

7剂煎服

四诊:1992年1月17日。咽干缓解,但有异物感,清嗓频频。耳痛仅仅左侧偶一有之。药后胃脘部作胀,大便干结难解。

检查:咽后壁萎缩的黏膜稍有润意。舌薄苔,脉平。

案解:求荣萎缩之黏膜,乞灵生津之方药,事属正规之法。唯药后脘胀,大便干结,则改取"虚补其母"手法,方用白术,陶弘景目为生津之品。虽然有"二术不入喉门"之说,事可作为别论。津液一充,润之肺胃则咽干得润,润之大肠则大便正常。盖肺与大肠表里相关也。

太子参 10g	白术 6g	茯苓 10g	山药 10g
白扁豆 10g	山楂 10g	六曲 10g	麦冬 10g
天花粉 10g	沙参 10g		

7剂煎服

五诊:1992年1月24日。刻下咽干,喉咽部告轻,而鼻咽部加重,剧痛之下左耳作痒作痛。异物感明显改善,脘胀消失,代之以嘈杂感。难解之大便稍感润滑一些。

检查:咽后壁已滋润一些。舌薄苔,脉平。

案解:旱魃蹂躏之处,由喉咽上迁鼻咽,虽似以暴易暴,但毕竟趋向好转,不见乎萎缩之处日渐红活乎,其所以有烧灼之感,亦属由燥致火而然。《内经》谓:诸痛痒疮,皆属于心(火)。耳之痛痒,情出于斯。治再培土生金,金旺水沛。

白术 6g	党参 10g	茯苓 10g	白扁豆 10g
山药 10g	沙参 10g	麦冬 10g	荆芥炭 6g
芦根 30g	玉竹 10g		

7剂煎服

六诊:1992年1月31日。干燥感方面,不若初期处方有效。痰多,食欲反而激增,常有饥感。咽部烧灼感仍较严重。

检查:咽后壁黏膜萎缩,又较上诊严重。舌薄苔映黄,脉平。

案解:奇干不润,少阴之水难充,食欲反增,阳明之火偏旺。治则前方取培土生金,多少有迂回曲折,而远水难求之嫌,今取大补阴丸合玉女煎,作直捣黄龙之策。

川黄柏 3g	知母 10g	生石膏 30g	熟地 10g

生地 10g	麦冬 10g	甘中黄 3g	芦根 30g
乌梅 10g	玉竹 10g		

7 剂煎服

本案例证候较为交错复杂,咽痛为主,伴随耳痛。前三诊可作为第一阶段,四诊和五诊作为第二阶段,六诊作为第三阶段。治疗手段经历了疏肝清胃、滋阴润燥、健脾益气、清热泻火的交替,最终以大补阴丸合玉女煎收功。

初诊时患者以咽痛伴耳痛为主诉,结合舌脉,干老辨为肝气郁结、胃热上蒸,拟疏肝清胃为大法,获效之后,恐诸多理气药太过温燥,不利于其咽干一症,故二诊时益以天花粉、玄参、麦冬等滋阴生津之品,同时考虑患者喉头有痰梗阻,加桔梗化痰利咽,三诊仍宗此法,原方稍稍出入。四诊时耳痛消失,干老腾出手来专心对付咽干,亮出的又是其拿手的参苓白术散。全诊疗过程中,干老思路灵活,随症而变,遣方用药也不拘泥。

病例 5

罗某,男,66 岁。初诊:1996 年 9 月 3 日。

病历 4 年,干燥、阵发性咽痛及烧灼感,痰濯难咯,咳嗽阵作,发音嘶哑及费劲,右侧颈部有痛感,有慢性气管炎病史。

检查:咽后壁泛红,声带肥厚,欠清白,运动可,闭合尚可,舌染苔黑,脉细。

案解:肺怯金衰,痰难畅豁,治当养金润肺消痰。

桑白皮 10g	熟地 10g	生地 10g	百合 10g
玄参 10g	川贝母 10g	桂枝 6g	天竺黄 6g
射干 3g	枇杷叶 10g		

7 剂煎服

二诊:1996 年 9 月 17 日。药进 14 剂,咽头干燥疼痛烧灼感、咳嗽、颈部痛俱已减轻,咯痰亦较前为爽,唯发音好转不明显。

检查:咽后壁泛红改善,但黏膜变性明显,声带仍然肥厚,充血(晦暗型),舌苔黑(染),脉细。

案解:方取养阴益肺,咽炎当然已荣,唯声带泛红无丝毫改善,虽然高龄,气血两衰,循行失畅,则痰滞作矣。刻下裁方,取鼓舞气血,旁佐益肺。

黄芪 10g	当归 10g	益母草 10g	落得打 10g
百合 10g	熟地 10g	玄参 10g	川贝粉^包10g
射干 3g			

7 剂煎服

肺怯金虚,为慢性咽炎最常见证型,但很多医者往往舍简从繁,屡治鲜效。本案病历 4 年,干燥、阵发性咽痛及烧灼感,痰潴难咯,咳嗽阵作,为典型的肺阴不足、咽失润泽之证,方选百合固金汤,养阴清肺而获效。

病例 6

杨某,女,48 岁。初诊:1992 年 8 月 21 日。

咽喉及舌根作痛,已 10 个多月。自己感觉由疲劳所致,其程度逐渐加重。干燥明显,狂饮而偏喜凉。咽头似有痰样物附丽,鼻腔也有干燥感;两眼外眦也有失润之感。大便偏干,得上清丸可以正常。

检查:咽后壁淋巴滤泡增生,伴充血红艳。舌根乳头肥大充血亦红艳。舌薄苔偏腻,脉平。

案解:阳明经胃热熏蒸,少阴经心火助桀。治宗凉胃清心入手。

生地 10g	白茅根 10g	竹叶 10g	芦根 30g
金银花 10g	连翘 6g	黄芩 3g	玄参 10g
瓜蒌仁 10g	甘中黄 3g		

7 剂煎服

二诊:1992 年 9 月 8 日。上药以出差,仅进 7 剂。舌根及咽喉痛已减轻一些,但不适感依然较严重。干燥无明显改善,痰样物附丽之感已式微。大便逐渐趋向正常。

检查:两处充血明显减轻。舌薄腻苔,脉平偏细。

案解:从循序以进而论,玉女煎是其时矣,第以舌苔污腻,熟地焉敢黏唇。仍取前法,以策平稳。

生地 10g	生石膏 30g	知母 10g	白茅根 10g
竹叶 10g	金银花 10g	玄参 10g	芦根 30g
藿香 10g	佩兰 10g		

7 剂煎服

三诊:1992 年 9 月 15 日。咽喉疼痛明显减轻,舌根痛也有缓解。干燥已有润意,饮之"狂"者,刻已成"善"耳。大便已正常,舌体前半有辣感。

检查:咽充血消失。舌根两侧乳头轻度肥大,充血已退。舌薄苔,脉细。

案解:两诊裁方,俱获效益,当然再循序以求。

生地 10g	生石膏 30g	知母 10g	白茅根 10g
金银花 10g	穿心莲 10g	连翘 6g	芦根 30g
天花粉 10g	石上柏 10g		

7 剂煎服

四诊:1992 年 9 月 22 日。又进 7 剂,咽痛基本消失,舌根痛亦已缓解,干燥也转滋润。舌尖辣感近两日方才改善。唯不耐多言,以多即加重。

检查:咽、舌根已接近正常。舌薄苔,脉细。

案解:病情减灶,瘥意添筹。步迹前旨,稳健以求,以冀勿药。

熟地 10g	生石膏 30g	知母 10g	白茅根 10g
菊花 10g	石上柏 10g	蚤休 10g	天花粉 10g
柏子仁 10g	穿心莲 10g		

7 剂煎服

本案例咽喉及舌根作痛,然干燥症状尤为明显,狂饮而偏喜凉。鼻腔也有干燥感;两眼外眦也有失润之感。大便偏干燥,服上清丸通下而得正常。咽后壁淋巴滤泡增生,伴充血红艳。烦渴便结是阳明实证的特征。胃热熏蒸,咽喉失于濡养而干,肠道失于津液而便秘,少阴经心火助桀而然。兼用玉女、导赤清热养阴并用,使咽痛得平,咽干得润,大便得通。即所谓肺与大肠相表里也,大便一通,腐气不得上熏,咽喉自然清净也。

病例7

张某,女,73 岁。初诊:1996 年 3 月 1 日。

3 个月前,逆吸得涕为痰,之后咽有干感,伴以烧灼感,环唇起燥,常感痰样物徘徊咽嗌,有鼻腔失润,遍身游走瘙痒。

检查:咽部阴性,鼻腔阴性,舌苔厚腻,燥而干,脉小弦。

案解:津血同源共槁,津枯则口鼻起燥,血虚则皮肤瘙痒,津液所化之痰当然属于燥痰,而且刻下痰量不多而稠,徘徊咽嗌,至于查有杆菌,则中医无此论,虽然危氏(元代危亦林)首先泛论虫病,而且绘形绘色,言之凿然,但联实践实难结合,存此只能存疑。津血既然言枯,不应舌苔厚腻若斯,仍难理解。只能宗汪机论点之"舍症从脉,舍脉从症",今且"舍舌从症"处方。

生地 10g	熟地 10g	当归 10g	麦冬 10g
沙参 10g	白果 10g	天竺黄 6g	川贝粉^包10g
青礞石^{先煎}20g	天花粉 10g	浸淡陈海蜇一小块	

7 剂煎服

二诊:1996 年 3 月 15 日。痰量减少,干燥及烧灼感也有所缓解,鼻干唇燥也有稍润,原发性皮肤瘙痒变化不大。

检查:舌厚苔已化,根舌依然较厚,脉细。

案解:津血稍充,诸症理应迭减,厚腻之苔改投熟地,中医古训之不我欺也。方步前迹。

熟地 10g	当归 10g	首乌 10g	白芍 6g
麦冬 10g	白果 10g	川贝粉^包3g	玉竹 10g
沙参 10g	黄精 10g	浸淡陈海蜇一小块	

7 剂煎服

咽干鼻燥,如火烧灼,周身瘙痒。西医查有结核杆菌,但从"痨虫"论治。但干老坚持辨证论治,抓住津血同源之本,认为津枯则口鼻起燥,血虚则皮肤瘙痒,津液匮乏则燥痰难咯。但舌腻应主湿,难投养阴之剂。故"舍舌从症",坚持养阴利咽。首诊方中集生地、熟地、当归、麦冬、沙参以养阴,白果、天竺黄、川贝粉、青礞石、天花粉、海蜇以化痰。养阴与化痰共用,似相矛盾,但干老用药,自有奥秘。咽部之黏痰,多因阴虚不足,虚火上炎,灼津液而为痰,故痰稠黏滞,咯之不爽。养阴生津,津液润泽,则痰易滑咯,即所谓养阴化痰。

病例 8

秦某,男,45 岁。初诊:1996 年 7 月 26 日。

咽头干痛 2 年,干燥善饮,喜温,似烧灼感,稠痰附丽咽壁,难咯,清嗓频频。

检查:咽后壁淋巴滤泡增生,小血管扩张,脉平。

案解:取玉女清阳明之火,充少阳之水。

熟地 10g	二至^包10g	石膏^{先煎}30g	知母 10g

| 麦冬 10g | 芦根 30g | 乌梅 10g | 五味子 10g |

玉竹 10g

14 剂煎服

二诊:1996 年 8 月 9 日。其干减轻一些,烧灼还有一些,经无所表热。

检查:同上诊。

| 生地 10g | 石膏^{先煎} 30g | 知母 10g | 乌梅 10g |
| 酸枣仁 10g | 黄精 10g | 麦冬 10g | 丹皮 6g |

赤芍 10g

14 剂煎服

三诊:1996 年 8 月 23 日。干感及烧灼感已应渐愈,一度舌体上溃疡已无,两乳房肿胀发现 1 个月。

检查:咽部同上诊,两乳房隆起丰腴,左侧扪及指甲大结节硬块,无粘连,无压痛。

案解:玉女煎初服有效,再进无功,看来徒事,养阴生津似无多大作用,加之新增乳癖一症(相当于男子乳房发育症),不能不另拟新方,取唐容川化瘀治燥,陈实功攻坚平肝,两法综合,著一石二鸟之计。

川楝子 10g	橘核 10g	炒延胡 10g	归尾 10g
赤芍 10g	泽兰 10g	红花 6g	桃仁 10g
玄参 10g	生地 10g

14 剂煎服

四诊:1996 年 9 月 20 日。干燥感已得稍稍滋润,舌根溃疡消失,烧灼一般情况下已没有,但在疲乏之际又有感觉,乳房胀感已轻,睡眠不沉,主在子寅之际。

检查:咽部已接近正常,右乳房硬结已在有无之中,左侧同上诊,但稍有收敛,舌厚黄,脉平。

案解:方熔唐容川化瘀治燥、陈实功攻坚消肿于一炉裁定,获效殊感满意,效方不更,稍参安眠之品。

川楝子 10g	橘核 10g	炒延胡 6g	红花 6g
桃仁 10g	泽兰 6g	茯神 10g	白术 6g
五味子 10g	当归 10g

14 剂煎服

五诊:1997 年 5 月 23 日。老病例未带来。

咽头疼痛烧灼干燥时历 2 年,一直在此治疗,现疼痛及烧灼感依然存在,如曩者,唯干燥较为好些,痰样物附丽于喉间难咯,频频清嗓求去,偶然有胸闷。

检查:咽峡及扁桃体上黏膜轻度肥厚,有少量血管暴露,双侧扁桃体阴性。舌厚黄,脉细。

案解:病因两稔,多次药治,干燥已缓,疼痛烧灼难除,局检未睹炎症,唯黏膜少量变质,证系心火偶旺,《内经》所谓"诸痛痒疮,皆属于心",同时黏膜变性,总之脾土暗性使然,方取培土而清心火。

党参 10g	白术 6g	茯苓 10g	山药 10g
白扁豆 10g	竹叶 10g	茅根 10g	双花 10g
玄参 10g	甘草 3g		

7 剂煎服

七月长夏,脾土火旺,胆木不及,土反侮木,干燥善饮,稠痰附丽。干老选清阳明之火、充少阳之水之法,二诊之后,干感及烧灼感已应渐愈;三诊中见肝郁血瘀之症,易旨疏肝化瘀,一诊效、二诊愈。次年喉痹再发,仍从培土一法。

病例 9

董某,男,27 岁。初诊:1997 年 12 月 2 日。

咽头干燥,疼痛,喉头有黏痰,咯之不爽,但常附丽于咽后壁,伴有异物感,口干思饮择温,大便偏稀。

检查:咽后壁污红充血,鼻腔黏膜也有充血感。舌薄苔,边有齿印,脉平。

案解:咽干咽痛,阴亏是也,大便稀溏,当责脾虚。治以健脾生津,培土生金。

太子参 10g	白术 10g	茯苓 10g	山药 10g
大贝母 10g	南沙参 10g	天花粉 10g	麦冬 10g
甘草 3g			

7 剂煎服

二诊:1997 年 12 月 30 日。咽头干燥,痰虽少,但常附丽于咽后壁难咯,故而异物感反而明显,近日新增烧灼感和鼻腔中有烘热感。

检查:咽后壁污红,充血明显,鼻腔黏膜明显充血。舌薄苔,边有齿印,脉平。

案解:职操电焊,与火为邻,毋怪乎咽头烧灼感稍减,而鼻腔之烘热又生,看来徒事培土,金亦难生,不若清金凉肺,使火气内销而离不虐坎,亦润咽生津之另辟途径。

桑白皮 10g	黄芩 3g	南沙参 10g	茅根 10g
芦根 30g	知母 10g	生石膏^{先煎}30g	玉竹 10g
双花 10g			

7 剂煎服

三诊:1998 年 3 月 13 日。慢性咽炎,初诊于客岁 12 月,主以培土生津为治,中途感冒暂取治表以应付,干燥接近消失,咽有些痛感,咽头还有痰。

检查:咽后壁淋巴滤泡增生较前平复一些,左侧索肥大,舌薄苔,边有齿痕如锯,脉细。

案解:治脾一法,较为得手,当然效方不更。

党参 10g	白术 10g	茯苓 10g	山药 10g
白扁豆 10g	南沙参 10g	百合 10g	天花粉 10g
麦冬 10g	甘草 3g		

7 剂煎服

本例患者职业为电焊工,与火为邻,火热伤津,咽头烧灼,鼻腔之烘热,阴亏是也,但大便稀溏,当责脾虚。肺火与脾虚,一时难于两顾,徒事培土,金亦一时难生,不若先清金凉肺以缓急,再以健脾生津,培土生金以治本。

病例 10

蒋某,男,25 岁。初诊:1991 年 10 月 21 日。

1 年前以感冒受凉而后遗咽炎。干燥并不求饮,伴以难用言语表达的不舒服,有时有异物感,清嗓,胸闷失畅,叹息始安片刻。怕冷,容易感冒,入冬鼻塞。

检查:扁桃体(双)肿大Ⅱ度,咽峡充血,右颌下区扪到指头大淋巴结 1 个。舌薄苔,舌体瘦但有齿痕,脉细。

案解:满座皆君子,小人自无容身之地,宗此而裁方。

党参 10g	白术 6g	茯苓 10g	白扁豆 10g
山药 10g	玄参 10g	金银花 10g	百合 10g
枳壳 6g	甘草 3g		

7 剂煎服

二诊:1991 年 11 月 5 日诊。怕冷好些,左上齿酸楚。

检查:咽峡充血已无,扁桃体肿大Ⅱ度,左上齿叩痛,舌薄白苔,脉平。

案解:正气一充,诸邪逊色,咽部效益似不明显,但内科症状较占先,原旨再进,异功散主之。

党参 10g	白术 6g	茯苓 10g	陈皮 6g
山药 10g	百合 10g	昆布 10g	海蛤粉 15g
桔梗 6g	甘草 3g		

7 剂煎服

三诊:1991 年 11 月 21 日。咽干明显缓解,不舒服感也有所减轻,清嗓动作基本消失,胸膺闷感所存极微。牙齿酸感未除,畏寒情况改善很多。

检查:扁桃体肿大右Ⅱ度、左Ⅰ度,咽峡充血减轻,舌薄白苔,脉平。

案解:初投异功散,见效平平,非药无效,量未及也。原方稍事增损继服,其效颇著,乃药力已达病灶矣。效方不更,古有明训。

党参 10g	白术 6g	茯苓 10g	白扁豆 10g
山药 10g	麦冬 10g	山豆根 5g	沙参 10g
芦根 30g	甘草 3g		

7 剂煎服

本案为典型的脾气虚寒证。咽干燥并不求饮,有时有异物感,清嗓,胸闷失畅,叹息始安片刻。怕冷,容易感冒,入冬鼻塞。舌薄苔,舌体瘦但有齿痕,脉细。故初诊以补脾益气的四君子汤加味治疗,除四君子"党参、白术、茯苓、甘草"外,又益以山药、白扁豆补气渗湿健脾,百合、玄参养阴润燥以缓咽干,颇有百合固金汤之义,同时佐以金银花清热利咽,枳壳理气祛湿,使得全方攻补兼施,补而不滞。本方重在益气,使得"正胜邪自去",所以二诊时,虽咽部症状改善不太明显,但其余浮邪已散失殆尽。此时考虑到扁桃体肿大,咽部充血不再,所以在补脾益气、养阴润燥的基础上去掉清热凉血之品,而慢性肿大从痰论治,于是增加了味咸软坚的昆布、海蛤粉,并配合桔梗甘草汤化痰利咽。三诊时,情况改善程度令人满意。此时干老停止攻伐,没有猛追穷寇,而以补益为主。一来思虑攻伐日久,正气虚衰,先补为是。二来俾正气充沛,邪可自去。先行剿灭,再拟招安,是干老处理慢性疾病的常规手段。

病例11

杨某,女,43岁。初诊:1991年9月11日。

病咽喉者已七八年之久。6年前两度言而无声,经本科治愈。刻下主症为咽喉奇干,甚至有撕裂感。口水下咽不利,水亦难润,呈进行性发展。皮肤干燥而痒。

检查:咽后壁淋巴滤泡散在性增生,少津。舌薄苔,脉细。

案解:喉需液养,咽赖津濡。咽而奇干,津液之失养可知,同时肌肤干燥而痒,亦为营卫失其灌溉而然。津血同源,同荣共辱,病似两宗,证也一源。取培土生金,金旺生水,水源一充,津血向荣矣。

太子参 10g	山药 10g	茯苓 10g	白扁豆 10g
当归 10g	沙参 10g	麦冬 10g	玉竹 10g
绿豆衣 10g	黄精 10g		

7剂煎服

二诊:1992年4月8日。去年饮药,诸症俱除。刻下咽又干,裂痛已消失,饮水可润。偶有痒感,一痒就咳,咳而无痰。

检查;咽后壁淋巴滤泡散在性增生,舌薄苔,边有齿痕,脉细。

辨治:多年慢喉痹,宗《内经》"喉咽干燥,病在脾土"处治,以四君作核心,增液汤为辅翼。

党参 10g	白术 6g	茯苓 10g	沙参 10g
玄参 10g	麦冬 10g	川黄柏 3g	知母 10g
玉竹 10g	甘草 3g		

7剂煎服

三诊:1992年4月24日。咽部干燥改善,作痒不显,咳也不多。咽部异物感存在。

检查:咽壁稍润。舌薄苔,脉平。

辨治:津液枯竭,失养于咽,取六君加增液作标本兼顾之计。

太子参 10g	茯苓 10g	山药 10g	白扁豆 10g

| 百合 10g | 沙参 10g | 麦冬 10g | 生地 10g |
| 天花粉 10g | 玄参 10g | 芦根 30g | |

7 剂煎服

本案患者,不仅咽喉奇干,而且皮肤也燥痒难当。一是津液不舒之机,一是血虚失养之兆,而津血同源,病机属一。医师往往便在此时拟定滋阴养血之法。干老却认为:脾为后天之本,主布运津液,不健脾而单纯补阴,是舍本逐末的做法。欲补水不若先充水源,金生水而土生金,培土生金则水源自充。所以三次治疗都以四君子汤为基本方,初诊时用惯用药山药、白扁豆助君药补气健脾,同时,不废养阴一法,以沙参、麦冬、玉竹、黄精补肺肾之阴,使得标本同治。二诊以增液汤为辅翼,继续贯彻培土生金养阴润燥的原则,及至三诊,咽干、咽痒、咳嗽、皮肤干燥等症已豁然消失,只是稍残留咽部异物感。此是津液枯竭,失养不润,邪已去而正气未复,又拟六君子加增液汤继进治疗,扫荡残骸,最终获取良效。

病例 12

郭某,女,50 岁。初诊:1995 年 5 月 12 日。

慢性咽炎 10 年之久。主诉干燥,波及口腔,疼痛而痒,痰样物附丽于喉壁,咯之不爽;咽头常有异物感,对灰尘、烟气特别敏感;求饮喜温,胸闷,夜寐多梦。

检查:咽后壁淋巴滤泡增生,部分黏膜膜萎缩。舌淡红,苔薄,脉细。

案解:坤德失其厚载,精微运化失常,取李东垣法。

太子参 10g	茯苓 10g	山药 10g	白术 6g
白扁豆 10g	百合 10g	玄参 10g	沙参 10g
桔梗 6g	甘草 3g		

7 剂煎服。

二诊:1995 年 5 月 30 日。上方已进 18 剂。口干稍稍缓解,痰样异物感依然存在,胸闷已解。向有口腔溃疡,近日又发作了 3 天,右侧颈部作痛。

检查:咽后壁小血管扩张,黏膜萎缩改善。舌腹部右侧有小溃疡 1 个。苔薄,脉细。

案解:培土生金之法,矢已中鹄,当然坚持。转添溃疡,胃热所致。一标一本,同时兼顾。

太子参 10g	白术 6g	茯苓 10g	山药 10g
连翘 6g	金银花 10g	芦根 30g	茅根 10g
栀子 10g	甘草 3g		

7 剂煎服

三诊:1995 年 6 月 16 日。累进药 35 剂。口腔溃疡愈后未复发。咽部干燥减轻,痰也少些,颈痛减轻,胸闷缓解。唯咽头异物感改善无多。

检查:咽后壁黏膜稍感滋润一些。舌苔薄白,脉细。

案解:从《脾胃论》裁方,药已中鹄。步原旨出入。

党参 10g	茯苓 10g	白术 6g	山药 10g
白扁豆 10g	百合 10g	沙参 10g	麦冬 10g
桔梗 6g	甘草 3g		

7 剂煎服

四诊:1995 年 7 月 21 日。干燥已轻,稠涎亦少。异物感一度消失。近日以奇热不舒而又有出现。并出现胸闷,伴有咽痒咳嗽,咳时有痰。

检查:咽后壁轻度充血。舌苔薄白,脉平。

案解:高温奇热,易感新邪;扶正之法,暂难适应。不能不以祛暑除邪为以当急务。

桑叶 6g	菊花 10g	金银花 10g	连翘 10g
杏仁 10g	浙贝母 10g	射干 3g	鸡苏散[包]12g
青蒿 10g			

7 剂煎服

五诊:1995 年 8 月 4 日。咽头干燥好得多,异物感也残存不多,颈痛(在甲状软骨左侧)很轻,胸闷已畅,咳亦减轻。

检查:咽后壁仍似有污红。舌薄腻苔,脉细。

案解:症也慢性咽炎,时也正临大暑;治当以清为补,乃张聿青手法也。

生地黄 10g	玄参 10g	沙参 10g	金银花 10g
菊花 10g	芦根 30g	茅根 10g	太子参 10g
桔梗 6g	六一散[包]12g		

7 剂煎服

六诊:1995 年 8 月 18 日。咽干总难消失,饮水求热,异物感也未见全消。

检查:咽后壁污红改善。舌薄白苔,脉细。

案解:奇干难润,液枯津槁,饮水求热,显然在脾不在肾,仍取培土生金,金充水至。

党参 10g	白术 6g	茯苓 10g	山药 10g
白扁豆 10g	百合 10g	麦冬 10g	沙参 10g
桔梗 6g	甘草 3g		

7 剂煎服

七诊:1995 年 9 月 15 日。舌干又感湿润一些,咳嗽基本已消失,仍有些痰,异物感似有似无中。

检查:咽后壁污红,比前又见好些。

案解:脾阳渐振,肺阴始润。看来培土生金一法,幸无虚投。效方不更,原旨。

党参 10g	白术 6g	茯苓 10g	山药 10g
白扁豆 10g	焦薏苡仁 10g	百合 10g	麦冬 10g
天花粉 10g	沙参 10g		

7 剂煎服

八诊:1995 年 10 月 20 日。坚持进药,至今未辍;顽固奇干,总算其润三分之二,一向易感冒,现已不发作;喉头异物感现似有似无之中。

检查:咽后壁光滑如常,黏膜已无病态,唯有轻微充血感。舌苔薄白,脉细。

案解:顽干奇燥,在锲而不舍之进药后,总算旱魃得驱,还我滋润矣。善后扫尾,仍在健脾法中。

党参 10g	白术 6g	茯苓 10g	白扁豆 10g
百合 10g	山药 10g	玄参 10g	麦冬 10g
沙参 10g	女贞子 10g		

7 剂煎服

本案患者慢性咽炎 10 年,咽干欲饮而喜温,喉头痰多而难咳,其实质是脾气虚弱为主证,肺阴不足在其次。故以参苓白术散加百合、沙参为基本方。此矢中鹄,即守方不更。五诊中张聿青手法,即甘寒清热法,李东垣手法为培土生津法。

培土生金,是根据五行中土和金的相生关系,在临床上通过补益脾气,起到滋肺阴补肺气的作用,一般用于治疗肺病。干老在治疗慢性咽炎采用培土生金法意义在于:脾主运化水谷精微,肺主通调水道;肺虚则津亏,金充则水至,补益脾气,培土生金,咽喉干燥可得缓解。干老采用培土生金法有其特点,其并不是只补脾气,而是补脾气和养肺阴并存,这也是培土生金法在治疗咽炎临床应用的特殊性。

干老在临床常用的健脾法有:

1. 健脾益气法　适用于脾运不健而气虚症状明显者,见面色无华、少气懒言、声低气怯、畏风寒而易感冒者。常用方如补中益气汤、六君子汤等。

2. 健脾渗湿法　适用于脾运不健兼有湿浊不化者,见咽部黏膜水肿明显,脘腹胀满,大便溏稀,舌苔腻。常用方为参苓白术散。

3. 健脾润燥法　适用于脾气虚弱,兼有阴虚津亏者,见口干咽燥,饮不能解,四肢乏力,或有低热,咽黏膜萎缩或干燥。常用方为生脉散加味,其中人参可用太子参或党参代用。

古代中医认为:二术(苍术、白术)不入喉科,因二术性温而燥有伤阴之弊。干老认为脾虚湿阻,清阳不升致咽喉失养而干燥者,取白术健脾化湿,升清利咽,效如桴鼓,但偏于阴虚者应慎用,可选白扁豆、薏苡仁等,健脾而不伤阴,在以上病例中均有所体现。

病例 13

陈某,女,45岁,1992年10月8日诊。

患者咽痛10多年,平时易感冒,清涕常流,鼻塞不通,畏寒烘热,头脑失常昏蒙。

检查:咽黏膜淡红,两侧索肥大,舌苔白滑,脉细软。

案解:命门之火不足,虚阳趁机外越,下有黍离之悲,上有累卵之危,外寒乘袭,结滞咽喉,宜引火归原,温敛浮阳。

附子6g	诃子肉10g	益智仁10g	肉桂[后下]3g
黄芪10g	党参10g	山药10g	细辛3g
甘草3g			

7剂煎服

本法主治肾阳亏虚、命门火衰、阴霾乘袭所致的慢性咽炎。这类患者临床常表现为:咽部干燥,疼痛而不剧烈,或有异物感,口干不喜饮或欲热饮,甚则头昏空蒙,气短神疲,汗多身凉,四肢不温,腰膝酸软,夜尿频繁,查诊见咽黏膜多淡红。该患者平时易感冒,清涕常流,鼻塞不通,畏寒烘热,头脑失常昏蒙,咽黏膜淡红,两侧索肥大,舌苔白滑,脉细软,亦非脾虚一证。细细深究,属命门之火不足,虚阳外越之格阳喉痹。《景岳全书》云:"格阳喉痹,由火不归原,则无根之火,客于咽喉。"无根之火上攻咽喉则咽痛,火不归原则恶寒,阳浮于外则烘热。《喉科心法》云:"阴证喉痹,由其人肾阳虚,寒邪乘虚,直中其经,逼其微阳上浮而为咽痛",正是本案的体现。干老法宗先贤,取引火归原,温敛浮阳。方中附子大辛大热,温阳助火;肉桂温中散寒,引火归原;诃子肉、益智仁温肾敛涕;黄芪益气固表,补肺升阳以固华盖、温分肉;党参、山药健脾益气,培土生金;细辛散寒化饮;甘草调和诸药,合附子又能辛甘化阳。

病例14

张某,男,35岁,初诊:1989年10月20日。

鼻、咽干燥作痛1年多,水药已进100多剂,疗效不满意,眼似也有干燥,左沿胸锁乳突肌痛胀、牵制感,左侧头痛,总之都在左边,求饮喜热。

检查:左沿胸锁乳突肌比对侧丰腴,左右不对称,咽峡弥漫性充血,鼻(-),舌薄苔,质紫,脉有涩意。

案解:消火滋阴,百余剂而已益,当然零碎治余,病在其干,左颈肿痛,舌质紫脉涩,不能不考虑唐容川认为奇干易燥,瘀所使然,乳突胀痛更显然为瘀,取化瘀法,虽未治干而治在其中。

归尾 10g	赤芍 6g	桃仁 10g	红花 6g
泽兰 6g	白芷 6g	大贝母 10g	马勃 3g
芦根 3g	甘草 3g		

5剂煎服

二诊:1989年10月31日。药进7剂,咽头干燥已感有些滋润。内上只有一个"点",仍然干燥如前,左侧胸锁乳突肌痛胀、牵制感依然,左侧头痛依然,且右侧有波及之势。

检查:一切症状同初诊,舌薄苔,脉有涩意。

案解:取化瘀作敲门之砖,已有启扉之象,再宗原旨。

红花 6g	桃仁 10g	落得打 10g	泽兰 6g
白芷 6g	大贝母 10g	乳香 3g	没药 3g

黄药子 10g　　　芦根 30g

7 剂煎服

三诊：1989 年 11 月 14 日。半月中仅进 7 剂，咽头奇干依然，唯左侧颈部比较舒服一些，病出左鼻，上连及脑。

检查：咽峡充血（红艳型），重复在咽后壁、鼻黏膜充血，左侧胸锁乳突肌肥大，上段更严重，柔软，无压痛，舌薄苔，脉有涩意。

案解：时历半月，服药占其半，辍药占其半，效欤否欤，无法判断，仍从化瘀入手。

归尾 10g	赤芍 6g	泽兰 6g	没药 3g
桃仁 10g	双花 10g	元参 10g	桑白皮 10g
生石膏 30g	知母 10g		

5 剂煎服

本案慢性咽炎，具有"左侧胸锁乳突肌痛胀、牵制感"之症状，此处为鼻咽癌淋巴结肿大可疑区域，因此患者医者都较重视。对此，干老选择活血化瘀方剂，也是体现了"久病入络"的辨证思路。首先咽峡弥漫性充血，甚至小血管扩张暴露，这即是血不循经的表现，中医称之为"哥窑纹"或"海棠叶背"；其次，唐容川在其代表性著作《血证论》中提出"瘀能致燥"的学说，瘀血阻滞经络，气机受阻，津液困厄，故作燥证，此时应活血化瘀，推陈致新；再次，患者左沿胸锁乳突肌痛胀、牵制感，左侧头痛，舌薄苔、质紫，脉有涩意，又给瘀血证提供了佐助。既然取王清任遗法，下手便不必首鼠两端，归尾、赤芍、桃仁、红花、泽兰活血化瘀，推陈致新；白芷善医头面而止痛；大贝母润燥化痰；马勃、芦根清热利咽；甘草调和诸药。二诊时左侧胸锁乳突肌痛胀、牵制感依然，左侧头痛依然，舌脉照旧。可干燥却意料之中地好转了，可见活血制燥确有其临床实用价值，所谓铜山东崩，洛钟西应，燥出五官，瘀在锁骨，以后两诊继续宗活血化瘀为大法，调理诊治。

❀ 病例 15

唐某，男，40 岁。初诊：1993 年 2 月 16 日。

咽头失舒，并有鲠介之感，进食顺利，为时已 2 年之多，偶有胸闷，咽部有阵发性疼痛奇干，外侵于上腭，求润而饮，喜热，难受时经常清嗓以求舒。

检查：咽后壁黏膜出现大片萎缩现象，伴以充血，喉咽（-）。舌根组织稍有肥大感。舌苔厚腻如敷粉，舌质淡，脉平有涩意。

案解：脾失厚载之德，升化精微无权，因之理应润之而反有干感；脾主肌肉，咽后壁之萎缩，当然咎责于脾。脾气欠沛则清阳不升，而浊阴不降，故而查无病变而喉头鲠介两年。方取醒脾理湿。

厚朴花 3g	青皮 6g	藿香 10g	佩兰 10g
山楂 10g	六曲 10g	苏梗 10g	苍术 3g
桔梗 6g	六一散[包]12g		

7 剂煎服

二诊，1993 年 2 月 23 日。药进 7 剂，未见反应。自感白腻之厚苔有所改善，胸闷已舒。

检查：咽部充血消失，其他（萎缩）如上诊。舌薄腻白苔，脉平。

案解：症状虽改善无多，证则痊扉已启，弥漫之湿浊渐化，必须清肃后，再事健脾。

藿香 10g	佩兰 10g	厚朴花 3g	陈皮 6g
半夏 6g	六曲 10g	枳壳 6g	苏梗 10g
白术 6g	鸡苏散[包]12g		

7 剂煎服

三诊：1993 年 3 月 2 日。药后变化不大。

检查：萎缩的黏膜稍感红润。舌苔已净化，脉平。

案解：痊愈遥远，正在发轫之初。如能坚持进药，终不致失望。

太子参 10g	白术 6g	茯苓 10g	山药 10g
白扁豆 10g	百合 10g	沙参 10g	玄参 10g
桔梗 6g	甘草 3g		

7 剂煎服

四诊：1993 年 3 月 16 日。咽头作鲠改善许多，胸不太闷，咽已不干燥，清嗓已没有。

检查：咽后壁稍感滋润，舌薄腻苔，脉平。

案解：病去大半而自诉"无变化"，何其要求之奢耶。仍从醒脾裁方。

太子参 10g	山楂 10g	六曲 10g	焦苡仁 10g
白扁豆 10g	白术 6g	茯苓 10g	车前子[包]10g
六一散[包]12g	桔梗 6g		

7 剂煎服

五诊:1993 年 3 月 30 日。咽头鲠介轻而仍难舒服,胸闷得畅,脘胃部有胀感,右侧有痛感。

检查:咽后壁已滋润,污红仍存在。舌薄白腻苔,脉有涩意。

案解:中州痰浊,再度重来,大有设障于喉科痊愈之途。欲求咽病之愈,必须扫除此障。

藿香 10g	佩兰 10g	山楂 10g	焦苡仁 10g
六曲 10g	枳壳 6g	茯苓 10g	六一散^包12g
白术 6g	桔梗 6g		

7 剂煎服

六诊:1993 年 4 月 13 日。胸闷脘胀伴痛明显减轻,咽头鲠介也式微。自感左侧软硬腭交替处肿痛。

检查:咽后壁同上诊。舌苔在化中,脉平偏细。

案解:胃气初醒,仍拒滋黏。暂取醒脾健土,以策平稳。

藿香 10g	佩兰 10g	山楂 10g	六曲 10g
茯苓 10g	白术 6g	陈皮 6g	玄参 10g
桔梗 6g	鸡苏散^包12g		

7 剂煎服

七诊:1993 年 7 月 6 日。经治百天,效不明显,咽头耿介,比未治之前稍稍减轻,舌根两侧之恙,轻痛留恋难去,张口达三指时加重一些。睡时有干感,不引饮也可以过去。

检查:咽后壁黏膜大片萎缩已明显改善,充血消失。舌根两侧乳头轻度肥大。舌薄苔、质胖,脉平。

案解:弥漫充斥之黏滋湿浊之邪,总算苦战百天而辛告消彻。后期处理,健其脾以扫尾,理其气以息痛。

党参 10g	白术 6g	茯苓 10g	焦苡仁 10g
山药 10g	香附 6g	陈皮 6g	乌药 6g
桔梗 6g	甘草 3g		

7 剂煎服

八诊:1993 年 7 月 20 日。药进 14 剂,干燥、异物感比以前轻些,疼痛基本上消失,但张口之际左颞下颌关节疼痛及牵制感毫无改善。

检查:咽后壁又见改善,舌薄腻苔,脉平。

案解:脾气一醒,诸恙次第式微,但踯躅左之风邪,仍然鞭长莫及,今则关注及之。

党参 10g	白术 6g	茯苓 10g	桑寄生 10g
防风 6g	独活 6g	羌活 3g	丝瓜络 10g
陈皮 6g	油松节 2 个		

7 剂煎服

这是一个历时五月之久治疗的慢性咽炎病案。主要症状为咽部异物感。初诊、二诊时胸闷咽干,苔厚腻如粉,显然是湿困中州,取芳香化浊,醒脾利湿。干老认为,湿困中州,脾不虚者,是湿困而不能运化,无需健脾,而在醒脾。藿香、佩兰之类最为有效。三诊、四诊腻苔渐去,但异物感仍未消失,此乃脾虚本虚,运化不健,湿浊不清,则用参苓白术散健脾化湿。五诊、六诊痰湿再度重来,再以芳香化浊。时历百天,黏滋之湿始告消彻底,再以健脾以巩固疗效。这种拉锯式治疗,实属少见,非有恒心而不能。

病例 16

叶某,女,38 岁。初诊:1989 年 10 月 17 日。

2 个月前咽头骤然阻塞,同时胸膺痞塞失畅,伴以气短,大有呼吸间断之感觉,经各种治疗,稍稍减轻,但从此陷于困境之中,喉头有些疼痛,干燥感,胸膛仍然闷痛多饱嗝,泛酸频吐。

检查:咽后淋巴滤泡散在性增生,两侧索红肿肥厚,舌白腻苔,边绀紫(已 12 年),脉小弦。

案解:病出有情,证偏于郁,木失柔达,则横侮其土,经至脾失其升而胃失其降,取疏形开郁以求源索本。

柴胡 3g	白芍 6g	绿萼梅 3g	苏梗 10g
合欢皮 10g	丹皮 6g	木香 3g	乌药 6g
玄参 10g	佛手 5g	川芎 3g	

7 剂煎服

二诊:1989 年 10 月 24 日。咽痛减轻,稠痰有而难以外咳,干燥稍滋润一些,胸闷泛恶也比前轻些。

检查:咽峡同上诊,唯有些充血(红颜型),舌苔薄,脉小弦。

案解:上诊裁方。

柴胡 3g	白芍 6g	绿萼梅 3g	苏梗 10g
陈香橼 6g	马勃 3g	乌药 6g	玄参 10g
天竺黄 5g	佛手 5g		

7 剂煎服

三诊:1989 年 10 月 31 日。胸膺痞塞基本消失,但因喉部异物感依然存在,有针刺样感觉,泛酸还有一些,干燥感则有所改善。

检查:咽部两侧索肥大潮红,舌苔白腻,脉细弦。

案解:胸痞塞已宽,喉梗今仍有,脉速弦象,疏肝剂总难致算。

柴胡 3g	白芍 6g	绿萼梅 3g	甘草 3g
大枣 5 个	小麦 12g	苏梗 10g	佛手 5g
玄参 10g	马勃 3g		

7 剂煎服

四诊:1989 年 11 月 7 日。胸膺痞塞还有一些存在,喉头异物感下降,泛酸及异物感终难完全消失。

检查:咽后壁淋巴滤泡增生,尚滋润,两侧索稍感收敛一些,舌薄苔,边有齿痕,脉细。

案解:柔肝缓急之法,尚称有效,至于进展蹒跚,乃慢性病本色,仍承上诊裁方。

甘草 3g	大枣 5 个	小麦 12g	柴胡 3g
白芍 6g	绿萼梅 3g	佛手 5g	苏梗 10g
白扁豆 10g	枳壳 6g		

7 剂煎服

五诊:1989 年 11 月 14 日。胸闷泛酸有所缓解而减轻,但喉头鲠解干燥感仍存在。

检查:咽部两侧索肥大,舌薄苔,质紫,脉小弦。

案解:喉头鲠解难除,行气药大多香燥,咽峡干燥难忍,滋养药嫌偏滋腻,左右掣肘,只能先疗鲠解,稍及干燥。

厚朴花 3g	乌药 5g	木香 3g	苏梗 10g
陈香橼 6g	橘叶 10g	绿萼梅 3g	石斛 10g
沙参 10g	甘草 3g		

7剂煎服

本案慢性咽炎,患者咽喉异物感症状明显而局部检查病变较轻。对此类患者,干老常用张仲景的"甘麦大枣汤"加味,柔肝缓急,求源索本。

病例 17

何某,女,62岁。初诊:1996年5月28日。

喉头干燥、灼感、滞痰、作痒、干咳,(前医)药进21剂已全部减轻。但鼻子痒。善嚏又来。多清涕。

检查:鼻腔(-)。咽后壁滤泡收敛,扩张的小血管不太明显。舌薄苔。

案解:诸症悉减,新添鼻痒、喷嚏。方从症转,药伴方来。

蝉衣 3g	干地龙 10g	生地 10g	麦冬 10g
沙参 10g	玄参 10g	天竺黄 6g	桔梗 6g
杏仁 10g			

14剂煎服

二诊:1996年6月11日。诸恙悉除,唯遗咽头干痛难除,改狂饮为喜饮。

检查:鼻(-),咽后壁轻度淋巴滤泡增生。舌薄苔,脉细。

案解:病邪清除,阴虚渐露。治以清养扫尾。

生地 10g	熟地 10g	金银花 10g	麦冬 10g
玄参 10g	沙参 10g	杏仁 10g	山药 10g
百合 10g	甘草 3g		

14剂煎服

三诊:1996年6月28日。干与痛,减轻而残存难去。狂饮成为善饮。嗜睡无劲。

检查:咽(-)。舌薄苔,边有齿痕。脉细。

案解:攻邪之剂殊效,补益之药乏功。可能徒取养阴,终不若培土生金之得法。

太子参 10g	茯苓 10g	白术 6g	白扁豆 10g
山药 10g	百合 10g	杏仁 10g	桔梗 6g
麦冬 10g	生甘草 3g		

7剂煎服

四诊:1996年7月2日。微干仍在,痛较明显,求饮不勤,精神稍稍振作。

检查:咽(-)。舌薄苔,脉细。

案解:初进祛邪之剂,效似立竿。盖浮邪易去之故。后进扶正,效感漠然,乃清本难于去邪也。仍取原方。

太子参 10g	茯苓 10g	白术 6g	白扁豆 10g
山药 10g	百合 10g	杏仁 10g	桔梗 6g
麦冬 10g	生甘草 3g		

21 剂煎服

五诊:1996 年 7 月 26 日。干及疼痛双双减轻。以痒感消失咳亦不作。有些异物感。

检查:咽(-)。舌薄苔,脉细。

案解:致取培土生金,疗效立竿而至,当然效不更方。

党参 10g	白术 6g	茯苓 10g	山药 10g
白扁豆 10g	百合 10g	沙参 10g	川黄柏 3g
知母 10g	六一散^包12g		

知母 10g 六一散[包]12g

14 剂煎服

六诊:1996 年 8 月 9 日。干燥仍难滋润,痛已轻,异物感未能全部消失,痒与咳还有一些。

检查:咽(-)。舌薄苔,脉细。

案解:邪去之后,曾用益肾之剂,健脾之剂,其效则健脾略胜一筹。但终嫌进步蹒跚,不能不再觅新途。

黄精 10g	白芍 6g	白扁豆 10g	百合 10g
山药 10g	沙参 10g	麦冬 10g	酸枣仁 10g
知母 10g	生石膏 20g		

14 剂煎服

七诊:1996 年 8 月 23 日。咽头干燥难除,异物感已没有。有痰样物附丽于咽壁难除,清嗓无效。痒感已轻,还有一些钝痛。

检查:咽(-)。舌薄苔,脉细。

案解:诸般症证,殊符《景岳全书》之燥痰。治宗润燥化痰。

黄精 10g	桑白皮 10g	麦冬 10g	天竺黄 6g
天花粉 10g	百合 10g	沙参 10g	川贝母 10g
桔梗 6g	苏子 10g		

14 剂煎服

八诊:1996 年 9 月 13 日。咽干稍润,附丽于喉壁之痰少些,但以上两者有些时好时差之感。咽痒及两耳憋气已消失。

检查:咽(-)。舌薄苔、根有腻感,脉细。

案解:方从"燥痰泛之以润"处裁,反应满意,当然坚守深入。

黄芩 3g	桑白皮 10g	麦冬 10g	沙参 10g
杏仁 10g	川贝母 10g	天竺黄 10g	莱菔子 10g
玄参 10g	桔梗 6g		

21 剂煎服

九诊:1996 年 10 月 4 日。时越念天,药进 14 剂。干燥感已缓解许多,如能咯出稠痰,即可舒服一时。脘胃部稍有胀感,不论饥饱都然。

检查:咽(-)。舌薄苔,脉细。

案解:此病之症,林佩琴目为燥痰,以清润为治。以胀之因,叶天士视作木会侮土,以平肝扶土为是。遵此裁方,谅无不妥。

柴胡 3g	白芍 6g	橘叶 10g	六曲 10g
黄芩 3g	天竺黄 6g	天花粉 10g	川贝粉^吞3g
苏子 10g	桔梗 6g		

14 剂煎服

十诊:1996 年 10 月 18 日。干燥、痰潴,俱有减轻迹象,唯殊难巩固,常常动荡不安。脘胃作胀,亦已改善。

检查:咽(-)。舌薄苔,脉细。

案解:肝木侮乘脾土,当然脘胃难舒。脾受凌而怯,则精微难化,终致津不上承而咽头奇干。同时不化津液而产生痰浊。责是潴痰即多。治再柔木扶土,不事一一预到,所谓"擒王射马"之法也。

柴胡 3g	白芍 6g	当归 10g	橘叶 10g
枳壳 6g	太子参 10g	白术 6g	川贝粉^吞3g
天竺黄 6g	桔梗 6g		

14 剂煎服

十一诊:1996 年 12 月 6 日。咽干润了一些,但仍存在。近 3~4 天似有感冒。干燥再度又来,且伴以疼痛及烧灼辣感。鼻腔稍有堵塞,前几天晨起有锈痰几小口,今朝没有。

检查:咽后壁似有泛红,小血管稍有暴露。舌薄苔,脉细。

案解:久用培土生金之剂,咽干终难一润。今当易辙以求,唐容川曾有"瘀能致燥"之说,可以从血药转移,而且津血同源,更无隔阂。唯今有轻邪新感,暂时取标舍本。

桑叶 6g	菊花 10g	金银花 10g	连翘 6g
玄参 10g	杏仁 10g	薄荷 6g	桔梗 6g
甘草 3g			

7剂煎服

十二诊:1996年12月20日。感冒痊愈,咽干稍润,残存者依然。饮水减少,疼痛已轻。都由大声或多言导致。咳嗽频作,喉头仍有潴痰。脘胃部隐隐胀感不舒。

检查:咽(-)。舌薄苔,脉细。

案解:纭纭诸症,悉告式微。唯新添咳嗽与脘胀,则又非上诊予计之法可应付矣。暂取张聿青轻清轻养手法。

生地 10g	玄参 10g	沙参 10g	杏仁 10g
浙贝母 10g	陈皮 6g	焦谷芽 10g	六曲 10g
枇杷叶 10g	桔梗 6g		

7剂煎服

慢性咽炎病程很长,也常常兼有变应性鼻炎或其他变态反应性疾病,因此,时作时休、时轻时重是其一般临床规律。在急性发作期,宜祛风清热化痰为主,在慢性期以调补阴阳气血为主。

本病案患者坚持治疗半年之久,初诊时经前医诊治,喉头干燥、灼感、滞痰、作痒、干咳等慢性咽炎常有症状已基本消失,新添鼻痒、喷嚏,提示新增表邪,需予疏解。二诊时病邪清除,阴虚渐露。治以清养扫尾,处方调整为百合固金汤。三诊时干老感到慢性咽炎虽属阴虚,但徒取养阴,终不若培土生金之得法,所谓"培土生津",以求根本,易方参苓白术散合桔梗甘草汤。四、五诊症状虽进步缓慢,但仍持续好转,所以坚持健脾生津利咽,巩固疗效。六诊时值夏季,天气炎热,易于伤津,干燥仍难滋润,疼痛轻微,异物感未能全部消失,痒与咳还有一些。润燥之剂,当然以玉女与百合固金汤为先。药进14剂,干燥未除,反有痰样物附丽于咽壁难除,清嗓不能祛之,养阴之剂有助痰之弊,化痰之品有伤阴之嫌,再从润燥化痰,两者兼顾。

又进 14 剂,干燥感已缓解许多,如能咯出稠痰。但新添胃部稍有胀感,不论饥饱都然。以胀之因,叶天士视作木会侮土,故以平肝扶土。用柴胡、白芍、橘叶、六曲疏肝理气,和胃利咽。十诊巩固疗效,坚持原法。十一诊患者新增感冒,干燥、疼痛及烧灼辣感再度重来。鼻腔稍有堵塞,急则治标,缓则治本,取标舍本,用桑叶、菊花、金银花、连翘之列。十二诊感冒瘥愈,咽干稍润,但残邪未尽,咳嗽频作,喉头仍有潴痰。脘胃部隐隐胀感不舒,暂取张聿青轻清轻养手法。

本例患者治疗半年之久,历经解表、养阴、健脾、疏肝等不同治疗,可见干老随机应变,不拘一格的治疗风格。

病例 18

方某,男,12 岁。初诊:1998 年 3 月 13 日。

病逾 1 年,涕多而黏稠色黄,通气尚可,咽头黏痰附着于喉壁,难咯,清嗓频频,偶有双耳憋气。

检查:鼻腔(-),咽后壁污红严重,舌薄苔,脉细弦。

案解:痰浊滞积,一经肺胃之火炽而然,治从清泄肺胃,佐以清痰,本来痰涕同源,涕似未及而治在其中矣。

桑叶 6g	金银花 10g	菊花 10g	陈皮 6g
天竺黄 6g	黄芩 3g	山栀 10g	鱼腥草 10g
桔梗 6g	象贝母 10g		

7 剂煎服

临床中咽炎与鼻炎同时存在的病例很多,常相互为患,干老认为,痰涕同源,鼻、咽均属肺经,治疗亦可兼顾。

病例 19

睦某,男,65 岁。1998 年 3 月 13 日诊。

咽头口腔干燥而腻,为时 5 个月,加重 2 个月,引饮难润。饮水求凉,食欲相当不振,强加之饲能纳。

检查:咽后壁轻度污红,舌厚腻苔,根部厚,脉大。

案解:脾土失阳光煊煖,阴寒内湿愈困而愈紧,困紧之下精微无法嬗化津液,津液不濡清窍,当然奇干,但引饮拒热求凉,食呆强而能纳,则似难理解矣。而且脉大苔腻又置设疑阵。宗汪石山"舍脉""舍证"手法试取醒脾，以探进止。

藿香 10g	佩兰 10g	陈皮 10g	半夏 10g
茯苓 10g	白术 10g	葛根 6g	桔梗 6g
枳壳 6g	甘草 3g		

7 剂煎服

本案例为寒湿困脾证，咽干当属阴亏，饮冷应为内热，纳呆属脾虚，脉大是反映体实。证脉不符，是从脉舍证？还是从证舍脉，干老取醒脾治法，适用于脾不虚而功能失健。用芳香健脾之法，脾醒则运化正常，湿去而干燥自然缓解。

病例 20

倪某，女，60 岁。初诊：1998 年 3 月 6 日。

咽病 30 年。

长期痰样物附丽于喉壁，难豁，有时作干。鼻咽腔也十分难受。有些痛感，涕也奇多，色白质黏，大多逆吸而出。无血迹，通气尚佳。时作耳中憋气。

入春过敏性鼻炎也应时而作，亦已开始，进来服用"息斯敏"。

检查：咽、鼻、鼻咽部（−）。舌薄苔，脉平。

案解：生痰之本土脾，失其坤德之载，不化精微而成痰涕，此痰涕即有泛滥之感，治从培土健脾入手，方从异功散化裁。

党参 10g	白术 6g	茯苓 10g	陈皮 6g
甘草 3g	川贝粉 3g	象贝母 10g	玄参 10g
天花粉 10g	桔梗 6g		

7 剂煎服

二诊：1998 年 3 月 13 日。药进 7 剂，咽部不舒服感已减轻，干燥仍难告润，痰仍较多，豁痰不爽，迩来脘腹作胀凤疾又来，舌体作干，过敏性鼻炎刻已发作。

检查：咽、舌、鼻（−），舌薄苔，脉细。

案解：痰奇多，药畏服，而且诸病亦白云苍狗，难以捉摸，只能补养柔抚。

太子参 10g	白术 10g	茯苓 10g	山药 10g

| 白扁豆 10g | 山楂 10g | 六曲 10g | 焦谷芽 10g |
| 玄参 10g | 桔梗 6g | | |

7 剂煎服

本例咽炎患者的主要症状以痰多为主。脾为生痰之源,肺为储痰之器,脾失其坤德之载,精微不化而成痰涎,欲遏制痰涎之泛滥,当然从健脾化痰入手,选方从异功散化裁。然患者口干、腹胀、鼻衄,俱症皆至,干老借杜甫《可叹》诗句"天上浮云如白衣,斯须改变如苍狗"用以比喻患者病情杂乱、变幻无常,难以捉摸,但治疗坚持中焦补土,协理全身。

病例 21

王某,男,52 岁。初诊:1997 年 5 月 23 日。

附丽于喉壁之痰,难以咯出,咽干不耐多言,咽头异物感非终朝不舒而仅在暮时一作,偶尔有些血迹。肠胃方面,多食之下,出现作胀、泛酸,胸膺痞闷,X 线片示稍有心病。

检查:咽后壁污红,小血管扩张,舌薄苔映黄、质嫩,脉细。

案解:坤德失其厚载,心火助桀内燃,治当秉承东垣手法,稍佐清心。

党参 10g	白术 6g	茯苓 10g	山药 10g
焦苡仁 10g	白扁豆 10g	六曲 10g	金银花 10g
竹叶 10g	甘草 3g		

7 剂煎服

二诊:1997 年 5 月 30 日。咽头附丽之痰,总难消失,干燥好些,咽喉残存而咳亦相应偶作,异物感基本已无,唯劳累之后偶有出现。肠胃不适,日趋正常,胸前及周围时有疼痛感。

检查:禀质土怯之体,当然难以一夕而充,故而补土之法总难易辙,心火之旺,日渐式微,继之而来当然燥气重来。本系燥痰为患,此所以诸症悉退而咽附之痰不能改善,方宗原旨,倾向润燥。

党参 10g	白术 6g	茯苓 10g	山药 10g
白扁豆 10g	天花粉 10g	川贝粉 3g	天竺黄 10g
北沙参 10g	黄精 10g		

7 剂煎服

咽部干燥,痰黏难咯,为慢性咽炎常见症状之一,多为阴虚津亏所致。

本案例患者脾虚为本,多食即腹胀、泛酸,心火内灼,更伤津液,故烁液为痰,黏滞难咯。干老宗李东垣补脾手法为主,用四君健脾补气,山药、焦苡仁、白扁豆、六曲健脾理气,金银花、竹叶清心泻火;二诊时心火之旺,日渐式微,而燥气又重,故在健脾之基础上,侧重润燥,加天花粉、川贝粉、天竺黄、北沙参、黄精等助以润燥化痰。

病例 22

沈某,女,31 岁。初诊:1997 年 12 月 26 日。

咽病 10 多年,干燥狂饮,喜热。平时不痛,急发即痛。阵发性咽痒,有咳而不多,常有异物感。痰很多而难豁,稠黏而附丽于喉壁,清嗓求咯。容易感冒,每年约有 3~4 次急性发作。平时咽痛加剧,用抗生素处理有效。平时大便偏稀,入冬遇寒,四末不温,一般为夏轻冬重。鼻腔易塞,月事基本正常,今秋高热之后遗留蛋白尿,现尚在治疗中。

检查:咽峡小血管扩张,两前腭弓局限性充血,舌苔黄腻滑润,脉来沉细。

案解:禀赋坤德失其厚载,故而禀地气之咽长期困于疼痛之中,治宗李东垣脾胃学说处理,但伴发肾病,平添不少复杂性而痉途波折。

党参 10g	白术 6g	茯苓 10g	山药 10g
白扁豆 10g	粉草薢 10g	菟丝子 10g	玄参 10g
桔梗 6g	甘草 3g		

7 剂煎服

二诊:1998 年 1 月 13 日。药进 10 剂,咽头干燥稍润,但有轻度烧灼感,豁痰已爽而易,有些粗糙。鼻干依然,涕亦很少,通气已好,口咽部咯出成块痰样结块,有臭味,已有 3 次,有时大便干结。

检查:鼻(-)。咽后壁污红,舌薄苔,脉细。

案解:燥痰为祟,鼻有干燥。至于成块痰块者,中医曰为老痰,属于顽痰之亚流。刻下裁方,主在养液中化痰。

藿香 10g	沙参 6g	煅瓦楞 10g	海蛤粉 3g
麦冬 10g	杏仁 10g	天竺黄 10g	天花粉 10g
知母 10g	川柏 6g		

7 剂煎服

本例患者虽表现为咽头奇干,狂饮,疑似阳明实证,但饮水喜热,大便偏稀,入冬遇寒,四末不温,夏轻冬重,即显示为脾气不足。干老仍从补脾入手,四君开路,加山药、白扁豆补气健脾,考虑其伴发肾病,加粉草薢、菟丝子益肾化浊。二诊时干燥虽缓,但顽痰困结,干老取养阴化痰法,此法表面上看似有矛盾之处,因养阴者助湿、助痰,岂有化痰之理? 干老认为,阴虚则火旺,火旺则灼液而干,结块成痰,故痰黏附丽,咯之不去,养阴生津,一则抑制火灼,二则助痰咯出,一举两得。

病例 23

李某,男,72岁。1997年12月12日诊。

喉部异物感已三月余,空咽及饮水则鲠介,食物顺利如常。鼻腔干燥,有时有血迹,鼻屎清除后,通气得畅,听力以鼓膜穿孔而显下降之势,咽头干燥,引饮难润。

血压高,前列腺肥大,登梯(2~3层)气喘,大便偏干。

检查:左鼻后腔严重萎缩、干燥,咽后壁充血严重,咽峡无液,会厌溪有小囊肿1个,充血。舌薄苔,脉细。

案解:年登耄耋,津液干枯,无以濡养五窍而然。至于新添喉头异物感者,良以机器匮乏润滑之油耳。取培土生津以治本,养津生液以辅表。

党参 10g	白术 6g	茯苓 10g	山药 10g
玉竹 10g	北沙参 10g	麦冬 10g	天花粉 10g
白扁豆 10g	芦根 30g		

7剂煎服

耄耋老人,津液干枯,肾精空虚,诸窍失养,则口鼻干燥,咽喉干涩,理当滋补肾精,但干老认为,脾胃后天之本、气血生化之源,所谓补肾不如补脾,故选四君、白扁豆培土生津以治本,玉竹、北沙参、麦冬、天花粉、芦根养津生液以辅表。

病例 24

边某,女,64岁。初诊:1997年5月30日。

左舌根乳头肥大,前年治疗后基本痊愈,但今年2月再度重来。症状为左咽疼痛,呈撕裂感,干燥粗糙,求饮不勤,胆结石则平稳难愈。左侧颈部,主宰胸锁乳突肌、颈项及左侧锁骨上窝牵制及有痛感,头痛在巅顶。

检查:舌体左侧根部、舌边肥胖、柔软。左侧胸锁乳突肌粗壮肿胀柔软无压痛。肤色正常,舌薄苔,脉细弦。

案解:气质痰凝,邪窜经络,左侧舌根颈部一片肿胀,伴以挛掣而痛。去年已做左乳房癌切除手术,总难免有铜山西崩、洛钟东应之感。暂取仙方活命饮以投石问路。

防风 6g	白芷 6g	归尾 10g	赤芍 10g
大贝母 10g	乳香 3g	没药 3g	金银花 10g
半枝莲 10g	炮山甲 10g		

7 剂煎服

二诊:1997 年 6 月 6 日。药进 1 周,左咽撕裂痛减轻,干亦渐润,左颈仍有牵掣木感,头脑沉重消失,单有昏沉感,头顶之痛已消失。

检查:左舌根肥肿,稍示收敛,左侧胸锁乳突肌明显收缩,接近正常。舌苔黄腻而厚,脉涩。

案解:仙方活命饮,一椎中鹄。外科主症,十去六七,唯喉科之病,影随减轻。效不更方,再加深入。

防风 6g	白芷 6g	炮山甲 10g	嫩角针 10g
归尾 10g	赤芍 10g	金银花 10g	玄参 10g
青皮 6g	半枝莲 10g		

7 剂煎服

本例患者以咽痛为主症,但左侧胸锁乳突肌、颈项及左侧锁骨上窝牵掣及有痛感,因有同侧乳癌手术史,总感与手术有关。干老喜用"铜山西崩,洛钟东应"来比喻相关疾病,互相感应。治疗弃用清利咽喉,取用消肿止痛法。仙方活命饮被誉为外科第一方,常用于红肿、疼痛、化脓等外科疾病,用之获效,可谓意外收获。

病例 25

谢某,男,34 岁。1997 年 6 月 3 日。

酒后引起咽痛,已有 5 个月,当时无全身症状伴随。从此疼痛、干涩,狂饮求凉,痰样物附丽于喉壁,故而清嗓频频,伴以异物感及不舒服。鼻塞不通,运动后即缓解。

检查:咽后壁淋巴滤泡增生,污红,充血。鼻甲肥大,充血。舌薄苔,脉平。

案解:鼻咽二病,伴以胃窦炎、慢性胆囊炎诸症。症情复杂,难以兼顾并治,只能先宗热积肺胃论治,而且顾松园《医镜》目为致病之三害之烟、酒、辣更宜戒绝,否则一方建设、一方破坏,永无健康之日。

桑叶 6g	菊花 10g	金银花 10g	连翘 10g
玄参 10g	茅根 10g	芦根 30g	天竺黄 6g
桔梗 6g	甘草 3g		

7 剂煎服

本例患者因饮酒之后,咽痛咽干,黏痰附丽,咯之不爽。饮水求凉是辨证要点。慢性咽炎咽干是常见症状,饮水喜温者为气虚,求凉者为热。饮酒之后所致,显然是胃热炽盛;鼻黏膜充血者,当责之肺热,故干老从清泄肺胃论治。并提出戒烟酒辛辣,否则一方建设、一方破坏,如来回拉锯,则永无健康之日。

三、急性扁桃体炎

急性扁桃体炎是指腭扁桃体的急性非特异性炎症。多发于春秋两季。其临床表现主要为急性发作的单侧或双侧腭扁桃体红、肿、疼痛,并伴有发热、头痛、口渴、咽喉疼痛、吞咽不利、便秘等全身症状。若治疗不力或不当,可转变为慢性扁桃体炎或并发扁桃体周围脓肿。

由于本病多因感受风热邪毒所致,故中医称本病为风热乳蛾。干老认为:导致急性扁桃体炎的病因不同,其表现也各有所异。根据其不同表现及发展阶段,可把急性扁桃体炎分为 3 型:风热型、热毒型和烂蛾风。

风热乳蛾的病因主要为外感时邪,直犯肺胃,搏结于咽喉;热毒乳蛾为风邪外袭,引动胃经积热,上熏咽喉;烂蛾风则为阳明伏火炽盛,热毒熏蒸,上逼咽喉所致。

风热乳蛾,多见于病之初期,相当于急性卡他性扁桃体炎。其表现为发热恶风,头痛,关节疼痛,咽部干涩,有疼痛及异物感,痰涎增多,食欲不振。检查见咽部充血,扁桃体肿大,舌苔薄白或薄黄,脉浮数。治宜疏风清热利咽,选用疏风清热汤。方中以金银花、连翘、牛蒡子、桔梗、荆芥、防风疏风清热,玄参、天花粉、赤芍、浙贝母清热利咽,化痰消肿。充血甚者,加土牛膝根、板蓝根;疼痛甚者,加山豆根、薄荷、马勃;扁桃体红肿较甚者,加挂金灯、僵蚕、金果榄。亦可选用银翘散及桑菊饮。如因风寒袭肺,搏结咽喉而致痛者,见扁桃体肿大,充血不甚,伴见风寒表证,治宜辛温解表。代表方为喉科六味汤,药用荆芥、防风、薄荷、僵蚕、桔梗、甘草。但风寒很快化热,故此法不宜久用,一旦风寒化热,即应更方。风热乳蛾的外治法,可选用通用消肿散吹敷局部,一日3次。

热毒乳蛾相当于急性隐窝型扁桃体炎。全身症状较风热乳蛾严重,发热高,恶寒少,头痛,咽痛较甚,吞咽不利,言语不清,口干思饮伴有黏痰,扁桃体肿胀突出,充血红艳,表面可有黄白色分泌物附丽,分泌物可溶合成片,形成假膜,易于揭去,可出现颌下淋巴结肿大,压痛及牵引耳痛,舌苔黄腻,脉洪数。治宜清热解毒、消肿利咽。选用加减黄连清咽饮,黄连3g、黄芩10g、山栀10g、双花10g、连翘10g以清热解毒,土牛膝根10g、山豆根10g、射干3g、赤芍10g清热利咽、消肿止痛。痰热甚者,加浙贝母10g、黛蛤散10g;亦可加玄参10g、天花粉10g、芦根30g清热化痰、生津止渴;大便秘结者,可加生大黄10g、玄明粉10g,或选用清咽利膈汤。扁桃体红肿可吹敷通用消肿散,表面分泌物多者,可吹吹喉祛腐散。

烂蛾风相当于急性间质性扁桃体炎,见壮热不退,呈急性病容,口舌干燥,心烦不宁,咽喉剧烈疼痛,吞咽困难,甚则呼吸不畅,大便秘结,小便灼热短赤,扁桃体红肿,甚则周围组织也充血肿胀。扁桃体表面假膜污秽较厚,口臭难闻,颌下淋巴结肿大压痛,舌质红,苔黄腻,脉数。治宜清腑泄热,解毒消肿,选用清咽利膈汤,以大黄10g、玄明粉10g清热泻下,川连3g、黄芩10g、山栀10g、双花10g、连翘10g、牛蒡子10g等清热解毒、利咽消肿。并可加六神丸,每次10粒,每日3次。如局部红肿较甚者,亦可选用仙方活命饮。外用药可用吹喉祛腐散或锡类散。

急性扁桃体炎后期,大多出现邪去阴伤症状,口干少津,舌红少苔,宜养阴清热,以扫残邪。药用生地10g、生石膏30g、贝母10g、玄参10g、天花粉10g、玉竹10g、射干3g、马勃3g、桔梗6g、甘草3g。外吹珠黄散或中白散。

病例 1

张某,女,11岁。初诊:1998年3月2日。

前天周日郊游后开始咽喉疼痛,当晚发热,拒食。昨天加重,在卫生所吊水打针吃药。今天咽部更痛,兼之头痛,发热。

检查:咽峡充血,双扁桃体肿大各Ⅱ度,腺窝上有脓性分泌物。舌薄黄苔,脉数大,体温 38.1℃。

案解:风邪外袭,化火酿痰,典型风热痰三邪之乳蛾风是也。当取疏风泄热消痰之法。

| 炒牛蒡 8g | 荆芥 5g | 天虫 8g | 天竺黄 5g |
| 金银花 10g | 大贝 10g | 金锁匙 8g | 桔梗 4g |

3 剂煎服

外用通用消肿散 3g。

二诊:1998 年 3 月 5 日。药后得汗,疼痛大减,已不怕冷不发热,昨晚晚餐吃得很好。

检查:咽峡充血消失,双扁桃体肿大仍然为Ⅱ度,腺窝内分泌潴留物清除。舌薄苔,脉平,体温 36.9℃。

案解:浮邪一撤,诸症平安。再予清解,以扫残邪。

| 桑叶 5g | 菊花 8g | 金银花 8g | 连翘 5g |
| 马勃 3g | 天竺黄 5g | 玄参 8g | 桔梗 5g |

3 剂煎服

本案是一例疾病初起的病案,患者头痛、咽痛、拒食、发热,是风热邪毒外袭机体所致,风、热、痰三因并重。此处拒食的解释,干老说,外邪侵袭,肌表正气不敌,体内正气此时散走肌表,协助卫气御邪,使内中亏虚,中气运化无权,发为拒食。治疗时不必补益中气,一来补气药多为温燥,更添热势,二来补药壅中反而会恋邪,只要外用疏散,内以清解,浮邪得去,内寇能除。干老治喉 70 年,总结出十六字经验:"先锋解表,把守四关,虚扶限劫,脾肾先衰。"如何解释呢? 首先,一切喉病都可以先行解表,干老最喜爱的是《喉科指掌》中的六味汤,组成为荆芥、防风、薄荷、僵蚕、桔梗、甘草,急性期就是要以快速驱邪外出为首务,一旦六味汤不敌,立即辨其阴阳寒热,阳证予以七星剑汤(麻黄、苍耳子、野菊花、豨莶草、蚤休、紫花地丁、半枝莲),阴证予以阳和汤(麻黄、熟地、鹿角胶、姜炭、肉桂、白芥子、甘草)。解表期一过,则需把守四个关口:痰凝、热毒、血瘀、气滞。一旦出现虚证,立即襄扶,出现险症,登时劫夺,如控涎丹、雄黄解毒丸、六神丸、猴枣等,都为劫夺名将。喉病后期,虚证浮现,一般脾肾两脏居多,所以参苓白术散和六味地黄丸每常取用。

本案既为初起,风热痰三者并重,干老处以疏风清热化痰,荆芥、天虫、牛蒡子疏风解表,天虫、牛蒡子又有化痰之功;金银花清热解毒;大贝、天竺黄、金锁匙、桔梗化痰利咽,考虑患儿年幼,剂量稍稍减少。服药后效果十分明显,再予桑菊银翘玄桔之属扫荡余邪,调理而安。

病例2

方某,男,45岁。初诊:1992年2月22日。

11天前高热(38~39℃),伴以喉痛,痛在左侧,沁及左耳,当时诊断为化脓性扁桃体炎,取用抗生素,主症3天而逐渐恢复。但至今疼痛不息,波及左颞头皮。还有些怕冷,疲乏无劲,胃纳不香。

检查:左扁桃体肿胀,隐窝内尚有分泌物。舌薄苔,脉弦。

案解:病情在于后期,但邪伏兽困,无宣泄之机而因循,经久难痊。再与清解,大有东隅已逝之叹。

白芷 6g	防风 6g	山豆根 10g	薄荷 6g
马勃 3g	荆芥 6g	天竺黄 6g	桔梗 6g
大贝母 10g	甘草 3g		

5剂煎服

二诊:1992年2月28日。药进5剂,疼痛明显减轻,左颈头皮及耳深部之痛残存无几,胃纳稍增,乏力无劲者仍然。有些咳嗽,由痒而作。

检查:左扁桃体肿已退,分泌物已无。舌薄苔,脉平。

案解:暴雨易霁,稍事扫尾足矣。

桑叶 6g	菊花 10g	山豆根 6g	金银花 10g
连翘 6g	玄参 10g	大贝母 10g	桔梗 6g
甘草 3g			

5剂煎服

本案患者11天前发病,按理已属中期,治当清热解毒、化痰消肿,但干老认为,皆为外邪侵袭,肌表正气不敌,体内正气此时散走肌表,协助卫气御邪,以致内中亏虚,中气运化无权,故治疗时在清热化痰的基础上,仍用解表。以荆芥、防风、白芷、薄荷疏风解表,透邪外出;天竺黄、大贝母清热化痰;马勃、山豆根清热利咽止痛;桔梗、甘草化痰利咽并调和诸药。服药5剂,效若桴鼓,同样以桑菊银翘玄桔之属扫荡余邪,调理而安。

干老还根据扁桃体发作情况选择用药。如急性发作期,表面无糜烂者用药常选前胡、大力子、桔梗、海浮石、天竺黄、枳壳、枳实、郁金、莱菔子、全瓜蒌、天花粉、甘草、金银花、连翘、山栀,其中连翘、金银花、山栀在重症必用。数日后表面有糜烂者,常选用前胡、薄荷、大力子、桔梗、金银花、连翘、山栀、天竺黄、海浮石、竹茹,发病超过3天者,前胡、薄荷不用。便秘者,加枳壳、枳实、瓜蒌仁、郁金。

四、扁桃体周围脓肿

扁桃体周围脓肿是发生于扁桃体窝内结缔组织和咽缩肌之间的一种局部化脓性炎症,绝大多数继发于急性扁桃体炎。好发于青壮年,且男性为多,一般为单侧性发作,发病多见于春秋两季。在扁桃体周围脓肿形成之前都有扁桃体炎及周围急性发炎,如3~4天后症状未见好转,而反加重者,特别是疼痛集中而加剧,吞咽更觉困难者,即应考虑本病。其主要临床表现为:咽部疼痛明显偏于一侧,集中而尖锐,常可放射到同侧耳部,颈部转动不利,呈假性强直,舌腭弓上段及患侧软腭明显红肿隆起,且可遮盖扁桃体,扁桃体充血,常被挤向内下方,表面时有脓性分泌物覆盖,悬雍垂红肿,被挤向健侧。红肿局部有触痛,脓肿形成则有波动感,张口不利,影响言语及饮食,甚至引起呼吸困难,颈部淋巴结肿大压痛,伴有发热、恶寒、头痛、口涎较多、大便秘结、小便短赤等症状。早在《灵枢》中就有"痈发于嗌中,名曰猛疽"的记载,干老认为《诸病源候论》提出的"喉痈"较为贴切,因其位于咽峡关隘,习惯被称为"喉关痈"。本病大多继发于急性扁桃体炎,或慢性扁桃体炎反复急性发作,由于隐窝口阻塞,而致感染成脓,为"痈"之一种。乃肺经素有积热,复感风邪,风热相搏,痰浊内生,终致风、热、痰三者壅滞于咽喉而成痈。治疗应以清热解表,化脓消肿为主。根据其病变的不同阶段,区别治疗,并采用内治和外治相结合的方法,以提高治疗效果。

初期:局部红肿疼痛,吞咽时咽痛加剧,伴以恶寒发热,头痛,周身不适,舌苔薄白或薄黄,脉浮数。治宜疏风解表。常用荆防败毒散加减,用荆芥10g、防风10g、羌活10g、独活10g、薄荷10g、前胡10g、柴胡10g疏风解表,桔梗 10g、甘草 10g、马勃 3g、山豆根 10g 清热利咽。如热象明显者,可选用疏风清热汤,以荆芥 10g、防风 10g、金银花 10g、连翘 10g、牛蒡子 10g、桔梗 16g、甘草 3g、赤芍 10g、浙贝母 10g、黄芩 6g 等疏风清热,消肿解毒。初期表证阶段一般很短,至多 1~2 天,所以应随着热势的进退变化而更方,若局部红肿,边缘不清,应加重清热解毒、消肿止痛药物,如选用甘桔与黄连解毒汤,常用药如生甘草 3g、桔梗 10g、薄荷 6g、连翘 10g、川连 3g、山栀 10g、黄芩 6g、竹叶 10g、板蓝根 10g、山豆根 10g、马勃 3g 等。外用通用消肿散吹撒患处。

成脓期:见壮热不退,口渴烦躁,局部肿胀,边界渐起明显,逐渐高肿,疼痛增剧,触之较软,同侧耳窍亦可疼痛,言语不清,带有鼻音,因咽喉肿塞,而致汤水难下,饮水常致呛咳,甚至呼吸不利,喉头痰涎黏稠量多,大便干结,舌苔黄腻,脉实有力。治宜清热解毒,消痈透脓。方选仙方活命饮。药如金银花 10g、蚤休 10g、紫花地丁 10g、山甲 10g、皂角刺 6g、白芷 10g、赤芍 10g、当归尾 10g、浙贝母 10g、桔梗 10g、天花粉 10g 等,并可含化六神丸,每日 3 次,每次 10 粒。大便秘结者,加大黄 10g,玄明粉 10g,亦可参用清咽利膈汤。外治可局部吹敷通用消肿散,或冰硼散。脓成者,可切开排脓,在痈肿最突出处刺破,务必使脓液畅流。若正气虚弱,邪毒内陷,脓成难溃者,可选用托里消毒散,重用生黄芪 15g、白术 10g、党参 10g、茯苓 10g 等益气托毒,白芷 6g、桔梗 6g、皂角刺 6g、天花粉 10g 透脓消肿,金银花 10g 清热解毒。

溃后期:脓肿溃破,局部红肿疼痛大减,热势亦减,治宜清热解毒。方选五味消毒饮加味,以金银花 10g、川连 3g、蒲公英 15g、紫花地丁 10g 等清热解毒,桔梗 6g、天花粉 10g、贝母 10g 等消肿利咽。外用药可选用冰硼散或通用消肿散。

恢复期:常伴有体弱多汗、乏力、口干,舌红少津,为气阴受损。治宜益气养阴,清解余毒。常用党参 10g、黄芪 10g、天花粉 10g、金银花 10g、石斛 10g、山药 10g、甘草 3g 等,外用养阴生肌散吹喉。

病例

朱某,女,34 岁。初诊:1991 年 10 月 25 日。

近 2 个月,扁桃体周围脓肿几度发作,此起彼伏。现左侧肿胀在第 7 天,局部疼痛,有烧而不高,呼吸及吞咽时有些妨碍,已输液、用抗生素 6 天。

检查:扁桃体(双)Ⅱ度肿大,左右尚对称。左侧颈外轻度丰腴。舌薄苔,脉弦。

案解:营气不从,逆于肉理,又夹痰火,发作于咽。仙方活命饮主之。

金银花 10g	没药 3g	白芷 6g	防风 6g
穿山甲 10g	当归尾 10g	赤芍 6g	丹皮 6g
僵蚕 10g	大贝母 10g		

3 剂煎服

以通用消肿散外用吹喉。忌腥荤食品。

二诊:1991 年 10 月 30 日。药进 3 剂,重点从右侧迁移到左侧,疼痛减轻,僵硬变软,吞咽妨碍改善多多,痰不太多,有异物感。舌尖痛,环唇燥痛。

检查:扁桃体稍较前收敛而不明显。左侧充血。舌薄苔,脉细弦。

案解:取用外科第一方,确实不辱使命。再当清热化痰消肿,作追踪之击。

桑叶 10g	金银花 10g	天竺黄 6g	玄参 10g
僵蚕 10g	连翘 6g	象贝母 10g	天花粉 10g
桔梗 6g	甘草 3g		

5 剂煎服

三诊:1991 年 11 月 5 日。现在两侧相持胀感尚有,疼痛已轻,工作下班后又加重,咽唾沫时有鲠痛。

检查:左侧扁桃体近乎正常;右扁桃体周围残肿未消。舌薄苔、边有齿痕,脉平。

案解:残邪不撤,肿痛难除,用半首仙方活命饮应付。

防风 10g	白芷 6g	金银花 10g	乳香 3g
没药 3g	天花粉 10g	陈皮 6g	大贝母 10g
挂金灯 10g	穿心莲 10g		

7 剂煎服

四诊:1991 年 11 月 12 日。两侧扁桃体作胀、作肿而痛,右侧可出了一些脓而舒服一些,左侧倍形严重。

检查:两侧扁桃体及其周围,高肿凸出,黏膜未见充血。舌薄苔,脉细。

案解:喉痛左右对峙漫肿,拖延两月,或左或右,乍重乍轻,偶亦稍泄脓液而苟安,已至"散既不能,成亦不易"之局面。如此顽症,套方常药似已难于应付。取《外科精要》之托里散合《外科正宗》之仙方活命饮作背城借一之举。

生黄芪 10g	金银花 10g	当归 10g	炮山甲 10g
大贝母 10g	白芷 6g	防风 10g	天竺黄 10g
皂角刺 6g	陈皮 6g	甘草 3g	

5 剂煎服

五诊:1991 年 12 月 3 日。上方进服 14 剂,中辍 7 日,无甚明显反应,症状较前好些,辍药 3 天后有些疼痛。

检查:已收敛部分,触诊韧硬。舌薄苔,脉平。

案解:背城借一,竟然焚舟而得胜,当然原方难撤。但坚韧木然,更需攻坚之品。

三棱 6g	莪术 6g	生黄芪 10g	金银花 10g
当归 10g	甘草 3g	大贝母 10g	乳香 3g
没药 3g	挂金灯 6g		

7 剂煎服

以通用消肿散外用吹喉。每日 4 次。

仙方活命饮具有清热解毒、消肿溃坚、活血止痛之功用,是治疗红肿热痛、脓肿的最常用方剂。方中以金银花清热解毒、消散疮肿,为治痈要药;当归、赤芍、乳香、没药活血散瘀止痛;陈皮理气行滞消肿;防风、白芷疏风散结消肿;贝母、天花粉清热排脓散结;穿山甲、皂角刺解毒透络;甘草清热解毒,调和诸药。在外科被广泛使用,干老誉其为外科第一大方,在耳鼻喉科如鼻疖肿、耳疖、喉痈等均可选用。本例患者扁桃体周围炎反复发作,干老认为脓肿疾病首先考虑消散,抑制成脓,如"散既不能"、也力争"成亦不易",从初诊至四诊,坚持用仙方活命饮加减治疗,并借喻背城借一以表示其不移之信心。《左传·成公二年》:"请收合余烬,背城借一。"指在自己城下,与敌人决一死战。

五、急性喉炎

急性喉炎为喉黏膜及声带的急性炎性病变,常与急性咽炎、急性鼻炎等同时发作,或继发于上呼吸道炎症性病变。发病以春秋两季为多,另外因发声不当,或一时发声过多、过高,亦可致病。本病的主要症状为声音改变,轻则嘶哑,甚则失音,伴有咽喉疼痛、干燥、灼热、毛涩、呛咳,可有发热、全身不适等。检查见喉黏膜充血肿胀,以声带及杓会厌襞最为明显,声门闭合受影响。本病若治疗不当或休息不好,病程迁延,转为慢性喉炎。中医把失音、嘶哑称之为"喑",故急性喉炎习惯上称为"急喉喑"。

干老认为本病因风寒或风热侵袭肺卫,致肺气不宣,声门开合不利,即所谓"金实不鸣"。风热犯肺,极易化热,风热循经,蕴结咽喉,炼液成痰,风热痰三者搏结咽喉而致喉喑者,临床最为常见。所以治疗以疏风清热化痰为原则,但根据病程不同而采取相应的方法。

初期,多以风邪外侵为主,声嘶不扬,咽喉疼痛不明显,喉部以水肿为主,不充血或充血不甚,伴有恶寒,微发热,咳嗽,痰清稀,薄白苔,脉浮。治宜疏风宣肺,化痰利咽。常用方为三拗汤加味。药用麻黄 6g、杏仁 10g、薄荷 6g、桔梗 6g、蝉衣 3g、荆芥 10g、防风 10g、甘草 3g,并加入疏风化痰之僵蚕 10g、半夏 10g,亦可选用六味汤。

风寒化热或风热袭肺,见声音嘶哑,咽喉疼痛,喉部充血水肿,咳咯黄痰,舌苔薄黄,脉浮数。治拟疏风清热、化痰利咽。选用银翘散,用药如金银花 10g、连翘 10g、杏仁 10g、桔梗 6g、蝉衣 3g、薄荷 6g、牛蒡子 10g、木蝴蝶 3g,加入前胡 10g、天花粉 10g、竹茹 10g、芦根 30g 等清热化痰之品。充血甚者,可加入山豆根 10g、板蓝根 10g;疼痛剧烈者,可加入马勃 3g、金锁匙 10g,亦可选用疏风清热汤;红肿甚者,可外用通用消肿散。

咽喉诸疾,虽多属热,但未见热毒炽盛之症,用药忌苦寒直折,常喜用金银花 10g、连翘 10g、板蓝根 10g、桑叶 10g、菊花 10g、薄荷 6g、马勃 3g、桔梗 6g、竹叶 10g、生地 10g、玄参 10g、石膏 30g、天花粉 10g、芦根 30g 等甘寒之品,清热而不伤阴。且热能炼液成痰,痰火互为标本,故除天花粉、芦根之外,加沙参 10g、竹茹 10g、天竺黄 10g 等清热化痰之品,亦为常用。

病例 1

徐某,女,47 岁,初诊:1977 年 3 月 25 日。

感冒已有半月,伴以暴喑无声。刻下感冒已解而声仍不扬,有黏痰而难外咯,头痛亦未全解。胸闷痞塞,叹息稍安,神疲易怒。

检查:扁桃体已摘除,黏膜轻度充血,后壁淋巴滤泡散在。声带稍有充血。舌白腻,脉平有涩意。

案解:感冒失表,邪恋太阴,致宣清华盖,浊化而重实,焉能鸣响。急从宣散着手,但已有亡羊补牢之慨矣。

麻黄 3g	杏仁 10g	甘草 3g	蝉衣 3g
豆豉 10g	藿香 10g	佩兰 10g	马勃[包] 3g
射干 3g			

3 剂煎服

二诊:1977 年 3 月 28 日。发音已正常。但不耐多言,午后仍有失润粗糙感觉。头痛已息,胸闷已畅。

检查:咽部正常,声带不充血。

案解:实邪一解而去,金即剔透空清,应叩而鸣矣。至于不耐多言,舌有轻薄白腻者,可知肺气式微耳,则宜调理。

百合 10g	玄参 10g	桔梗 6g	射干 3g
马勃[包] 3g	南沙参 10g	麦冬 10g	生地 10g
太子参 10g			

5 剂煎服

初诊因风邪犯肺,肺气失宣,声嘶不扬,虽咽喉疼痛不明显,但喉部痰浊黏滞,所以发声不扬。治宜疏风宣肺,化痰利咽。以三拗汤为主,药用蝉衣、马勃、射干清利咽喉;藿香、佩兰清化湿浊,三剂而效。

病例 2

邓某,女,4 岁。初诊:1985 年 7 月 5 日。

起病 3 天,声音嘶哑,伴以寒热、多痰、烦躁,不进食,不大便,小便少而赤。

检查:直接喉镜下,声带充血,水肿。体温 37.8℃,舌质淡、苔腻,脉未诊。

案解:时邪束伏于太阴经,纵然发现 3 天,似乎已逾多天,宜以轻清宣肺为宜。

蝉衣 3g	射干 3g	甘草 3g	薄荷 6g
桂枝 3g			

5剂煎服

二诊：1985年7月11日诊。药进5剂后，发音基本正常，痰已不多，烦躁消失。大便已解，小便已多，且能稍稍进食。

检查：身温已正常，喉头未检查。舌薄苔，脉未诊。

案解：邪从宣泄而撤，喉亦不嘶而鸣，乘胜追击，以策巩固。

| 蝉衣 3g | 桔梗 6g | 玉蝴蝶 3g | 莱菔子 10g |
| 甘草 3g |

5剂煎服

本案患儿为急喉喑初起，以声嘶、寒热、多痰、烦躁为主症。由于风邪外袭，体内正气外走肌表腠理，协助卫气以抗邪，故内中亏虚，脏腑之气皆弱，脾气不健则停食，腑气不通则便秘，此时补虚则怕恋邪，通腑又恐戕正。两难之际，干老考虑幼儿稚嫩，病又初起，取轻宣肺卫。全方药重18g，蝉衣、薄荷、桂枝疏风解表；射干清热化痰；甘草调和诸药。药虽轻但准，药进5剂，邪气从宣泄而撤，得效后扫荡余邪，仍是以轻清之剂收功。如见小儿急性喉头水肿，则有痉挛、窒息之危险，应急用疏风解痉化痰之品，如僵蚕、菖蒲、竹茹等，亦可用控涎丹1.5g，每日2次。

病例3

杨某，女，17岁。初诊：2001年4月10日。

5天前因诵谈过多，以致声音嘶哑，至今未愈。喉中干燥作痛，咳嗽少痰，小溲色黄。平素性情急躁。检查：咽黏膜充血，声带充血鲜红，轻度水肿，声门闭合不良。舌苔罩黄，脉弦。

案解：证属素体阳盛，木火刑金，火燔声带，赤若涂丹。治宜清肝泻火。

黄芩 10g	栀子 10g	白芍 10g	丹皮 10g
金银花 10g	白茅根 10g	牛蒡子 10g	生石膏^{先煎}30g
桔梗 6g	蝉蜕 3g

3剂煎服

二诊：2001年4月13日。药后，咽喉干痛缓解。原方再进3剂。

三诊：2001年4月16日。患者声音亮朗。复查声带充血已退。

此患者发音过度，损气伤阴，声音嘶哑。根据喉中干燥作痛、咳嗽少痰、小溲色黄等症状，可初步判定为火热燥邪伤津耗液所致；再由舌苔罩黄、脉弦,可知为木火刑金。另外,通过现代手段检查发现:咽黏膜充血,声带充血鲜红,轻度水肿,声门闭合不良,这也很具临床参考价值。干老认为:现代喉镜检查可知声带为韧带,韧带属于"筋"类,中医理论有"肝主筋",声带疾病可以从肝论治。对于严重的声带充血,干老常用清肝泻火法治疗,如栀子清肝汤由栀子、柴胡、黄芩、黄连、丹皮、川芎、当归、白芍、石膏、牛蒡子、甘草11味组成,用治肝火风热上攻。因喉镜下观察到声带充血太甚,故去归、芎、柴,恐其动血太过,而加金银花、茅根以清热凉血;正如叶天士所云:"入血犹恐耗血动血,直须凉血散血。"又添桔梗、蝉蜕以清金而开音,对症下药。纵观全方,理法方药融于一体,君臣佐使配伍得当。故二诊时患者症状大大改善,咽部燥痛明显缓解。药已中病,法既合证,无需更方,原方继进,再服三剂而声音洪亮如前,体现了辨证论治的卓绝之处。

病例 4

邓某,男,42岁。1980年1月27日诊。

过去每次引吭高歌之后,当时即能嘶哑,但恢复也比较尚快。在1周前起嘶哑,至今仍难恢复,为历来所未有过。现在更伴有干涩、微痒、微痛及异物感,十分不舒服。全身症状不明显。平时黄色脓涕奇多,入冬更甚。

检查:声带欠清白,闭合差。舌薄白苔,脉平。

案解:声固出于喉关,但来之于宗气。高歌致哑,气不足也。至于长期涕多稠浊者,亦属脾虚内湿,长期熏蒸而然。病在肺脾,主以扶正。不过时处哑中,暂予清音,以后再求补益。

金银花 10g	桑白皮 10g	桔梗 6g	马勃[包] 3g
蝉衣 3g	玄参 10g	鸟不宿 10g	辛夷 6g
白芷 6g	薄荷 6g		

5剂煎服

本案亦是以用嗓过度致哑的病例。多言损气,气虚无力,则喑而作,求其根本,病在肺脾,虽伴有干涩、微痒、微痛及异物感,但有脓涕量多,未敢滋补。干老遵急则治标、缓则治本之原则,先予清宣,后图补益。

病例 5

袁某,男,6岁。初诊:1989年10月20日。

发音以一度不叫喊而有 2 周很好,近 1 周又因叫喊而嘶哑。

检查:发低音时尚可,高音失润明显。舌薄苔,脉平。

案解:键簧疲乏,束钥气裹,常难做咸阳之念人,实难求得流水绕梁。

| 黄芪 10g | 党参 10g | 百合 6g | 双花 10g |
| 蝉衣 3g | 玄参 10g | | |

7 剂煎服

二诊:1989 年 11 月 10 日。发音音调虽然难高,但音量大些,色也润些。

检查:舌薄苔,脉平。

案解:嘎音改善,至在罕语且勿狂号,药后之功仅助臂力而已,仍宜注意狂呼号叫。

| 黄芪 10g | 党参 10g | 百合 10g | 蝉衣 3g |
| 桔梗 6g | 玄参 10g | 甘草 3g | |

7 剂煎服

本例小儿声音嘶哑,却是因过度叫喊而致,干老所谓"键簧疲乏,束钥气裹",治宜补气养阴,凉血利咽。干老治疗小儿声音嘶哑,用药药味数量少,不用活血破血药物,这是与成人不同点。小儿六岁稚龄,血肉幼弱,不耐破血逐瘀之类峻猛之品,用之恐有耗血动血之弊。故用黄芪、党参专事补气;蝉衣疏散风热,金银花清热解毒,蝉衣与金银花一散一清,共奏凉咽利膈之功;更以百合养阴生津,增其玄武;元参凉血滋阴,善治咽疼。俾气、血、阴、阳皆能调和得当。

二诊时音量稍大,喉色亦润,看来前药已切中肯綮,稚幼之体阴阳俱弱,良药虽效,究是草木无情,故无需金银花再行清热,替以桔梗稍作缓和,且声嘶由干燥,津亏由叫喊,需益阴而润喉,有鉴于此,改百合 6g 为 10g,其余药物,尽皆中病,无须更换。但是孩童究是天性顽劣,要想药效立竿,咽喉早愈,须得嘱咐其不得再行高呼狂号。

六、慢性喉炎

慢性喉炎是喉黏膜的慢性炎性病变,也可波及黏膜下层及喉内肌,常为急性喉炎治疗不当或反复发作而致,长期发音不当也是引起此病的重要原因。本病的主要症状以声音嘶哑为主,初起为间歇性,经过休息可以缓解,继之声嘶为持续性,但完全失音者很少见。患者喉部常有不适感,如刺痛、烧灼、瘙痒、作胀,异物感及干燥感,咽头常感有黏痰卡住,每频频咳嗽以求舒服。检查可见,早期喉黏膜为黯红色、肿胀,声带失去正常的光泽,表面常有血管纹,久则喉黏膜变为灰蓝色,明显增厚,声带肥厚,严重者可呈柱状,或有小结、息肉等赘生物出现,影响声带闭合,室带因代偿作用而造成肥厚超越,遮盖于声带之上,有时披裂、会厌皱襞及会厌部也有慢性炎症,且常有黏膜附着。

中医称本病为慢喉喑,认为本病因肺肾阴虚,咽喉失养,声门不利所致,即所谓"金破不鸣"。干老在长期的临床实践中,通过查诊,对声带进行观察,认为"声带属肝",其理由有二:一者在形态上,声带色白坚韧如筋膜,而肝主身之筋膜;二者在生理功能上,肝主调节人体一身气机,而声带的开合运动正是肝调节喉气的一种形式。反映在临床上,肝血充足,筋膜得养,声带活动有度,发音能高能低。若肝血不足,血不养筋,可致声带运动受限,出现音嘎;若肝郁气滞血瘀,可致声带肿胀黯红,息赘增生。"声带属肝"理论的提出,打破了多年来一直沿用的"金破不鸣"学说,对声带疾病的治疗具有指导意义。干老认为:慢性喉炎的发病,多与多言损气有关,气损即滞,气滞后一方面导致生痰,终至痰气相凝;另一方面气以帅血,血以气行,气滞可导致血瘀,痰凝血瘀久困声门,而致声音嘶哑,常表现为声带肥厚、室带肥厚、声带小结、声带息肉等。所以慢性喉炎的治疗,常以活血破瘀为主,化痰散结为辅,常用代表方有通窍活血汤、二陈汤的衍生方。常用药有:赤芍 10g、丹皮 6g、川芎 10g、桃仁 10g、红花 6g、五灵脂 10g、落得打 10g、昆布10g、海藻 10g、鸟不宿 10g。如其瘀滞严重的,可加苏木 6g、地鳖虫 10g、蜈蚣 1 条、穿山甲 10g;痰结明显者,可加僵蚕 10g、胆星 10g、瓦楞子 10g、浙贝母 10g。

另外,神授卫生汤、加减三甲散、桃红四物汤等也是干老临床常用之方剂。

1. 声带小结 声带小结患者的临床症状表现为声音嘶哑,多言之后更为明显,检查声带可见两侧声带边缘的前、中 1/3 处有对称性的隆起。声带的颜色多为灰、白色。干祖望教授认为这是"多言损气,气损则滞,滞则生痰,久则痰由无形而终至有形有质"。治疗以化痰散结为主,兼以活血化瘀。他有一个经验方,基本方的药物组成为:昆布 10g、海藻 10g、瓦楞子

30g、枳壳 6g、天竺黄 6g、射干 3g、桔梗 6g、甘草 3g。方中的海藻与甘草属"十八反"之一,但《金匮要略》即有两药同用的先例,此方在临床应用多年,收到较好的疗效,并未发现明显的毒副作用。小结成形,有僵硬状者,加三棱、莪术各 6g;气虚者,加黄芪 10g、白术 6g;痰多者,加川贝母粉(冲服)3g。

2. 声带息肉 声带息肉患者的声音嘶哑程度一般较甚,检查可见,一侧或两侧声带表面有赘生物,颜色多为灰白色水肿样、半透明的,有时为红色或紫红色,或为粉红色。干祖望教授认为,声带息肉多为脾虚生湿,痰浊凝滞而成。治疗当健脾化痰,利湿去浊。可用六君子汤合三子养亲汤加减。常用药如太子参 10g、白术 10g、茯苓 10g、陈皮 6g、制半夏 6g、苏子 10g、白芥子 10g、山楂 10g。方中山楂一味,干祖望教授似乎对其"情有独钟",认为此药有"消磨各种息肉的作用",故成为此方的必选药物。

3. 室带肥厚 室带又称假声带,位于声带(舌面)上方,与声带平行,色淡红,属脾。室带肥厚肿胀会影响声带活动,出现声音嘶哑,讲话费力。室带肥厚色质淡红者为脾虚痰阻,治疗当健脾化痰消肿,方选六君子汤合三子养亲汤加减,常用药如太子参 10g、白术 10g、茯苓 10g、山药 10g、陈皮 6g、制半夏 6g、天竺黄 10g、白扁豆 10g、乳香 3g、没药 3g;色质黯红者属痰瘀交阻,治疗以破瘀化痰消肿,常用药如三棱 10g、莪术 10g、瓦楞子 10g、昆布 10g、海藻 10g、海蛤粉 10g、当归 10g、桃仁 10g、泽兰 10g、乳香 3g、没药 3g。

病例 1

王某,男,23 岁。初诊:1991 年 6 月 28 日。

声嘶两月,似乎有过感冒,未经任何处理。发音哑于俄顷之间,无一切自觉症状。

检查:声带肥厚,弥漫性慢性充血。左侧前 1/3 处呈出血样严重充血,有隆起感,闭合隙裂较大,运动正常,室带活跃。咽后壁淋巴滤泡增生,黏膜部分萎缩感。舌薄苔,中央一大块无苔光滑,脉细。

案解:喉门抱恙,悉非一般,故而主张峻剂一攻。脉细舌光,阴津早已失沛。似乎滋养与攻补之间颇感枘凿,故而取药不能不磨棱去角。

泽兰 6g	丹参 10g	当归 10g	赤芍 6g
桃仁 10g	玄参 10g	金银花 10g	天竺黄 6g
桔梗 6g	射干 3g		

7剂煎服

二诊:1991年7月19日。进服14剂,自感舒服一些,发音时畅朗一些。昨起发热,头昏发音又趋嘶哑一些。

检查:声带充血明显转淡,以声带的肥厚收缩,故左声带前1/3处的隆起以周围肿退而因之暴露出来,闭合很差。舌薄苔,脉细有浮意。

案解:坎坷痊途,横遭感冒之袭,尽管有效之方难辍。但总难弃"急标缓本"规律于不顾。

桑叶6g	菊花10g	金银花10g	板蓝根10g
连翘6g	马勃6g	藿香10g	鸡苏散[包]10g
桔梗6g	蝉衣3g		

7剂煎服

三诊:1991年7月30日。发言时感到轻松一些,嘶哑无改善,干燥已滋润。

检查:声带广泛性充血已消失,局部性水肿及潮红依然。舌薄苔,脉平。

案解:声带天水一色之充血,幸告消失,局限水肿潮红,盘踞难去,翻尽中医文献,总无对策之方。总感所取之清热化痰活血,尚属中的之矢。

泽兰6g	桃仁10g	归尾10g	天竺黄6g
赤芍6g	陈皮6g	白芷6g	莱菔子10g
苏子10g	金银花10g	射干3g	

7剂煎服

本案为声带慢性充血的病例,干老用活血祛瘀为大法,化痰散结为辅翼。在临床上,干老治疗慢喉喑确实以活血法居多,这体现了他"声带属肝"的学术观点。本案既是体现了声带从肝治的理论。患者声带肥厚,弥漫性慢性充血,左侧前1/3处呈出血样严重充血,有隆起感,闭合隙裂较大。见到此情形,我们会自然联想到活血开音汤或逐瘀开音汤,但是患者舌中央一大块无苔、光滑,脉细,这是典型的阴津已伤的虚证,是否耐得住峻剂一攻,如若撇弃声带充血这一标证,先从滋阴生津论治以求本,则声嘶不能改善。此时,干老主张活血,但不能破血,在经验方的基础上酌减峻猛之品,而参以清热利咽、养阴生津之剂,活血用泽兰、丹参、赤芍、桃仁,而未用三棱、莪术辈,且配当归养血和血,使得活血而不伤正;玄参、射干、金银花清热利咽、养阴生津,兼顾阴虚津亏之本,标本兼顾,故二诊时症状减轻。然而二诊时患者处于感冒期,干老再一次面临治标与治本的选择,此次他未像初诊一样标本同治,而是采取的"急则治其标",先清浮邪,正如孙子所云:不攘其外,何以安内。处方以吴鞠通《温病条辨》中的辛凉轻剂"桑菊饮"和辛凉平剂"银翘散"为基础,酌加蝉衣、桔梗等利喉开音之品,并兼顾"长夏多湿邪",予藿香、佩兰、鸡苏散清暑利湿。三诊时感冒已愈,声嘶好转,仍用前法,清热化痰活血以善后。

病例2

杨某,男,30岁。初诊:1977年8月9日。

发音郁闷,而且费劲,声亦失润,时逾2个月左右。开始为感冒。

检查:咽黏膜轻度充血,后壁淋巴滤泡增生,扁桃体(双)Ⅰ度肿大,声带充血,左侧严重,左声带中1/3处边缘为重点。舌白苔,脉平。

案解:月前感冒,失表而邪留困伏,清道不清,音何能润?喉何能安?可从宣解。

麻黄 10g	杏仁 10g	甘草 3g	蝉衣 3g
马勃 3g	射干 3g	金银花 10g	赤芍 10g

5剂煎服

二诊:1997年8月16日。咽干,发音已好转。

检查:左声带充血情况似有减轻。舌薄白苔,尖有红意。

案解:症由外邪久停失表而致,终致邪郁不化。已进三拗汤解表得表,故而发音基本已正常,咽部依然感干燥。刻改用神授卫生汤以化瘀清热。

当归尾 10g	红花 6g	金银花 10g	天花粉 10g
白芷 6g	连翘 10g	甘草 3g	乳香 6g
没药 10g	大黄^{后下} 10g		

5剂煎服

三诊:1997年8月23日。声带充血告淡,咽干不舒者时有时无。

原方5剂煎服

四诊:1997年8月31日。自感舒服许多,发音明显转亮,惜乎局检所见,殊无寸进。

原方5剂煎服

五诊:1997年9月17日。上药已进25剂,发音似有改善,干燥也滋润一些。

检查:咽部仍有些充血,扁桃体(双)(±)。右声带充血已消失,但不甚清白;左声带充血较前淡些,隆起物平缓,但色转白色,似钙化点样。两较肥厚,闭合良好。舌薄白苔映黄,脉平。

案解:瘀呈化意,热有敛迹。不过喉炎一症,治程特长。《喉科心法》一书寄语:"喉痒一症,老医亦难插手。"可知求效之难矣。原方。

当归尾 10g	红花 6g	金银花 10g	天花粉 10g
白芷 6g	连翘 10g	甘草 3g	乳香 6g
没药 10g	大黄^{后下}10g		

大黄后下10g

5 剂煎服

六诊:1997 年 10 月 22 日。经过吃药后,已减轻了"许多",十分舒服,发音正常,所以不来复诊。但近来又不舒服,有干感,声音又差,但较过去还是好的。

检查:咽后壁淋巴滤泡增生。声带右侧已清白,左侧仍充血,集中于中 1/3 处的一块已消失。舌薄苔,脉平。

案解:自觉症状固已好转许多,他觉症状尚难使人满意。原方尚进,鼓励坚持。

当归尾 10g	红花 6g	金银花 10g	天花粉 10g
白芷 6g	连翘 10g	甘草 3g	乳香 6g
没药 10g	大黄^{后下}10g		

5 剂煎服

本病例发病两月,似在急性与慢性之间,恙起外感之后,虽表邪渐去,但邪留困伏,清道不清,故仍从宣解,取三拗为先;二诊解表得效,发音基本正常,咽部依然感干燥,即改用神授卫生汤。因效果稳定,坚持用药两月之久。

病例 3

陈某,女,50 岁。初诊:1977 年 8 月 27 日。

百天前以唱歌后引起嘶哑,在此期间,时轻时重,伴以疼痛,干燥。

检查:两声带肥厚,右侧充血,严重在边缘,红势向室带方向扩散而渐淡。舌根白苔,脉细弦。

案解:声带慢性充血,最费周章,从来一般常规处方,势难满意,另取神授卫生汤。

当归尾 10g	红花 6g	金银花 10g	天花粉 10g
白芷 6g	连翘 10g	甘草 3g	乳香 6g
没药 10g	大黄^{后下}10g		

5 剂煎服

二诊:1977 年 9 月 1 日。药后喉部反应不明显,但大便稀溏,腹部伴以隐痛,睡眠差。

检查:声带红色较前淡,左中 1/3 处有息肉。

当归尾 10g	红花 6g	金银花 10g	天花粉 10g
白芷 6g	连翘 10g	甘草 3g	乳香 6g
没药 10g	莱菔英 10g	槐花 6g	

5 剂煎服

三诊:1977 年 9 月 8 日。喜冷饮,咽部舒服时则否。一般症状大致如前,大便已正常。

检查:右声带充血已淡,左侧息肉似乎也小些,舌薄苔。

当归尾 10g	红花 6g	金银花 10g	天花粉 10g
白芷 6g	连翘 10g	甘草 3g	乳香 6g
没药 10g	莱菔英 10g	槐花 6g	

5 剂煎服

四诊:1997 年 9 月 14 日。已进神授卫生汤共 15 剂,稍见舒服一些,发音较前好些。睡眠差,大便干,眼睛也干燥。

检查:右声带充血已缓许多,左声带肿物亦缩小,舌薄苔。

案解:初见疗效,不重改方。

当归尾 10g	红花 6g	金银花 10g	天花粉 10g
白芷 6g	连翘 10g	甘草 3g	乳香 6g
没药 10g	莱菔英 10g	槐花 6g	

5 剂煎服

五诊:1997 年 9 月 24 日。发低音尚可,但近有疼痛干燥,牙齿有些作痛,两目干感,大便难解。

检查:局检同上,舌薄苔,脉平。

案解：检查无进步，反增疼痛。根据种种迹象，良以停药、多言、着凉三者有关，用原方，稍加减。

前胡 10g	桔梗 6g	当归尾 10g	赤芍 10g
金银花 10g	天花粉 10g	白芷 6g	连翘 10g
蝉衣 3g	莱菔英 10g	槐花 6g	

5 剂煎服

六诊：1997 年 11 月 8 日。在此一个半月，长途出差，咽喉胀而痛，异物感，发音嘶哑，左耳疼痛已多时，但现在严重起来。

检查：咽部充血不明显，左侧舌根有 1 个压痛点。左声带已清白；右侧充血，中 1/3 处轻度隆起。舌薄苔，脉平。

案解：以治疗言则辍药一月又半，以摄养言则车马劳顿。所以病难进步，反而还潮。坚进卫生汤。

当归尾 10g	红花 6g	金银花 10g	天花粉 10g
白芷 6g	连翘 10g	甘草 3g	乳香 6g
没药 10g	大黄^{后下}10g	穿山甲 6g	角针 3g

大黄^{后下}10g

5 剂煎服

七诊：1997 年 11 月 16 日。嘶哑已好许多，但陡然口干无液，有燥裂现象，伴以头痛。

检查：声带左白右红，稍感肥厚，闭合尚可，咽黏膜充血，扁桃体（双）Ⅰ~Ⅱ度肿大。舌薄苔，脉有浮意。

案解：红肿之声带，在卫生汤治疗下逐渐趋向好转。不过仓卒喉痛且干，头痛伴随，脉来浮象，可知又感新邪。暂从宣解，卫生汤暂停。

前胡 10g	桔梗 6g	桑叶 10g	大力子 10g
薄荷^{后下}6g	马勃 3g	蒲公英 15g	荆芥 10g
射干 3g			

薄荷^{后下}6g

5 剂煎服

八诊：1997 年 11 月 21 日。症状平稳，食后脘部作胀及嘈杂感。大便干结。

检查：咽部充血已淡，舌薄苔，脉平。

桑叶 10g	大力子 15g	薄荷^{后下}6g	马勃 3g
射干 3g	山楂 10g	六曲 10g	焦谷芽 15g

薄荷^{后下}6g

陈皮 6g　　　　桔梗 6g

5 剂煎服

本案亦为声带慢性充血的病例,高声唱歌后引起嘶哑,声带、室带俱红肿、肥厚。干老认为声带慢性充血,最费周章,神授卫生汤最为合适。

病例 4

杨某,女,32 岁,初诊:1977 年 9 月 29 日。

发音嘶哑,已有多时。伴以咽头干燥,疼痛不舒,不能多讲话。

检查:声带充血,右声带中 1/3 处有疙瘩隆起,左侧有小白点在边缘,计 2 个。舌薄苔,脉平。

案解:充血失之鲜艳,总是瘀成;疼痛干燥不舒,责之郁热。瘀停热结,痰气伴随,则结节肿物出矣。用清热破瘀法,突破喉科老例,方取神授卫生汤。

当归尾 10g　　　红花 6g　　　　金银花 10g　　　天花粉 10g
白芷 6g　　　　连翘 10g　　　　甘草 3g　　　　　乳香 6g
没药 10g　　　　角针 6g　　　　大黄^{后下}10

5 剂煎服

二诊:1997 年 10 月 6 日。他觉症状,音色改善。自觉症状,痛减舒增。但有时有异物感,仍难持久讲话。

检查:声带充血已轻,左中 1/3 处的疙瘩已平缓一些。左侧仍有 2 个小的小白点。脉舌同上。

案解:卫生汤清热化瘀,已有改善苗头。踵进之,唯服药后,胃中感觉不舒,以此稍事调味。

当归尾 10g　　　红花 6g　　　　金银花 10g　　　天花粉 10g
山楂 10g　　　　山甲 3g　　　　莱菔英 10g　　　槐花 6g
血余炭^{包煎}10g　　角针 6g　　　　大黄^{后下}10g

5 剂煎服

三诊:1997 年 10 月 11 日。发音基本正常,但终难持久讲话,而且一着寒凉,则即声出异常。

检查:左声带已正常,右还有一小点白点。舌少苔,脉小。

案解:声出渐渐正常,局检残余一点。总示瘀解而音清。至于言不能久者,良以肾不纳气而然。原方加减。

当归尾 10g	红花 6g	金银花 10g	天花粉 10g
山楂 10g	莱菔英 10g	槐花 6g	血余炭^{包煎}10g
五味子 10g	菟丝子 10g		

血余炭[包煎]10g

5 剂煎服

四诊:1997 年 10 月 18 日。发音基本正常,但不能多言。干燥未除,脘部感有作胀饱满。

检查:咽部轻度充血,小血管扩张,右声带仍有 1 个小白点存在,边缘不太整齐。舌薄苔、质红意,脉小。

案解:卫生汤已将瘀化音清,今改增液汤以生津润燥。缘于脘胀,稍顾运化。

当归尾 10g	红花 6g	天花粉 10g	山楂 10g
六曲 10g	麦冬 10g	沙参 10g	生地 10g
莱菔英 10g			

5 剂煎服

五诊:1997 年 10 月 25 日。近来鼻塞、咳嗽、咽痒,因之喉部再度不舒,发音又失润泽。本腹胀已消失。

检查:小结仍在,左声带有些充血,很轻。舌薄苔,脉小。

案解:喉病日趋好转,感冒又作于授。病既节外生枝,药亦临时应变。暂时先肃浮邪。

前胡 10g	桂枝 10g	金沸草 10g	百部 10g
杏仁 10g	薄荷^{后下}6g	蒲公英 15g	蝉衣 3g
金银花 10g	甘草 3g		

5 剂煎服

久病声嘶当属"金破不鸣",治疗常规是润喉开音,然干老根据久病属瘀、黏膜黯红属瘀的辨病原则,突破喉科旧例,用清热破瘀法,方取神授卫生汤,旨在化瘀消肿散结。初诊、二诊、三诊之后,瘀化音清,改增液汤以生津润燥,归入"正途"。

病例 5

谭某,男,60 岁。初诊:1977 年 7 月 22 日。

病历 10 年,每值多言,音变声晦。1973 年一度嘶哑历 2 个月。此次一月前,因变凉而引起嘶哑,有时咽干且胀。余无不适。

检查:咽黏膜充血不甚,扁桃体(双)Ⅰ度肿大,两侧索微肿大。声带充血,左室带严重充血及肿胀,前方似乎有芝麻大小的白点 1 个。舌厚腻滑润,上罩轻度灰意,质红紫。脉平稍感濡意。

案解:声室带红肿充血,总属热毒上蒸。舌被黄腻而滑润之苔,当然为湿热浊邪之困;质呈红紫,良以热郁难化而迹近于瘀矣。虽似病困十年,但两者联系不密。现下治疗,当从清热化瘀,参以芳香化浊。

龙胆草 3g	菊花 10g	藿香 10g	佩兰 10g
红花 6g	赤芍 10g	金银花 10g	连翘 10g
紫花地丁 10g	山豆根 10g	苍术 10g	

5 剂煎服

二诊:1997 年 7 月 26 日。反应极微,咽部有些胀感,但同时又感到舒服一些。

检查:间接喉镜下所见,与上诊完全相同。舌黄苔滑润,脉濡。

案解:续进原方,一待湿浊稍清,可予修润。

龙胆草 3g	菊花 10g	藿香 10g	佩兰 10g
红花 6g	赤芍 10g	金银花 10g	连翘 10g
紫花地丁 10g	山豆根 10g	苍术 10g	

7 剂煎服

三诊:1997 年 8 月 2 日。此次已感到舒服许多,干及胀当然相应而转。

检查:喉头无进步迹象,舌腻已化,唯根部尚残留一些嫩黄苔,脉平。

案解:自感舒服者,盖湿浊之邪,已有清化趋势。局检仍无改善,良以慢性喉炎本系难医之疴。前谓"再可修润",此其时矣。考一般常用喉科诸方,估计毫无显效,不得不另闯新途。试神授卫生汤。

当归尾 10g	红花 6g	金银花 10g	天花粉 10g
羌活 10g	白芷 6g	连翘 10g	甘草 3g
乳香 6g	没药 10g	角针 6g	大黄^{后下} 10
穿山甲 3g			

5 剂煎服

四诊:1997 年 8 月 11 日。发音逐渐开朗,舒服方面较前好些,但进步不快,痰少些。

检查:声带肿胀已消退一些,小白点仍然见到,充血情况仍然。舌苔根部中央依然黄腻,边尖已化。脉平有清意。

案解:迭进化热、化痰、化浊之剂,凭舌苔、声带分析,已有明显进步,可知瘀滞得解、郁热渐清、湿浊在化不过,恣烟不戒,烟气缭绕,朝朝侵袭,终感边曝边塞之叹。

当归尾 10g	红花 6g	金银花 10g	天花粉 10g
羌活 10g	白芷 6g	连翘 10g	甘草 3g
乳香 6g	没药 10g	角针 6g	大黄^{后下} 10g
穿山甲 3g			

14 剂煎服

五诊:1997 年 12 月 22 日。现在自感尚稍稳定,有干燥胀感,不舒。近来有点痛,嘶哑情况较前好些。痰有而不多,色以白为主。

检查:声带及室带一片晦暗充血,左室带肿胀,部分覆盖在声带上面。舌根黄腻苔、边尖有红意,脉平。

案解:晦红总是瘀滞,肿胀不外痰凝。殊非“金实金破”之事。前投卫生汤,尚稍有效,只缘未能连续为憾。可从破瘀化痰清热利咽为法。

当归尾 10g	赤芍 10g	乳香 6g	没药 10g
穿山甲 3g	角针 6g	金银花 10g	天花粉 10g
山豆根 10g	土牛膝根 10g	竹茹 10g	天竺黄 10g

5 剂煎服

本案患者病历十载,理当属瘀。但声室带红肿充血,热毒上蒸难于排除;舌苔黄腻,当责湿热浊邪困扰。干老取龙胆草、菊花清肝经之热,藿香、佩兰化脾经之湿,充分体现了“声带属肝,室带属脾”的观点。热、湿清化之后,再图化瘀消肿。

病例 6

林某,男,36 岁。初诊:1977 年 7 月 12 日。

向有慢性咽炎,去年经用中药而改善,后以头痛而停止治疗。一度嘶哑,至今有时发音仍然不畅。咽部干燥、疼痛、毛涩、不舒,饮水难润,在着凉或疲劳之后更为严重。

检查:咽黏膜慢性充血,扁桃体Ⅰ度肿大,后壁淋巴滤泡团块状增生,污红,声带弥漫性慢性充血,舌薄苔质有红意,脉细。

川黄柏 6g	知母 10g	生地 10g	沙参 10g
麦冬 10g	马勃 3g	射干 3g	鸟不宿 10g
茅根 10g	玉泉散[包] 10g		

5 剂煎服

二诊:1997 年 7 月 19 日。咽部干燥明显改善,发音渐亮。

检查:咽部变化不大,声带现在充血重点在游离缘,无薄黄苔。

案解:方进 5 剂,药幸配齐,故而干燥之感大为改善,发音亦尚称亮朗。

川黄柏 6g	知母 10g	生地 10g	沙参 10g
金银花 10g	生石膏[先煎] 30g	射干 3g	鸟不宿 10g
茅根 10g	六一散[包] 10g		

5 剂煎服

三诊:1997 年 7 月 27 日。刻下干燥已滋润一些,阵发性头痛的发作时间已少,痛减轻,发音已亮朗。

检查:咽部稍充血,扁桃体(±),后壁淋巴滤泡增生,声带充血更转,舌薄苔映黄,脉平。

生地 10g	玄参 10g	沙参 10g	麦冬 10g
射干 3g	马勃 3g	芦根 30g	天花粉 10g
金银花 10g	茅根 10g		

5 剂煎服

四诊:1997 年 8 月 3 日。近来咽干略润,头痛减轻,发音已洪润。

检查:咽部仍感充血,扁桃体Ⅰ度肿大,后壁淋巴滤泡团块状增生。舌薄苔,脉平较细。

案解:阳甚阴衰,不亢必腾,此疼痛之作也。阴被阳消,非枯即槁,咽干本在必然。本案初投知柏地黄以滋阴清火,一剂而知。续用增液汤加减以益肾生津,头痛缓而干燥润者,可知主在阴亏。然后病及阳耳,故肝阳以肾阴充沛而自敛。中肯之方,不拟易辙。

生地 10g	玄参 10g	沙参 10g	麦冬 10g
射干 3g	马勃 3g	芦根 30g	天花粉 10g
金银花 10g	茅根 10g		

5剂煎服

五诊:1997年8月9日。几经药治,自感殊有好转,表现头痛似有似无,咽干稍润,此外肛裂也近来好些,发音时朗时晦,殊难稳定。

检查:咽部充血渐淡,声带轻度充血,舌薄苔、质嫩红,脉平。

案解:阳有敛象,阴亦转机,因之头痛咽干,俱行轻减,致于嘶哑时作者,良以新邪所致,理应逐进原方,又过刻有,暂稍调整。

生地 10g	玄参 10g	沙参 10g	麦冬 10g
射干 3g	马勃 3g	蝉衣 3g	桑叶 10g
连翘 10g	玉蝴蝶 3g		

5剂煎服

六诊:1997年8月16日。发音已润,咽干咽痛则仍然平稳而进步不速。头痛已解。

检查:咽部充血仍然红艳,后壁淋巴滤泡团块状增生,舌薄苔,平脉。

案解:阳敛阴沛,总是好转之途。时邪频侵,确属途中障物。当从清化与滋养并进。

百合 10g	生地 10g	玄参 10g	桂枝 10g
金银花 10g	马勃 3g	蝉衣 3g	沙参 10g
茅根 10g	玉泉散^包10g		

玉泉散^包10g — 玉泉散[包]10g

5剂煎服

七诊:1997年8月24日。病情平稳,微干钝痛,总难清除,发音好转。

检查:咽部仍有充血,淋巴滤泡增生,舌薄苔。

案解:病去迟迟,绝非药不对症,总是咎归顽固。

川黄柏 10g	知母 10g	百合 10g	生地 10g
玄参 10g	桂枝 10g	金银花 10g	马勃 3g
沙参 10g	茅根 10g	玉泉散[包]10g	

5剂煎服

八诊:1997年8月30日。检查同上,舌薄苔映黄。

案解:病在稳定中进步,干与痛一时总难全消。

生地 10g	玄参 10g	知母 10g	川黄柏 6g
射干 3g	马勃 3g	金银花 10g	桂枝 10g
芦根 30g			

5 剂煎服

九诊：1997 年 9 月 14 日。近来咽头干燥、毛涩不舒，反而较前为甚。又增咳嗽有痰（痰过去没有过的），耳鸣已 10 年（去过未诉述过），高调很高，为阵发性，疲劳后即严重，安静时减轻。

检查：咽部斑状充血，红艳，后壁淋巴滤泡团块状增生，扁桃体Ⅰ度肿大，声带虽不充血，但不清白，室带活跃。两耳鼓膜正常，音叉测验：韦氏居中，吕氏骨＜气（双），许氏缩短。舌薄苔、质红，脉细弦。

案解：肺肾阴亏，固已定论，咽病耳疾，本属同源。至于近有反复现象，良以又接新邪而致。本邪浅而已在后期，不必专事疏解。

沙参 10g	知母 10g	川黄柏 6g	麦冬 10g
蒲公英 15g	金银花 10g	豆豉 10g	玄参 10g
芦根 30g	天花粉 10g		

5 剂煎服

十诊：1997 年 9 月 20 日。近来咽干咽燥稍有改善，但讲话时有疲乏感，音色不择。

检查：声带晦暗充血，有肥厚感，咽黏膜轻度充血，后壁淋巴滤泡增生。舌薄苔，脉平。

案解：效果平平，原旨再进。

沙参 10g	知母 10g	川黄柏 6g	麦冬 10g
蒲公英 15g	金银花 10g	豆豉 10g	玄参 10g
芦根 30g	天花粉 10g		

5 剂煎服

十一诊：1997 年 9 月 26 日。近来 10 剂药后，嘶哑反甚，干燥亦更加厉害。在此一嘶一干之下，疼痛相应出现。因咽干严重而常求水润。

检查：咽黏膜充血红艳，小血管暴露网布，小静脉呈海棠叶样。右声带充血，前 1/3 有殷红色肿物一块隆起。两侧室带活跃。舌薄苔，脉细而劲。

案解：投大量滋阴而咽更干燥，服适当清音而声出反嘶，虽叹骛奇，实不悖理。根据局检，如此充血、如此高肿，为曩者所未有。按理分析，总由又感新邪（周围一直在接触有感冒病者），未予及时宣解，反而猛进滋阴，其嘶哑之陡增，诚如徐灵胎批注《临证指南医案》中叶氏用沙参麦冬而怒责"沙参麦冬为致哑灵药"者，古今一辙。急从求于宣解，以冀桑榆之收。

前胡 10g	桔梗 6g	马勃 3g	马兜铃 10g
蒲公英 15g	杏仁 10g	薄荷^{后下} 6g	蝉衣 3g
荆芥炭 10g			

5 剂煎服

十二诊:1997 年 9 月 30 日。干燥方面稍见减轻,发音各方面仍无好转,鼻子通气仍差,有脓涕。

检查同上,脉细而劲,舌薄苔。

案解:从宣化解清化,仍是取用之法。

前胡 10g	桂枝 10g	马兜铃 10g	蒲公英 15g
荆芥 10g	血余炭^包10g	槐花 6g	蝉衣 3g
射干 3g	金银花 10g		

5 剂煎服

十三诊:1997 年 10 月 7 日。

检查:右声带前中 1/3 处有息肉色紫,双声带充血。

前胡 10g	桂枝 10g	马兜铃 10g	蒲公英 15g
荆芥 10g	血余炭^包10g	槐花 6g	蝉衣 3g
射干 3g	金银花 10g		

5 剂煎服

建议手术。

十四诊:1997 年 11 月 22 日。声带肿物摘除已 25 天,术中经过顺利,发音正常。但仍不耐多言,同时干燥不舒,20 多天来一点未有滋润感。耳鸣已久,过去因治喉疾而未有述过,伴以听力下降。

检查:咽黏膜轻度充血,后壁淋巴滤泡增生,声带基本已正常,室带披裂稍感充血。右鼓膜轻度泽污,左鼓膜瘢痕性下陷。舌腻薄黄苔,脉软细小。

案解:肾气不足,听力为之下降,伴以幻鸣。阴津不沛,咽喉必然干燥,势必失舒。两病同源,本当益肾。改方后声带之病,早已一割了事,不予考虑。治以育阴补肾,不过舌被腻苔,滋腻安敢入口,暂只能轻清手法敷衍。

菖蒲 6g	马兜铃 10g	玄参 10g	菊花 10g
桑叶 10g	白芍 10g	葛根 10g	芦根 30g
夏枯草 10g	石斛 10g		

5 剂煎服

十五诊:1997 年 11 月 29 日。干燥有所较润,耳鸣虽未消失,但刺耳之感减去许多。

检查:声带室带仍然有充血感,咽黏膜慢性充血,舌薄白苔,脉细弦。

案解:局部充血,色示晦暗,当属于瘀;顽固久病,局限一隅,当属于滞。治以从化瘀破滞着手。王清任将耳病认为"管外瘀血,挤入管中"而用通窍活血汤,在此亦巧暗合,拟取神授卫生汤。

当归尾 10g	红花 6g	白芷 6g	天花粉 10g
金银花 10g	乳香 6g	没药 10g	穿山甲 3g
角针 6g	鸟不宿 10g	大黄^{后下} 10g	

5 剂煎服

本案例患者就诊 15 次,历经 4 个月,服药百余剂,初诊于盛夏 7 月;声带充血,咽喉干燥,经知柏地黄汤、增液汤、百合地黄汤依次而进,干燥缓解,声嘶好转。9 月秋燥更甚,再投润燥之剂,咽干反而加重,并新增息肉,是沙参麦冬之祸?非也,外感新邪,复投滋腻,困邪于内而不得外泄,故干燥更甚,即从宣解。手术之后,瘀滞肿胀,干老仍喜用神授卫生汤。

病例 7

雍某,女,31 岁。初诊:1977 年 9 月 20 日。

1974 年做过声带息肉手术,基本上已告痊愈。近又嘶哑,已 1 个月左右。自感由于多言而起,胸闷,喉胀。

检查:右重左轻,声带中 1/3 处偏后各有钝角隆起,极轻度充血。舌少苔,脉细。

案解:痰气相凝,声带水肿,加之多言损气,喉更疲劳。可化痰消肿,益肺清音。

前胡 10g	桔梗 6g	莱菔英 10g	杏仁 10g
苏子 6g	射干 3g	马勃 3g	陈皮 10g
天花粉 10g	海蛤粉^{包煎} 10g		

5 剂煎服

二诊:1997 年 10 月 4 日。近来工作较忙,无法就医。所以一则停药,加则劳累,因之作胀作痛干燥嘶哑,各方面都在加重。胃有嘈杂感。

检查:声带部隆起依然,充血较前严重。舌薄白苔、质有红意,脉细。

案解:半月中进药仅 5 剂,药嫌其少。节日里工作陪人,劳累增多。疾病倒退,是无疑义。再宗前法损益。

前胡 10g	桔梗 6g	莱菔英 10g	莱菔子 10g
金银花 6g	射干 3g	马勃 3g	赤芍 10g
天花粉 10g	血余炭^{包煎}10g	槐花 6g	玄参 10g

5 剂煎服

三诊:1997 年 12 月 2 日。时逾两月,仍然咽干且痛,嘶哑不能讲话,严重时呼吸困难,胸闷不遂,痰在严重之际更多。左上肩疼痛。

检查:咽部充血,声带中 1/3 处隆起,伴以肥厚,充血晦暗,舌少苔、质红,脉细。

案解:喉病已叹难医之症,服药又一曝十变,求其疗效,谈何容易?已进常规方药效平平,改用卫生汤。

当归尾 10g	红花 6g	白芷 6g	穿山甲 6g
角针 6g	乳香 6g	没药 10g	大黄^{后下}10g
玄参 10g			

5 剂煎服

四诊:1997 年 12 月 17 日。时好时坏,虽起病重,干燥痰多。

检查:声带充血已不明显,中 1/3 对称性仍有隆起。舌少苔、质红,脉平细。

当归尾 10g	红花 6g	白芷 6g	穿山甲 6g
角针 6g	乳香 6g	没药 10g	大黄^{后下}10g
天花粉 10g	金银花 10g		

5 剂煎服

五诊:1997 年 12 月 24 日。变化不大,原方 5 剂煎服。

六诊:1998 年 1 月 3 日。一般情况都在改善之中。

检查:声带中 1/3 处对称之隆起,已缩小一些。舌薄苔,脉平。

当归尾 10g	红花 6g	白芷 6g	穿山甲 6g
角针 6g	乳香 6g	没药 10g	大黄^{后下}10g
天花粉 10g	金银花 10g		

5 剂煎服

本案患者经声带息肉手术治疗后,病已痊愈,但多言之后又有复发,查声带边缘有钝角隆起,未见明显息肉,黏膜极轻度充血,病情较轻,干老意在常规轻清轻养,轻松收兵。但常规方药疗效平平,无奈易用重兵,改卫生汤。

病例8

葛某,女,43岁。初诊:1977年10月12日。

嘶哑多时,咽头有异物感,咽干,有恶心,胸闷气逆。

检查:咽部小血管扩张,右声带中段有肿物隆起。舌薄苔,脉细弦。

案解:声带肿胀属瘀,喉头作鲠是气。事属两面,从四七汤化裁。

厚朴 6g	半夏 10g	陈皮 10g	苏梗 6g
乌药 10g	红花 6g	当归尾 10g	赤芍 10g
射干 3g	乌不宿 10g		

5剂煎服

二诊:1997年11月1日。期逾念天,药仅5剂,近以有事及情绪不宁,所以喉部不舒服感比过去更严重,嘶者更哑。胸闷如堵,刷牙时要恶心。

检查:喉咽同上诊,充血明显加重。舌少苔,脉细。

案解:辍药多时,已有逆水行舟之叹。迩以多言而气更伤兮哑更甚。加之情志失畅,喉鲠胸闷尤增。前方虽制裁于上月,作用仍无悖于今朝。

厚朴 6g	半夏 10g	陈皮 10g	苏梗 6g
乌药 10g	红花 6g	当归尾 10g	赤芍 10g
射干 3g	乌不宿 10g		

5剂煎服

三诊:1997年11月8日。咽部无变化,右声带中段仍有隆起及充血。舌薄苔,脉弦细。

案解:喉头鲠介以郁解而减轻,声带红肿未等治而依然。暂时仍以开郁理气为前提。

厚朴 6g	半夏 10g	陈皮 10g	苏梗 6g
茯苓 10g	红花 6g	当归尾 10g	六曲 10g
射干 3g	橘叶 10g		

5剂煎服

四诊:1997年11月14日。咽头阻塞已改善许多,但在进食时仍然有些鲠介。颈部的压迫感轻些。

检查:声带右侧充血,肿物不明显,但仍感轻度隆起。舌薄苔,脉细弦。

厚朴 6g	半夏 10g	陈皮 10g	苏梗 6g
茯苓 10g	红花 6g	当归尾 10g	六曲 10g
射干 3g	橘叶 10g		

5 剂煎服

五诊:1997 年 11 月 21 日。异物感仍有,且有压迫感,嘶哑似乎好些,近来腹部作胀。

检查:右声带段仍微隆无变化。舌薄苔,脉细。

厚朴 6g	半夏 10g	陈皮 10g	苏梗 6g
茯苓 10g	红花 6g	当归尾 10g	六曲 10g
射干 3g	大腹皮 10g		

5 剂煎服

六诊:1997 年 12 月 3 日。近来咽部很不舒服,有压迫样的异物感。进食已通顺流利。全身有畏寒感觉。有些呕吐恶心,大便偏干,右肩疼痛。发音尚可,腹部作胀已消失。

检查:咽部稍感充血,小血管扩张,声带右侧充血肥厚同前。舌薄苔,脉平。

案解:刻有新邪,暂先祛邪。

桑叶 10g	桔梗 6g	前胡 10g	金银花 10g
甘草 3g	马勃 3g	杏仁 10g	薄荷^{后下}6g
苏梗 6g			

5 剂煎服

七诊:1997 年 12 月 14 日。咽部仍有压迫感,恶心好转。

检查:右声带仍然有些充血。舌薄苔,脉平。

甘草 10g	小麦 10g	大枣 5 枚	射干 3g
马勃 3g	当归尾 10g	赤芍 10g	苏梗 6g
香附 6g	枸橘李 10g		

5 剂煎服

八诊:1997 年 12 月 20 日。近来似乎较为舒服一些,恶心已无。

检查:右声带仍然充血及肿胀。舌薄苔,脉平。

当归尾 10g	赤芍 10g	红花 6g	乳香 6g
没药 10g	穿山甲 6g	角针 6g	金银花 10g
天花粉 10g	射干 3g		

5 剂煎服

九诊:1997 年 12 月 29 日。此方开始几剂十分有效,但多吃了又疲沓起来。总之剂下嘶哑好些,异物感很严重。

检查:右声带仍然充血。舌薄苔,脉细。

案解:卫生汤理宜续服。唯以药味太重,难以入口,因去乳没。异物感严重不适,暂加兜铃。

当归尾 10g	赤芍 10g	红花 6g	射干 3g
马兜铃 10g	穿山甲 6g	角针 6g	金银花 10g
天花粉 10g			

5 剂煎服

十诊:1978 年 1 月 4 日。近来较舒服一些,有黏痰卡住咽头,嘶哑明显改善。

检查:右声带充血,又见一些。舌薄苔,脉平。

原方继服。

当归尾 10g	赤芍 10g	红花 6g	射干 3g
马兜铃 10g	穿山甲 6g	角针 6g	金银花 10g
天花粉 10g			

5 剂煎服

神授卫生汤出自《外科正宗》。方中羌活、防风、白芷、穿山甲、沉香、红花、连翘、石决明、金银花、皂角刺、当归尾、甘草、天花粉、乳香、大黄,功能以疏风清热、活血化瘀、解毒消肿为主,用以治疗痈疽、发背、疔疮、瘰疬、痰湿流注等红肿化脓等外科疾病。干老早年从事外科,对外科方剂运用得心应手,此方加减用于慢性喉炎,注重其活血化瘀、清热消肿,前列多例病例中屡屡使用。

病例 9

陈某,女,37 岁。初诊:1977 年 1 月 15 日。

向有慢性喉炎,声音经常嘶哑,难得有时比较正常。咽部干燥失舒,饮水可润片时。痰多而黏稠,不易畅豁。不能多讲话,多讲即痛。

检查:声带黯红充血,看到有对称性小结,室声活跃超越水肿。舌薄苔、质有紫意。脉平稍呈弦意。

案解:局部黯红,舌质紫气,瘀也。因而曩者一般常规方药见效平平。拟从破瘀化痰着手。

党参 10g	白术 10g	陈皮 10g	茯苓 10g
血余炭[包]10g	槐花 6g	莱菔英 10g	失笑散[包]10g
射干 3g	蝉衣 3g		

5 剂煎服

二诊:1977 年 1 月 20 日。已进药 5 剂,声音量较大。干涩之感似也有些好转,黏痰仍多。

检查:基本同上。

案解:药进 5 剂,初显微效,不妨原方续进。

党参 10g	白术 10g	陈皮 10g	茯苓 10g
血余炭[包]10g	槐花 6g	莱菔英 10g	失笑散[包]10g
射干 3g	蝉衣 3g		

5 剂煎服

三诊:1977 年 1 月 28 日。嘶哑基本接近正常,但仍不耐多言,干涩已润。

检查:黯红水肿者较前者减轻,小结仍能见到。

案解:两进化瘀消痰利咽剂,声出正常,干涩得润。不过小结仍然存在,未能轻率乐观。总之多言亦能损气,气损则摄血无权,瘀滞不难不积。再进原法,完成一篑之功。

党参 10g	白术 10g	陈皮 10g	茯苓 10g
血余炭[包]10g	槐花 6g	莱菔英 10g	失笑散[包]10g
射干 3g	玉蝴蝶 3g		

5 剂煎服

本例患者长期声音嘶哑,难得有时比较正常。咽部干燥,痰多而黏,不易畅豁,不能多言,多讲即痛;声带黯红,小结增生,室声超越。舌有紫意。此乃气虚为本,气虚而津液匮乏,咯痰不爽;血行不畅,治疗以补气为主,兼顾化痰与破瘀。

病例 10

冯某,男,45 岁。初诊:1978 年 1 月 21 日。

发音高低音都很困难不朗。用时咽干、毛涩。在心中烦恼或火炉过热时更为明显。食欲差,食亦无味,两便尚可。

检查:咽部略有充血。声带肥厚,后 1/2 有"△"形隙裂。充血以前 1/3 处为重点。舌薄黄润苔,脉右平左小。

案解:引吭高歌,必然损气;心脾郁火,更为伤喉。暂从轻清轻养。一待内火一清,然后补肾纳气。

前胡 10g	桂枝 10g	金银花 10g	菊花 10g
芦根 30g	马勃 3g	射干 3g	茅根 10g
甘草 3g			

5 剂煎服

二诊:1977 年 3 月 3 日。近来 1 周,嗓子哑不成声,干燥、疼痛、毛涩不舒,急于演出,焦灼万分。

检查:咽黏膜弥漫性充血,声带、室带一片充血。声带伴以肥厚,室带严重超越。舌苔白腻、质淡,脉细不扬。

案解:舌脉表现,一派寒象。喉之所以红肿,热重瘀生,所以肺有积热,胃有郁邪。但外感之邪,紧紧束之在外,所以生表寒内热之象也。取疏解其寒,并清其热。但应用甘寒之品,使不留邪,解而不敛,莫助火势。不过求症过促,急上氍毹,现难应命。

桑叶 10g	荆芥 10g	薄荷^{后下}6g	桂枝 10g
前胡 10g	金银花 10g	蒲公英 15g	鸟不宿 10g
射干 3g	金锁匙 10g		

5 剂煎服

三诊:1977 年 4 月 4 日。发音已亮朗许多,疼痛亦轻不少。平时鼻塞不通。

检查:咽黏膜仍充血。声带充血已轻,室带变化不大。舌薄白苔,脉平。

案解:药投 4 剂,声出已朗而未泽。局部诸症亦次第改善。总之,外寒已减,内热未清。拟从清化利咽为治。

前胡 10g	桂枝 10g	金银花 10g	赤芍 10g
马勃 3g	射干 3g	芦根 30g	鸟不宿 10g

甘草 3g

5 剂煎服

多言损气,声带充血,干燥疼痛,毛涩不舒,气虚阴伤,心火上炎,干老先取轻清轻养之法以清火,再图补肾纳气以治本。

病例 11

何某,男,40 岁,初诊:1983 年 5 月 7 日。

5 周前做过声带息肉,但仍然发音失泽,无一切自觉症状。

检查:左声带中段上面有充血粗糙的隆起物,基底广泛,边缘不清。舌质淡红,舌薄苔,脉弦。

案解:痰阻清道,瘀滞声门,致有形之息赘,成嘶哑之形成。拟化痰破瘀以求,虽古来从未有破瘀治失音,殊不知本身理论早已雷越于"金破""金实"之范畴。

昆布 10g	海藻 10g	三棱 4g	莪术 4g
落得打 10g	红花 6g	桃仁 10g	当归尾 10g
赤芍 6g	蝉衣 3g		

7 剂煎服

二诊:1983 年 5 月 14 日。喉头已舒服,发音已正常。

检查:声带所见,大体上与上诊同,左声带中段上面有充血粗糙的隆起物,基底广泛,边缘不清。舌质淡红,舌薄苔,脉弦。

案解:自感虽尚舒服,检查仍无起色,欲知嘶哑一症,向无竿影,原方继续。

昆布 10g	海藻 10g	三棱 4g	莪术 4g
落得打 10g	红花 6g	桃仁 10g	当归尾 10g
赤芍 6g	蝉衣 3g		

7 剂煎服

三诊:1983 年 5 月 20 日。在此期间一度感冒,虽有干扰,幸损害无多。发音时殊感劳累。始终感到右侧为厉害。

检查:左声带点状红点,已扩散,面积扩大而色泽退淡,两侧室带肥肿。舌质有红意,舌薄苔,脉平。

案解:感冒动荡不明显,佳事也;红点色退而扩散,药效也。但室带骤然肥肿,活跃超越者,新病之添,大有"以暴易暴"之叹。再从清邪化瘀入手。

三棱 5g	莪术 5g	天竺黄 10g	山慈菇 10g
射干 3g	当归尾 10g	赤芍 10g	落得打 10g
桔梗 6g	甘草 3g		

15 剂煎服

四诊:1983 年 6 月 4 日。上诊处方 15 剂,自觉讲话时间延长,少疲劳感,不足之处,一受轻凉即刻感冒,同时大便稀薄。

检查:声带右侧近来欠清白,左声带的充血已淡许多,较之对侧略微红些。室带的活跃依然。舌质淡红,舌薄苔,脉平。

案解:声带左侧之充血更淡,唯右侧稍欠清白,似为失之理想;室带活跃,改善无多乃其特征,事亦无伤;不过容易感冒者,卫气衰也;大便偏稀者,脾气弱也。裁方上承原旨,参之品。

三棱 6g	莪术 6g	蝉衣 3g	连翘 10g
落得打 10g	当归尾 10g	赤芍 6g	山药 10g
百合 10g	白扁豆 10g		

7 剂煎服

本例慢喉喑,痰阻清道,瘀滞声门,致有形之息赘,干老从化痰破瘀入手,从而收效。选用桃红四物汤加味,

病例 12

潘某,女,30 岁。初诊:1981 年 11 月 14 日。

息肉至今未摘除,所以嘶哑未见已解决。近来有发作之感。神疲无力,以两肩为主(酸痛),有时凛然畏寒,胸闷不畅,太息后暂时好些,纳便尚可,喉口作干欲饮。

检查:两侧束肥肿,声带右侧前端仍有些隆起,不充血。舌薄苔,脉有浮意。

案解:痰气阻于中,风邪浸于外,并非喉病为宗。

陈皮 6g	半夏 6g	六曲 10g	山楂 10g
苏叶梗 10g	防风 6g	防己 6g	桑寄生 10g
荆芥 6g			

10 剂煎服

二诊:1981年11月24日。声带隆起者小些,嘶哑情况保持原状,两肩酸胀已好了许多,凛寒已解,胸闷还有,唇黏膜溃疡,咽干未润。

检查:舌薄苔,脉细。

案解:走经窜络之邪渐去,痰气之凝滞未消,正以痰气之凝胃,经难免积浊,故而以口腔黏膜溃疡,时时而作。法取原旨,稍事损益。

桔梗 6g	甘草 3g	防风 6g	秦艽 6g
防己 6g	桑寄生 10g	天竺黄 10g	六曲 10g
升麻 3g	射干 3g		

20剂煎服

三诊:1982年2月10日。声带隆起者已平复,唯后1/2闭合很差,有裂隙。嘶哑发音见亮朗,喉头异物感已减轻。两肩酸痛已无。口中溃疡已愈合。春节前以头部撞伤而头痛,睡眠很差而多梦,晨醒眼眶作胀,胸闷时作时无,左膝酸痛,久立多行则加重。

检查:咽(-),鼻(-),舌薄苔,脉细。

案解:病固已去,正则亏矣

党参 10g	黄芪 10g	当归 10g	白芍 6g
功劳叶 10g	桑寄生 10g	茯神 10g	五味子 10g
酸枣仁 10g	甘草 3g		

3剂煎服

四诊:1982年2月13日。咽黏膜稍感潮红,声带很清白,闭合差些;近来感冒1周,故右侧咽喉又有些钝痒,不舒,有痒及干燥感,眼胀存在,胸闷已宽。以感冒之故,故而全身诸关节酸楚加重。发音保持原状。睡不安而多梦。

检查:舌薄苔,脉平。

案解:虽谓又接感冒,但邪不太甚,而且舌净脉平,毋急于祛邪解表,好在补中益气汤本系虚人外感之剂,可从此化裁,剩下上诊处方,待日后续服。

党参 10g	黄芪 10g	当归 10g	白芍 6g
功劳叶 10g	桑寄生 10g	茯神 10g	柴胡 3g
升麻 3g	防风 6g	甘草 3g	

24剂煎服

五诊:1982年3月9日。咽痒喉干已好转许多,肿胀仍然,左耳经常憋气而鸣,但是关节酸痛加重,睡眠很差。

检查:咽(-),声带同上诊。舌薄苔,脉细弦。

案解:邪去正虚仍取扶正,关节酸痛,佐以祛风湿。

当归10g	黄芪10g	白芷6g	桑寄生10g
防己6g	防风6g	茯苓10g	五味子10g
酸枣仁10g	射干3g		

11剂煎服

六诊:1982年3月20日。咽黏膜稍充血,左侧上下唇俱有溃疡。

检查:苔薄映黄,脉细。

案解:病灶由喉迁咽,近更涉及脾窍。应从调理脾胃着手。盖脾健则生化黏微,养咽之液有所来源。脾健则内湿何从自生?清开阳透,口腔"实边"之祸也。

太子参10g	茯苓10g	升麻3g	葛根6g
白扁豆10g	山药10g	玄参10g	省头草10g、
甘中黄^包3g	山楂10g		

10剂煎服

声带息肉有手术和药物治疗等多种治疗方法,中药对于声带息肉初期有疗效。本案先化痰祛风,继则补气健脾,不仅使声音嘶哑得以缓解,同时改善了咽炎等病症。

病例13

唐某,女,42岁。初诊:1983年4月13日。

嘶哑时作,大多在受凉临经,疲劳所导致,此次已有3周,同时感有头晕、疲劳、口中作干,求饮频频,有痰能豁。

检查:咽黏膜稍有充血感,小血管扩张,声带充血,晦暗型,肥厚,左侧前、中1/3处有隆起,活动闭合尚可,两室带肥肿,超越不多,黏膜晦暗不泽。舌边有齿印,舌少苔,脉细。

案解:嘶哑时作时瘥,当然肺肾不足,唯局检晦暗充血似乎尽属赢征,暂拟宣肺清音,诚恐声可亮朗而局检难除病态。

桔梗6g	天竺黄10g	竹茹10g	马勃3g

射干 3g	鸟不宿 10g	蝉衣 3g	苏梗 10g
甘草 3g			

7 剂煎服

二诊：1983 年 4 月 27 日。咽部小血管扩张，声带左侧的隆起告已平复。肥厚仍然，充血颜色由晦暗转淡白，室带超越，左鼓膜(-)，在一般情况下尚舒服，但一经多言即诸症状必然加重。咽口俱干，多言后作痛，有痰能咯，左耳憋气。

检查：舌质淡，舌薄苔，脉细。

案解：药进 10 剂，声带水肿告失，充血晦暗者亦向苍白，可知邪以宣清而去，再拟扶正与利咽兼顾。

太子参 10g	山药 10g	白扁豆 10g	竹茹 10g
天竺黄 6g	马勃 3g	射干 3g	桔梗 6g
甘草 3g	百合 10g		

7 剂煎服

三诊：1983 年 5 月 11 日。咽后壁较干净，声带基本上已不充血，似乎仍感肥厚，闭合在后端尚差些。上月 27 日方连续进服 10 剂，发音亮朗一些。喉头干燥以口涎增多而得润。痰也不多，左耳憋气已通。

检查：舌质淡，舌薄苔，脉细。

案解：正气一充，肾能纳气，声门既无器质之变，当然声可朗矣。步原方，取扶正。

党参 10g	黄芪 10g	山药 10g	诃子肉 10g
天竺黄 6g	菟丝子 10g	桑椹子 10g	玉蝴蝶 3g
竹茹 10g	甘草 3g		

14 剂煎服

四诊：1983 年 7 月 13 日。咽黏膜轻度充血，两侧前腭弓处最显著。左声带中 1/3 偏后处存在 2mm 长细薄的粉红色赘物 1 个，闭合不密。在服药期间，痛息声扬，平稳宁安。但辍药一个时期之后，又有些口干、咽部粗黏不适，在睡眠欠缺或过分疲劳之际，则更觉不适。声音还可以，长期腰酸而痛，X 线片示腰椎唇样增生。

检查：舌质淡红，舌少苔，脉细。

案解：症状表现日趋进步，喉头所见总难满意。仍取扶正一法。虽谓赘物以手术为宜,但体积细小,谅未"扶正亦能祛邪"。

党参 10g	黄芪 10g	山药 10g	菟丝子 10g
诃子肉 10g	桑椹子 10g	乳香 3g	没药 3g
山慈菇 10g	甘草 3g		

14 剂煎服

本例肥厚性喉炎,嘶哑时作时痊,全身症状为肺肾不足,唯局检声带晦暗充血似乎尽属赢征。干老采用扶正为先,化痰活血为后,标本同治而收效。

病例 14

龚某,男,61 岁。初诊:1985 年 12 月 20 日。

嘶哑已逾 3 个月,平时容易感冒。更因工作多言,局部作胀作鲠。咽头干燥少痰,喜饮,近来已戒绝香烟。

检查:咽后壁黏膜萎缩,干燥,少液。右侧声带轻度水肿,充血。舌苔滑腻淡黄。脉平。

案解:喉咽俱病,三月之久。咽侧津枯已成慢性,喉部息肉,时有时无。发音且哑且沉。舌苔提示,先以痰湿论治。

茯苓 10g	苏子 10g	莱菔子 10g	射干 3g
马勃 3g	天竺黄 10g	青皮 6g	竹茹 10g
桔梗 6g	甘草 3g		

7 剂煎服

二诊:1986 年 1 月 3 日。药进 10 剂,喉头胀感鲠感消失,干燥改善,仅仅下午出现,但嘶哑无明显改变,面部两胫出现下午浮肿。

检查:咽后壁黏膜萎缩稍润一些。声带肥厚,两侧依然,充血(晦暗型),左轻右重,未见新生物,运动正常。舌薄苔黄(已化大半),脉平。

检查:痰湿漫于中州,浊邪蒸于清器,一度化痰利湿,看来初效已来,而未能痊愈。仍当再履原旨,以扫余邪。第以声带晦暗充血,不能不酌参化瘀之品。

茯苓 10g	地骨皮 10g	莱菔子 10g	射干 3g
天竺黄 10g	益母草 10g	桃仁 10g	落得打 10g
蝉衣 3g			

7剂煎服

本案例患者声嘶3个月,咽喉肿胀,声带水肿,舌苔滑腻为痰湿证,故以化痰为法,以二陈合三子加减,用青皮取代陈皮,陈皮理气化痰,而青皮行气作用强于陈皮,干老认为有破气之功,化痰消肿优于陈皮。二诊时肿胀渐消,干燥改善,但声带晦暗充血,考虑为瘀,加益母草、桃仁、落得打等。声带属筋,色泽白韧,充血者有红艳者为热,夹以肿胀者为痰火,治以清热化痰,干老常以二陈、三子加金银花、蚤休、连翘等;晦暗者为瘀,常加桃仁、红花、当归尾、落得打等;病程较久,声带、室带漫肿,色晦暗为痰瘀交阻,干老常加重化痰软坚破瘀散结之品,如三棱、莪术、王不留行、地鳖虫、昆布、海藻、瓦楞子等。

病例 15

李某,男,41岁。初诊:2005年10月20日。

声音嘶哑10余年,曾经抗生素及中药等治疗。曾患过敏性鼻炎,今已药治而缓解,咽头干涩亦以进药而润。唯病时历多年,出语失泽,急促之间,竟难成言语,多言之后及天凉之时即嘶哑。畏冷,四末不温,如静止时则明显,清晨初起床时最易受凉。

检查:咽后壁淋巴滤泡散在性增生,黏膜弥漫性慢性充血,小血管扩张暴露。间接喉镜下所见:双声带轻度肥厚,无小结及息肉,声门闭合失密,两室带增生,超越遮盖声带。舌体淡红而胖,苔薄白,弦脉。

案解:卫气失固表之责,喉头有痰瘀之结,虚也、实也,同时并存。治而舍其补,则正之不存,邪焉能去;治而忘其补,则疾病无法消除,只能攻补兼施。治宜益气化痰活血。

炙黄芪 10g	白术 6g	太子参 10g	茯苓 10g
三棱 6g	莪术 6g	僵蚕 10g	落得打 10g
陈胆星 3g	天竺黄 6g		

7剂煎服

二诊:2005年11月5日。药进14剂,声嘶、畏寒有所缓解,仍不耐多言。舌体淡红、边有齿痕,苔薄白,细脉。

案解:此型疾病,大多症状除消而舌苔之痕常存,治法亦倾向于补,攻邪之品,用亦浪费。

炙黄芪 10g	白术 6g	党参 10g	茯苓 10g
僵蚕 10g	当归尾 10g	赤芍 6g	天竺黄 6g
陈皮 6g	光杏仁 10g		

7剂煎服

本案患者不惑之年，声音嘶哑病程较长，声带"轻度肥厚，无小结及息肉，声门闭合失密，两室带增生"，符合慢性肥厚性喉炎，实证为主，若据此投以逐瘀开音汤，似能速效。但患者有过敏性鼻炎，"畏冷，四末不温"，且非体力劳动者，形体壮而不实，不能不考虑其久病体虚因素，应慎用峻剂。即如干老临证所写道："虚也、实也，同时并存。治而舍其补，则正之不存，邪焉能去；治而忘其补，则疾病无法消除，只能攻补兼施。"于是干老以活血开音汤为主，配伍补气之品炙黄芪、白术、太子参等补气活血化痰；又加入逐瘀开音汤中的三棱、莪术。全方配合，既有较强的活血化瘀作用，又不戕伤正气，足见构思之妙。

七、声带麻痹

声带瘫痪为喉返神经麻痹所致，临床上也称为"声带麻痹"。单侧性为多，其主要表现为声音嘶哑。单侧完全性瘫痪，声带外展及内收功能完全丧失，检查见声带固定于旁正中位。双侧声带完全麻痹者，声带既不闭合，也不能外展，检查见双侧声带居旁正中位，发音低沉无力，声为耳语，但呼吸正常。本病也属中医"慢喉喑"范畴。

干老认为：声带不能运动，可宗"痹证"论治。急性者多为寒湿痹阻：突然发作性声音嘶哑，一侧声带紧张内收固定，或伴有恶寒头痛，关节疼痛等，治宜祛风散寒化湿，方选防风汤、独活寄生汤，药如独活 10g、秦艽 10g、防风 10g、防己 10g、桑寄生 10g、蝉衣 3g、当归 10g、功劳叶 10g、桔梗 6g。慢性者多为肝肾不足：病程较久，声音嘶哑，检查见声带松弛，固定不活动，并伴有咽喉干燥，颧红潮热，舌红少苔，脉细数等，治宜补益肝肾，方选虎潜丸、六味地黄汤，药如龟甲 10g、鳖甲 10g、知母 10g、黄柏 10g、生地 10g、熟地 10g、当归 10g、白芍 10g、山萸肉 10g、首乌 10g、枸杞子 10g，亦可选用菟丝子汤。如伴有口干，头晕目眩，舌红少津等，为阴虚阳亢，可酌加育阴潜阳之品，可选用建瓴汤，药如生地 10g、白芍 10g、牛膝 10g、柏子仁 10g、山药 10g、龙骨 30g、牡蛎 30g 等。如见于颈部的甲状腺等手术时误伤喉返神经所致者,干老则认为,在证候表现上多属肝肾阴虚,精血不营声门,故治疗当以补益肝肾之法,方选大补阴丸加味,常用药如熟地 12g、龟甲 12g、黄柏 3g、知母 10g、桑寄生 10g、十大功劳叶 10g、盐水炒牛膝 6g、僵蚕 15g。病之初期,可加蜈蚣 1 条、全蝎 6g;舌质黯红者,兼有瘀血,加五灵脂 12g、地鳖虫 10g。

病例 1

刘某,男,40 岁。1997 年 11 月 22 日诊。

右声带固定于中线,不能活动,在闭合时有裂隙,已超过 1mm,两声带肥厚,不清白。舌薄苔,脉平。

案解:向有风湿性关节炎,刻已告愈。声带类推属肝,发音之根在肾,所以麻痹一症,责之肝肾,谅无大错。不过血沉达 52mm 之高,似非一般麻痹者所具有。所以"金实金破"之论,显然毫无一用矣。暂取独活寄生汤加减,路途遥远,往返维艰,试服 20 剂,再作观察。

独活 10g	秦艽 10g	防风 10g	防己 10g
桑寄生 10g	当归尾 10g	川芎 10g	赤芍 10g
片姜黄 10g	威灵仙 10g		

20 剂煎服

声带色白质韧,类推属肝;关节活动受限,当责肾亏,故麻痹之症,责之肝肾,更有血沉加快,以作佐证。取独活寄生汤加减,除路途遥远,病程较长,难见速效,先试服 20 剂,再作观察。

病例 2

陈某,男,51 岁。1977 年 9 月 13 日诊。

检查为左声带麻痹,声音嘶哑,已有 1 年。其他新生物已排除,在头部作仰位时,颈前有牵制感,有窦性心动过速。

检查:会厌卷叶型。做声带固定于正中线,右声带轻度充血。舌苔白腻,映黄,边稍紫意。脉微浮,率有数意(84 次/min),力大,象有滑意,两尺较弱。

案解:少阴之络循喉,声带类推属肝。两尺之脉偏软,可知病在肝肾不足。不过脉洪大,舌有腻苔边紫,总有湿浊内停、痰气阻滞之象,暂从实治,一待痰浊一解,再从滋补肝肾为事。不过治剥茧抽丝,病程旷时度日。私淑独活寄生汤大意。

独活 10g	秦艽 10g	防风 10g	防己 10g
桑寄生 10g	功劳叶 10g	陈皮 10g	半夏 10g
天竺黄 10g	鸟不宿 10g	竹茹 10g	

7 剂煎服

本例患者年逾五旬,两尺之脉偏软,反映肝肾不足。不过脉洪大,舌有腻苔边紫,总有湿浊内停、痰气阻滞之象,补肝肾还是化痰浊,干老仿独活寄生汤意,祛风湿,益肝肾。独活、秦艽、防风、防己祛风湿,桑寄生、功劳叶补肝肾,陈皮、半夏、天竺黄、竹茹化痰浊,两者兼顾。

病例 3

王某,男,41 岁。2005 年 4 月 29 日诊。

今年 1 月份车祸致胸部外伤,第 6 天始声音嘶哑,曾用抗生素治疗。声嘶已 3 个月多,发生于车祸后第 6 天,现讲话费力,时有胸口痞闷不适。刻下声嘶明显,讲话费力。

检查:双室带增生肥厚,左部分覆盖于声带,左声带旁中位固定。舌体红,苔厚腻,微黄,弦脉。

案解:车祸后耗气伤阴,喉咙脉络受损,致痰凝血瘀,妨碍发音而为喑。用活血开音方以化瘀消痰。

三棱 6g	莪术 6g	当归尾 10g	赤芍 6g
落得打 10g	法半夏 6g	青皮 6g	陈胆星 3g
生黄芪 10g	百合 10g	自加陈海蜇一小块	

7 剂煎服。

嘱其忌烟、酒及辛辣(榨菜、胡椒、芥菜等)。

外伤性喉返神经麻痹(包括手术损伤喉返神经)多数不能治愈,一侧喉返神经麻痹则导致一侧声带瘫痪,通过另一侧声带代偿(发音时向对侧声带旁正中位靠拢),往往能让患者嗓音恢复。中医治疗有助于促进健侧声带代偿,促进患者嗓音恢复。

本案患者有车祸病史,因车祸致声嘶,所以喉咙脉络受损为金创导致,耗气伤阴后痰凝血瘀,当从活血化瘀着手以开音,并且兼顾益气养阴。方中三棱、莪术破血消癥;当归尾、赤芍、落得打活血化瘀;法半夏、陈胆星、陈皮燥湿化痰;黄芪、百合益气养阴;海蜇有化痰之作用。

病例4

李某,男,47岁。1977年1月20日诊。

有风湿性关节炎。又声嘶3年,咽干求饮,引水只能暂润于俄顷。偶然左颊左眶可起疼痛。

检查:双声带水肿,左声带固定于正中位,双室带超越,黯红色充血,左披裂红肿,左梨状窝饱满。

案解:根据局检,显非"金破不鸣",以瘀阻道,局部关节活动失灵。舌体青紫,脉弦而左有涩意。一般套方,殊无希望,拟用王清任之通窍逐瘀衍化。

三棱10g	莪术10g	当归尾10g	赤芍10g
桃仁10g	红花6g	乌梢蛇10g	鸟不宿10g
蝉衣3g	失笑散^包10g	自加葱头1把	

5剂煎服

声带瘫痪从"风"论治,是干老提出的观点。他认为大致可以分为两类:外风和内风。急性发作并有明显外感受邪史者,多为贼风入络,风性清扬开泄,善行数变,侵袭声门,簧键橐钥俱为所累。慢性发作者或情绪激动而患病的急性发作者多为内风,大致有以下几种:肝阳化风、阴虚风动、血虚生风,也有一类不太常见的脾虚生风。治外风宜用祛邪息风法,可取牵正散加味,药如蜈蚣、全蝎、白附子、僵蚕、防风、络石藤等。治内风宜根据证型拟定治法,以全蝎、蜈蚣、僵蚕、乌梢蛇、木瓜为基本方,偏肝阳者加罗布麻、珍珠母、刺蒺藜;偏肝郁者加柴胡、白芍、川楝子;偏阴虚者加女贞子、龟甲、知母等;偏血虚者加当归、熟地、阿胶等;偏脾虚者加党参、白术、茯苓等。本案患者素有风湿性关节炎病史,如此用药,可谓上下兼顾,更体现了整体观念。

病例5

芮某,女,64岁。1992年12月25日初诊。

右乳房以癌而大面积切除已 23 年,十分平稳良好。2 个半月以前,餐食时以气而急之下,发音陡然嘶哑,同时胸膺发凉 2 天。饮水有呛咳。

检查:咽(-),声带、室带一片充血晦暗,右声带不活动,固定于旁正中位;左侧运动良好。舌薄苔、质淡,脉小弦。

案解:肝为将军之官,声带隶厥阴之属,故而情绪一震而失音。治当疏肝养血以求本,息风以治标。

柴胡 3g	白芍 6g	丹参 10g	蜈蚣 1 条
当归 10g	全蝎 6g	僵蚕 10g	大贝母 10g
泽兰 6g	落得打 10g		

7 剂煎服

二诊:1993 年 1 月 12 日。上方已进 14 剂,发声已趋亮朗,饮水作"呛"已稍有改善。胸闷不畅减轻。

检查:咽(-),喉门一片晦暗型充血,减轻 2/3。舌薄苔,脉细弦。

案解:14 剂虫药,大有一掷而中鹄之势。者番裁方,以养为主。

蝉衣 3g	僵蚕 10g	宣木瓜 10g	黄芪 10g
党参 10g	白术 6	落得打 10g	茯苓 10g
当归 10g	泽兰 10g	蜈蚣 1 条	

7 剂煎服

本案患者因情绪激动而致声音嘶哑,根据声带属肝学说,结合舌脉,干老辨为素体血虚,情绪激动引动肝风,治当养血以息风,息风治其标,养血治其本。方中柴胡疏肝理气,白芍养血柔肝,柴胡得白芍而不疏泄太过,白芍有柴胡可防滋腻偏颇;蜈蚣、全蝎、僵蚕三味虫药平肝息风,化痰降浊;大贝母清热化痰;当归养血补血,丹参、泽兰活血化瘀,补而不滞,宗"治风先治血,血行风自灭"之理,落得打既活血,又为喉部引经之药。

二诊时整体和局部皆报捷,诸症减轻,14 剂虫药,大有一掷而中鹄之势。但是峻剂攻伐,终究不是长久之计,过久则易伤正,矫枉过正反为不美,纠偏阴阳须有尺度。讨伐贼寇,就当金戈铁马,一鼓作气,方能斩将夺旗,额首庆功,但是一旦有攻克之势,贼已屈服,还当一打一揉,软硬兼施。用药如用兵,兵法即药理,故二诊方中酌去攻伐之品,益以黄芪、党参、白术、茯苓扶助正气,正气存内,邪不可干。

病例6

卢某,女,48岁。初诊:1979年12月10日。

声带麻痹,向无疼痛,但近年来添加疼痛,以右侧为重点(耳朵不痛)。因之考虑扁桃体肿胀导致,但摘除之后,仍然疼痛。此外又有痒感,波及鼻咽、喉咽部。右颈有胀感。

检查:声带充血,边缘不齐,固定于正中线,不能外展。咽部轻度充血,两侧索肥肿。舌薄苔,脉平有弦意。

案解:声带麻痹而不疼痛者,盖此沉舟之木,暂不考虑。疼痛作痒之来,未有明显病变。以吞咽神经痛论,则未见耳疼。以血管性颈痛论,颈部毫无病迹可寻。不能不忆及《内经》"诸痛痒疮,皆属于心"一言。

胡黄连1.5g	生地10g	木通3g	竹叶10g
灯心3扎	陈香橼3g	苏梗10g	延胡索10g

5剂煎服

二诊:1997年12月17日。偶然一段时间里,疼痛减轻一些。此次陡然出现遍体肌肉"块块疲劳"感,全身不适,喉部一直存在着疼痛、胀及异物感,始终以右侧为重点。

检查:咽喉一如上诊描述。舌少苔,脉平偏细。

案解:自诉凿凿,杵无所睹。清心一法,无不见效,改用甘麦。

甘草4g	小麦20g	大枣5g	延胡索10g
川芎3g	六曲10g	苏梗10g	佛手3g
合欢皮10g			

5剂煎服

三诊:1997年10月22日。自感发音总不及从前的泽润高朗,疼痛在右侧,在多言之下,诸病暴露明显。

检查:咽(−),舌薄苔,脉平。

案解:音以久言而失津,总属中气式微。原方斟酌一番。

太子参10g	玄参10g	桂枝5g	菖蒲6g
茯苓10g	海蛤粉^包12g	竹茹10g	柿霜3g
马勃3g	甘草3g		

5剂煎服

四诊:1997年12月28日。药后疼痛已转,共进10剂,疼痛缓解许多,痒则不见明显反应,有毛涩不舒感。"块块肌肉疲劳"感也好些。

检查:咽部轻度充血,声带欠清白,左侧固定于正中位。舌薄苔,脉平。

案解:取甘麦大枣汤,大体适宜,更在更年期之际。原方加减续用。

甘草 4g	小麦 20g	大枣 5g	延胡索 10g
川芎 3g	六曲 10g	苏梗 10g	佛手 3g
合欢皮 10g	川黄柏 4g		

5 剂煎服

五诊:1980年1月12日。主诉较前轻缓,检查一如依旧,根据舌脉提示,可取安神养阴。

柏子仁 10g	芡实 10g	甘草 3g	淮小麦 20g
大枣 5 个	五味子 10g	茯神 10g	灯心 3 扎
合欢皮 10g	夜交藤 10g		

5 剂煎服

本例患者初诊时虽声带麻痹为主症,但伴有咽头疼痛,且表现为反射性疼痛,查无相关疾病,无奈之下,遵《内经》"诸痛痒疮,皆属于心"之言。从清心一法,选用导赤散探路。二诊时症状未见缓解,反增加了周身肌肉块块疲劳,心神不宁,即易甘麦大枣汤养心安神,和中缓急。

病例7

陈某,男,56 岁。初诊:1977 年 8 月 24 日。

病起四月,开始憋气嘶哑。刻下嘶哑逐渐改善,每当有憋气发作预兆时,饮水可解。咽头干,甚至唾液干涸。所以每次憋气发作的顺序是:劳累→咽干→咽头作痒→咳→憋气及淋漓大汗。

检查:声带欠清白,肥厚感,运动尚灵活。咽黏膜轻度充血,后壁污红。舌薄苔,脉细数。

案解:肺称华盖,高居胸膺。声门称喉,喉为肺窍。总之肺气失舒,为干为憋,声门痉挛固已明确,但心神经症,亦未能排除。暂拟宽胸宣肺理气,以资观察,从木香流气饮化裁。

木香 3g	乌药 10g	大腹皮 10g	陈皮 6g
苏梗 6g	马兜铃 10g	郁金 10g	马勃 3g
射干 3g	竹茹 10g		

5 剂煎服

二诊:1997 年 9 月 1 日。诸症平稳,但仍干燥、毛涩,作痒依然。

检查:声带同上。舌薄黄苔,脉细数。

木香 3g	乌药 10g	大腹皮 10g	苏梗 6g
马兜铃 10g	郁金 10g	马勃 3g	石斛 10g
射干 3g	竹茹 10g		

5 剂煎服

三诊:1997 年 9 月 8 日。咽头干燥已好些,痰难外咯,右边有痛感。

检查:声带同上。舌薄苔映黄,脉细。

乌药 10g	郁金 10g	陈皮 6g	大腹皮 10g
苏梗 6g	竹茹 10g	天竺黄 10g	石斛 10g
玄参 10g	沙参 10g		

5 剂煎服

四诊:1997 年 9 月 15 日。憋气幸而未发,但咽喉干燥异常,更以子夜为甚。甚至呼吸时喉部有不通畅感觉。痰不多,向之发作规律为"疲劳→咽干→作痒→咳→憋气",已成为"疲劳→咽干→咳"。

检查:咽喉部未见异常,声带仍较肥厚一些。舌根仍有一小块黄腻苔,脉平。

案解:憋气不作,滞逆之气平矣。喉咽苦干,肺肾之阴伤也。治法由理气而转入滋养肺肾,取养阴清肺汤大法。

生地 10g	玄参 10g	白芍 10g	麦冬 10g
银花 10g	沙参 10g	石斛 10g	郁金 10g
马兜铃 10g	芦根 30g		

5 剂煎服

五诊:1997 年 9 月 22 日。憋气不足,干燥难润。舌腻已化,脉较平和。现当倾向滋润。

熟地 10g	生地 10g	丹皮 6g	泽泻 10g
知母 10g	玄参 10g	天花粉 10g	石斛 10g
麦冬 10g	芦根 30g		

5 剂煎服

六诊:1997 年 9 月 29 日。刻下所苦为咽头干燥,盖一干即咳,一咳易憋,因之滋喉润燥,确是当务之急。

检查:舌薄苔映黄,脉平。

案解:单纯滋养,取方较易。不过迩樱感冒,暂取他药。

刻下先服:银翘解毒丸。

过节(国庆节)后易服:

生地 10g	熟地 10g	玄参 10g	沙参 10g
麦冬 10g	黄精 10g	天花粉 10g	石斛 10g
绿萼梅 10g	芦根 30g		

5 剂煎服

七诊:1997 年 10 月 18 日。在此 1 个月中,有过一度憋气,有痰难咯,咽头干燥轻些,终难得润。左舌边破碎作痛。

检查:咽部基本正常。舌有薄白苔,质有红意,根部有溃疡,脉平有弦意。

案解:咽干液亏所致,憋气气怯而来。至于舌边破碎作痛,痛沁咽头者,当然心胃有伏热。原方续用,稍作清化。

生地 10g	熟地 10g	玄参 10g	沙参 10g
麦冬 10g	石斛 10g	芦根 30g	竹叶 10g
灯心 3 扎	山豆根 10g	黄精 10g	

5 剂煎服

养阴生肌散 10g,外用吹口,每日 3 次。

八诊:1997 年 10 月 25 日。憋气未作,奇干难润,异物感卡住难消。

检查:咽部充血又甚,右侧索胖肿,声带欠清白而有肥厚感。苔薄白色映黄,舌质有紫意,脉来左细右平。

案解:屡进滋阴,终难润燥。曾从心胃之火烁津者处理,效果未理想,再拟从龙雷着眼。

知母 10g	黄柏 6g	生地 10g	玄参 10g
沙参 10g	麦冬 10g	石斛 10g	芦根 30g
绿萼梅 10g	山豆根 10g		

5 剂煎服

九诊:1997 年 11 月 2 日。憋气已稳定而不作,咽干亦逐渐缓解,异物感终难消失,幸而减轻多多。舌薄苔、质有红意,脉细弦。

案解:各方探讨,终以潜阳育阴法疗效似较满意,即从此着手深入。

熟地 10g	龟甲 10g	知母 10g	黄柏 6g
沙参 10g	石斛 10g	绿萼梅 10g	芦根 30g
女贞子 10g	麦冬 10g		

5 剂煎服

本例患者恙起四月,以干燥为特殊表现,咽头干燥,失于濡养,当然润滑不利,声门痉挛,治当养阴润燥为法,但患者精神紧张,神经症,未能排除。暂拟宽胸宣肺理气,从木香流气饮化裁。治法乍看似有不妥之处,因理气药物,多温而燥,有伤阴之弊。但干老认为,从患者的发病顺序看,有气滞之嫌,气滞则血行不畅,津液当然难以输布,坚持 10 剂,干燥好转,遂转入养阴生津之法。从养阴清肺切入,至滋阴降火,潜阳益阴,有条不紊。

八、喉源性咳嗽

喉源性咳嗽是指因咽喉作痒而引起的刺激性咳嗽,其特点是阵发性喉头奇痒,随之呛咳,难以控制,咳嗽时很不爽快,并愈咳愈不舒服,有时饮水后可缓解,很少有痰。胸透正常。中、西医都没有关于本病的记载,这是干老结合临床创立的新病名。他指出:本病的特点是咽痒咳嗽。若外感风热,客于肺经,肺气失宣;或外感误治,不从宣泄入手,一味求之于止遏,致伏邪不得外泄,因伏肺经;或相火偏旺,浮阳上凌清道,或瘀血阻滞,津不上承,致咽喉干燥作痒,均可致痒作咳。近年来本病的发病率逐渐上升,除了常用感冒冲剂、止咳糖浆甜腻之品恋邪使邪困遏之外,也常因现代生活节奏过快,长期处于高精神活动状态,情志活动失调,影响了机体阴阳、气血和脏腑生理的平衡,造成气机郁结,郁久则从阳化热,致火热内生,上熏咽嗌,易致此病。

干老将本病分为以下几个证型进行治疗:

1. 风热犯肺 多与伤风感冒、急性咽喉炎同时出现,或是以上病症的一个组成部分。治宜疏风清热。方选银翘散加减。药如金银花 10g、连翘 10g、桑叶 10g、桑白皮 10g、薄荷 6g、牛蒡子 10g、桔梗 6g、甘草 3g。

2. 邪伏肺经 多有外感病史,治疗失于解表,滥用甘润之品所致。久咳不止,胃纳不振,舌苔多腻,脉有涩意。治宜宣肺祛邪。方选三拗汤加味。

药如麻黄 6g、杏仁 10g、桑叶 10g、金银花 10g、薄荷 6g、荆芥 10g、桔梗 6g、甘草 3g。

3. 心火偏亢 喉痒干咳,频作清嗓,咽干喜饮,心烦失眠,小便黄,咽喉黏膜充血,小血管网布,舌尖红,脉细弦。治宜清心泻火。方用导赤散加减。药用生地 10g、竹叶 10g、茅根 10g、灯心草 3g、玄参 10g、丹皮 10g、芦根 30g、天竺黄 6g、知母 10g、杏仁 10g、生石膏 30g。

4. 相火浮越 喉头奇痒,干燥灼热,呛咳频作,午后为重,病程较长,咽后壁黏膜干燥或萎缩,舌红少苔,脉细数。治宜滋阴降火。方选知柏地黄汤加减。药用知母 10g、黄柏 6g、生地 10g、山萸肉 10g、山药 10g、牛膝 10g、丹皮 6g、百合 10g、麦冬 10g、玄参 10g。

5. 气血瘀阻 瘀血阻滞,津不上承,致咽喉干燥作痒而咳,经久不愈,渴喜温饮,咽喉黏膜慢性充血、干燥,咽后淋巴滤泡增生,舌有紫气,苔薄,脉细涩。治宜活血化瘀。方用桃红四物汤加减。药用桃仁 10g、红花 6g、当归 10g、生地 10g、赤芍 10g、蝉衣 3g、地龙 10g、苏子 10g、贝母 10g、桔梗 6g、甘草 3g。

6. 咽喉过敏 适用于禀质特异,异气刺激咽喉引动肺气上逆,咽喉作痒干咳。方用脱敏汤加减。紫草 10g、茜草 10g、墨旱莲 10g、蝉衣 3g、地龙 10g、金沸草 10g、桑白皮 10g、荆芥炭 10g、乌梅 10g、诃子肉 10g、甘草 3g。

病例 1

李某,男,42 岁。初诊:1997 年 5 月 20 日。

病历半年,两度胸膺失舒致咳,俱已治疗而愈,从此喉头存一作痒之点,一痒即咳,咳至痛感泯灭痒感即舒。现在仍然发作性作痒干咳,无痰咯出,但感有痰意,附丽于喉壁上难豁。

检查:咽后壁污红成片,伴以充血,右侧扁桃体上有一潴留性囊肿,咽峡及软腭有小血管扩张暴露。舌薄苔、边有齿印,脉细。

案解:病出肺系,半稔于斯。虽然几度起伏,但残邪总难尽泄,终至兽困于中,治疗手法最佳为一泄是尚,暂取三拗。

麻黄 3g	杏仁 10g	桑白皮 10g	川贝粉 3g
桔梗 6g	陈皮 6g	天竺黄 6g	菖蒲 3g
苏梗 6g	甘草 3g		

7剂煎服

二诊：1997年5月27日。喉头集中一点之痒已经扩散淡化，因之痒感已轻而咳亦相应而稀少。

检查：咽部充血基本消失，小血管收敛一些。舌薄苔、边有齿印，脉平。

案解：取用宣泄一法，兽困之邪，已有破樊毁牢而得出之景，为祛邪务尽计，仍宜继续宣邪。

麻黄 3g	杏仁 10g	黄芩 6g	川贝粉 3g
大贝母 10g	天竺黄 6g	苏子 6g	苏梗 6g
甘草 3g			

7剂煎服

喉源性咳嗽主要临床特点为咽痒则咳，痒停则咳止，或咽部有异物感而出现"吭、咔、咯、吐"等频繁清嗓动作。干老认为这类病人日渐增多，除了工业发展、空气污染之外，很多是医源性造成。如外感风邪常用感冒冲剂、止咳糖浆，殊不知甜腻之品恋邪，易困遏肺经；还有不辨风热、风寒表证而通用苦寒的清热解毒、寒凉之品使邪困遏，则邪气如同野兽困于笼中，欲出不得出，郁而成病。对此干老强调一定要将困遏肺经之邪宣泄出来方能治疗此病，正是八法中"汗法"的具体临床体现，最常用的代表方即三拗汤（麻黄、杏仁、甘草、生姜），以解表散寒，宣肺止咳。这也体现了干老审证求因，一丝不苟的科学态度。倘若辨病不辨证，单纯以喉部症状为诊疗要点，施以苦寒，佐以辛凉，则为前医翻版，抱薪救火，薪不尽则火不灭，徒耗采薪之功耳，非但无益，日渐戕害，终成顽疾。

病例2

吴某，女，55岁。初诊：1991年6月17日。

咳已多年。其间一度告愈。第2次作咳在1985年，发轫于着凉感冒之后，有时可以间歇，但去年临夏而已痊愈。治疗经过主要为甜性药物为多。刻下咳嗽清嗓频频，咽干求饮，喜热汤（愈热愈舒服），前胸有痞塞感，严重时有些胸膺闷痛，痰液殊少，色白。

检查：咽后壁淋巴滤泡稍有增生，呈散在性颗粒状散布，轻度小血管扩张，充血在有无隐约之间。舌薄苔，舌体胖、边有齿痕，脉细软。

案解：禀质偏薄，案牍劳形，曩昔有痰火（西医名曰结核）之恙，可知坤德失其厚载，卫虚易感风邪，邪一入侵，又多进甜药，而生痰遏邪，困顿于中，难以外泻，当然因循难痊。治当先泄困邪，以奠今后补益之基，首拟三拗。

麻黄 3g	杏仁 10g	苏梗 10g	象贝母 10g
川贝母 10g	陈皮 6g	桔梗 6g	莱菔子 10g
白术 6g	甘草 3g		

5 剂煎服

二诊：1991 年 6 月 24 日。药进 5 剂，喉部感觉舒服一些，清嗓动作已减少。胸膺也比较通畅一些。求饮仍然。

检查：咽后壁淋巴滤泡增生。小血管扩张变化不大，充血消失。舌薄苔，舌体稍胖，脉细软而缓。

案解：困邪渐泄。急性之恙，待以覆杯；慢性咽炎尚须调理。诊来舌胖，脉细而缓，藜藿之质，终难排除。伴有萎缩性胃炎，例当兼顾关注。取原旨修润一二。

党参 10g	麦冬 10g	五味子 10g	沙参 10g
山药 10g	石斛 10g	白扁豆 10g	桔梗 6g
玄参 10g	甘草 3g		

7 剂煎服

本病例患者，干咳多年，已成凤疾顽症，诊脉合参，阵发性咽痒，一痒即咳，清嗓频频，咽干求饮，舌薄苔，舌体胖、边有齿痕，脉细软。中医及此可以下药。但干老与时俱进，利用现代诊疗设备的先进性，借鉴西医学的观点，发现咽后壁淋巴滤泡稍有增生，呈散在性颗粒状散布，轻度小血管扩张，充血在有无隐约之间。这正是老中医难能可贵之处，也体现了干老"五诊"的学术思想。历来只有"望、闻、问、切"四诊，干老认为：现代先进的科学设备用于疾病的诊断和治疗不无裨益，正所谓"它山之石，可以攻玉"，所以他提出"望、闻、问、切、查"五诊合用的观点，本案中即有体现。

干老有一诊治绝招：初患者一经宣泄，邪去正安而病愈；久病者宣泄后邪去而正衰，一定扶其正、固其本，以巩固治疗。本例二诊正是以"缓则治其本"为指导思想。

初诊确立治法后，方药趋于宣肺祛邪，佐以理气化痰开窍，疗效满意，医案中"覆杯"一词原指饮酒结束后将酒杯倒置桌上，代表完毕，此处借喻疾病已愈。二诊时虑其终为藜藿之质,正气已衰,"藜藿"出自《韩非子》,比喻不值钱的野菜,此处比喻患者体质较差。既为藜藿,不可"宜将剩勇追穷寇",而应扶正固本培元,方可固若金汤,以生脉散酌加健脾益气养阴之品调理。

病例3

张某,男,30岁。1997年6月13日诊。

咳嗽10多年,无咽头作痒,四季皆然。咳而少痰。X线片示"支气管炎"。痰又呈白色泡沫,一般尚可外豁。咽头常有难以用言语表达的不舒感。入冬畏冷,伴以客观性口臭。

检查:咽后壁轻度污红,无炎性症状。苔薄白,脉平。

案解:咳嗽乏方,凡有声无痰为咳,病出肺多;有痰无声为嗽,病在脾经。本症久咳而少痰,迹近肺系。久病久药,谅来常规用药,必然都已通尝。今从病久必虚,咳而不息,即肺系仍有兽困之邪。虚宜补,邪宜泄,不过虚者为本,实者为标,现应先标而后本。取宣泄一法。三拗汤证。

麻黄 3g	杏仁 10g	甘草 3g	干地龙 10g
蝉衣 3g	射干 3g	川贝粉 3g	象贝母 10g
天竺黄 6g			

7剂煎服

本例患者虽咳嗽10年,但凡有邪困之嫌,仍以宣泄为先,这是干老临床上习惯用法。用三拗宣肺止咳,干地龙、蝉衣祛风止痒,射干、川贝母、浙贝母、天竺黄化痰利咽止咳。

病例4

杨某,女,50岁。初诊:1991年6月28日。

多年以来,咽喉干涩,思饮求润,不择温凉。因痒叩咳,同时有黏痰附丽、难咯,频频清嗓不歇。不耐多言,多则嘎哑。胸有闷感,下午手心灼热。

检查:咽后壁淋巴滤泡散在性严重增生。小血管纵横网布,伴以充血艳红。舌薄苔,脉细而有劲。

案解:病因多年,未能全属于虚。良以五志之火内燃,上熏咽嗌。此症取刘河间手法最为适宜。

| 生地 10g | 竹叶 10g | 玄参 10g | 白茅根 10g |
| 金银花 10g | 芦根 30g | 桔梗 6g | 青蒿 10g |

5 剂煎服

本病案一般无明显全身症状,也无明显的影响健康迹象,就是每日阵发性喉头作痒,一痒就干咳,咳声多为短促而沉闷,咳时为连续性,病程短者数月,长者五六年,与一般性咳嗽可以容易区别。该证型特点为:咽痒、干咳频发,咽后壁有灼热感,咽后壁黏膜干燥,心烦、手足心热,午后明显。

患者病已多年,多数情况下是属虚证,但干老没有拘泥于常法,仔细诊察,辨以五志化火,取刘河间思想来论治。刘氏结合《内经》中的运气学说及其他有关论述,在理论上提出了"六气皆从火化""五志过极皆为热甚"的学术观点;在治疗上,治热病善用寒凉之剂,重视降心火、益肾水,主张开发郁结、宣通气液,卓有创见,他说:"经所谓发表不远热,攻里不远寒,余自制双解、通圣辛凉之剂,不遵仲景法,桂枝、麻黄发表之药,非余自炫,理在其中矣。故此一时,彼一时,奈五运六气有所更,世态居民有所变,天以常火,人以常动,动则属阳,静则属阴,内外皆扰,故不可峻用辛温大热之剂……故善用药者,须知寒凉之味。"

干老按照刘河间思路,主以寒凉为主,选导赤散化裁,取甘寒的生地、竹叶、芦根、金银花清五志之火,兼以生津,其中竹叶清心火,体现出干老"五志之火,首当清心"的一贯观点;选用咸、甘微寒的玄参既可以清热泻火,咸又能入肾,可滋阴,再"益肾水";因火热内生,上熏咽嗌,咽后小血管纵横网布,伴以充血艳红,取甘寒的白茅根清热凉血;用青蒿,既可清阴分伏热也可透外感之热,无论虚实,都可用之,且能凉血;用桔梗是一则其本身就有利咽作用,二则作为引经药,载诸药上行,三则可以开肺气,使肺宣发肃降得畅,最后"开发郁结,宣通气液"。全方思路缜密清晰,刘氏的学术思想体现得淋漓尽致。

病例 5

夏某,女,46 岁。初诊:1992 年 8 月 4 日。

1 个月前感冒后期引起咳嗽,至今未止。致咳之因,主为喉头作痒,但少数可由风袭、热气而致。痰不多,频频清嗓不止。舌感破碎而疼痛 1 个月。鼻塞不通,清涕或脓涕较多,口干而燥,求饮喜冷。

检查：右鼻下甲肥大。咽峡、上腭小血管网布。喉（-）。舌薄苔、中央无苔，脉平偏细。

案解：肺系留邪，失宣于清。当予清泄肺经。

黄芩 3g	马兜铃 10g	杏仁 10g	象贝母 10g
玄参 10g	金沸草 10g	桔梗 6g	天竺黄 6g
山栀 10g	甘草 3g		

7 剂煎服

二诊：1992年8月11日。7剂之后，痒轻而咳明显减少，而且已有痰涎，能咯能豁，咽部还有些不舒服。口干缓解，鼻塞改善。

检查：咽峡轻度充血。舌薄苔，脉细。

案解：肺一清宣，诸邪得泄，再步原旨深入。

黄芩 3g	桑白皮 10g	山栀 10g	杏仁 10g
天花粉 10g	天竺黄 6g	玄参 10g	射干 3g
桔梗 6g	枇杷叶 10g		

7 剂煎服

本案患者有感冒病史，肺经郁热而未散。既然肺系留邪，失于宣发，此时当以清代宣，以黄芩、马兜铃清热泄肺，专攻太阴；山栀通泄三焦火热；杏仁宣上畅中，又能止咳化痰；贝母、天竺黄清热化痰；桔梗、玄参清凉利咽；金沸草为旋覆花之根，有降气止咳之效。

二诊时患者咽喉作痒减轻，咳嗽减少，口感缓解、鼻塞改善。针对病因病机的中药汤剂可以称得上效若桴鼓。干老欣喜之余，在医案中写到：肺一清宣，诸邪得泄，再步原旨深入。方中用黄芩、桑白皮、栀子清泻肺热；杏仁、枇杷叶、桔梗止咳化痰；天竺黄、天花粉清热化痰，天花粉又有生津之效；玄参、射干清热利咽养阴生津。

病例6

刘某，女，44岁。初诊：1997年6月13日。

咽头一痒，咳即随之。有痰而黄不多，已1年。发轫于感冒恢复期，从此即时轻时重，困扰至今。咽部伴以疼痛与烧灼，俱以咳嗽的轻重而轻重，一接触冷气即鼻塞。胸部似有些烧灼及隐痛感。耳鸣在左，能接受噪声。

检查:咽后壁污红,两侧索肥大。舌薄苔,脉细。

案解:喉源性咳嗽,为时匝年。良以当时浮邪清肃未净,而徘徊于手太阳经耳,治以轻清轻养。至于耳鸣,不过病及耳腧茏葱,不必另行处理。

桑白皮 10g	薄荷 6g	苏子 10g	荆芥炭 6g
杏仁 10g	大贝母 10g	枇杷叶 10g	干地龙 10g
蝉衣 3g	射干 3g		

7 剂煎服

本例患者咽痒咳嗽 1 年,久病必伤阴。咽部烧灼疼痛,亦有阴虚之象。但干老辨证,认为咽部污红,侧索肥大,咽痛烧灼,延及胸膺,当属表邪未能清肃,仍应清宣为法。

病例 7

薛某,男,66 岁。初诊:1992 年 6 月 30 日。

咽痛已四五年之久,主症为干,狂饮求润,偏喜热饮,有痰而清嗓频频,作痒即咳(不痒不咳)。半年前产生鼻病,感冒后导致不通气,右重左轻,交替而作,得暖及运动之后可以缓解一些,夜重于昼,有干燥感,擤涕用力后有血夹在涕中。

检查:咽后壁淋巴滤泡极轻度增生,充血呈斑状,两侧索潮红。鼻中隔弯曲,左侧有下嵴突。鼻下甲肥大,收缩右迟钝、左尚可。鼻咽部未见异常。舌薄黄苔,脉平。

案解:水衰火旺,四五年来一直徘徊于此情此境中。水衰则干涩、喉痒(咳是痒的后果)。火旺则鼻寒涕血。同时中隔嵴突、下甲肥大更是鼻塞之助桀作伥者。治先养阴与清火并投。

生地 10g	白茅根 10g	金银花 10g	天竺黄 6g
玄参 10g	川黄柏 3g	知母 10g	侧柏叶 10g
芦根 30g	天花粉 10g	丹皮 6g	

7 剂煎服

二诊:1992 年 7 月 21 日。上方进 14 剂,诸症俱告式微而好转。在此期间有过两度高潮,主症为鼻干,甚至出现烧灼感,波及咽喉,鼻塞亦随干燥感而加重或减轻。涕中血丝已没有,喉痒作咳已轻。

检查:鼻咽部充血已淡,鼻腔同上诊。舌黄腻苔,脉平。

案解:驱除旱魃,必赖军稚(军稚:观音手中的净瓶)。原方深入。

知母 10g	川黄柏 3g	生地 10g	玄参 10g
石斛 10g	黄芩 3g	玉竹 10g	天花粉 10g
芦根 30g	麦冬 10g		

7 剂煎服

对于喉源性咳嗽的治疗,干老常用如下几法:一是宣肺泄肺为主,方用射干麻黄汤或葶苈大枣泻肺汤化裁,其特点是了解患者感冒过程中是否服用过止咳糖浆类药物;干老认为糖能敛邪,使邪困肺经不能外泄,此时虽无表证,仍宜宣泄。二是健脾化痰利咽,方用香砂六君子汤、二陈汤、参苓白术散、甘桔汤化裁,其特点是病者咽部不舒,如黏痰附着咽壁,常清嗓样咳嗽。三是疏风脱敏利咽,常用桑叶、荆芥炭、防风、蝉衣、徐长卿、紫草、墨旱莲、甘草等;其特点主要有季节性,多发于花粉旺盛期,多与过敏体质有关。四是滋阴降火,为数不多,俱为龙雷之火上越所致咳嗽,常用知柏八味丸;其特点为咽干而痒,痒则咳或清嗓。

本案患者喉痹与喉咳兼而有之,重在阴虚而火旺,水衰则干涩、喉痒作咳,故以生地、白茅根、玄参、天花粉、芦根、玉竹、石斛养阴生津,金银花、黄芩、黄柏、知母、丹皮清热降火,水盛而火自灭。

病例 8

吴某,男,48 岁。初诊:1997 年 11 月 18 日。

咽痒咳嗽,源于感冒之后。刻下鼻塞已通畅,仍咽干咽痒,声音欠亮,咯痰色白,饮水择温,胸闷不舒,食欲尚可。

检查:咽后壁轻度充血,淋巴滤泡增生,咽侧索稍有肿大。舌薄苔,脉细弦。

案解:风邪束肺,治当宣泄。三拗汤主之。

麻黄 3g	杏仁 10g	甘草 3g	干地龙 10g
蝉衣 3g	射干 3g	川贝粉 3g	象贝母 10g
天竺黄 6g			

7 剂煎服

二诊:1997 年 12 月 2 日。药进 14 剂。咽痒稍感减轻,干咳咯痰已少,虽然奇寒突至,一无囊之,胸闷稍舒。舌薄苔,脉细。

案解:三拗汤虽有明日黄花之慨,但腠理密御之严寒天气,仍难放弃。

荆芥炭 6g	麻黄 3g	杏仁 10g	川贝粉吞3g
大贝母 10g	枇杷叶 10g	蝉衣 3g	苏子 10g
射干 3g	甘草 3g		

7 剂煎服

三诊:1997 年 12 月 16 日。药达 28 剂后,咳嗽基本消失。近来 5 天又开始作咳。

检查:咽峡轻度充血。舌薄苔,脉弦。

案解:顽咳乍止,新感又来。仍取宣法。

桑叶 10g	薄荷 6g	麻黄 3g	杏仁 10g
蒲公英 10g	大青叶 10g	大贝母 10g	桔梗 6g
甘草 3g			

7 剂煎服

四诊:1997 年 12 月 30 日。喉痒即咳,曾一度经治而愈。然二度虽已进药而依然未见减少。咽有干感,有时喉部亦有附丽之痰。

检查:咽后壁小血管暴露,纵横网布于黏膜(红艳型)。舌薄苔映黄,脉平。

案解:喉痒即咳,仍难控制,总属症情,主在心火偏旺,现取清心。

生地 10g	茅根 10g	金银花 10g	竹叶 10g
灯心 3 扎	干地龙 10g	蝉衣 3g	金沸草 10g
杏仁 10g	玄参 10g		

7 剂煎服

本例患者,两度发病。均因外感风邪而致咽痒咳嗽。初诊外感风寒,客于肺经,肺气失宣,而致咽痒,痰涩清白,或兼有泡沫,治拟温肺。三拗汤以麻黄为主药,温肺止咳,配杏仁、射干、川贝粉、象贝母、天竺黄宣肺化痰止咳,干地龙、蝉衣止痒。二诊时症情缓解,坚持原旨。三诊虽然也是外感后咳嗽,但咽峡充血,显然有热象,是风热困肺,致痒致咳,虽仍以三拗汤治之,但以桑叶、薄荷、蒲公英、大青叶相辅,疏风散热。四诊时热象更为明显,咽后壁小血管暴露,黏膜红艳,热灼津液为痰,故咽有干感,黏痰附丽,疏解已无济于事,即改用清心泻火法。

病例9

肖某,女,67岁。初诊:1997年5月30日。

5年前喉源性咳嗽,治后接近痊愈,而总难杜根,从此经常干咳咽痒,终以一打喷嚏而咳息。

咽头干涩常伴有蚁行感,常以逆吸之涕潴留而咽头殊不舒服。

检查:咽喉壁轻度淡红,慢性充血。舌薄苔、边有齿痕,脉平偏细。

案解:宗"有声无痰为咳居肺,有痰无声为嗽属脾",论点:则病出太阴经似无异议,唯一嚏以止咳,则终有过敏之嫌,久进肺经之药,效不明显,更能证实此点。刻下裁方,试取常规方中参以脱敏。

桑白皮 10g	紫菀 10g	金沸草 10g	杏仁 10g
川贝粉 3g	干地龙 10g	蝉衣 3g	紫草 10g
茜叶 10g	墨旱莲 10g	射干 3g	

7剂煎服

李中梓在《证治汇补》中指出:有声无痰为咳居肺,有痰无声为嗽属脾。本例患者顽咳不已,达5年之久。唯一嚏可以止咳,嚏者,鼻痒所致,与过敏有关,咽痒咳嗽,一嚏即止,可谓同源之病,此起彼伏。干老认为:则终有过敏之嫌,常规宣肺止咳,效不明显,常规方中参以脱敏。常规方者桑白皮、紫菀、金沸草、杏仁、川贝粉、射干宣肺化痰止咳;脱敏者,干地龙、蝉衣、紫草、茜叶、墨旱莲(脱敏汤)止痒脱敏。

九、咽异感症

咽异感症,又称咽喉神经症,为非器质性病变,患者常于无意中发现,无前驱症状及全身性病变。主要表现为患者感觉咽喉部有异物感,并能指明部位在口咽与胸骨上窝之间,以咽喉部为多,一般常表现为咽唾液或空咽时有阻塞感,而进食并无阻碍,有时表现为咽部有贴叶感、蚁行感、瘙痒感、痰黏着,或有小球在咽部上下活动,大多无疼痛,或仅有轻微干痛,在郁怒或情绪忧虑不畅时症状明显或加重,在注意力分散,如看电影、电视,或进行有兴趣的谈话时症状消失。咽喉部检查无器质性病变,部分病人出现软腭反射迟钝,因许多消化道肿瘤病人早期常出现咽部阻塞感,所以许多有咽部异物感病人常担心自己有肿瘤的早期症状而存在恐癌心理。中医称本病为"梅核气"。

本病的发生与情志有关,多为肝气失于条达,气机郁结,或肝郁困脾,脾失运化,痰浊内生,痰气交阻,搏结咽喉所致。干老认为,本病除肝气郁结、痰气交阻外,心气虚怯,肝气郁结,也常致本病发作。《慎斋遗书》中"妖本虚无,总由人心所致"的所谓"妖",即指幻觉,为病人的一种心理作用。所以,对于本病的治疗,应以心理治疗为主,药物治疗为辅。应使病人情绪舒畅,尽量消除对本病的恐惧,所以在一般情况下,并不主张每天服药,服药对病人也是一种不良刺激,可用焦麦芽代茶,以疏肝理气,男性病人,还可用代代花代茶,女病人还可用玫瑰花。因代代花偏入气分,玫瑰花偏入血分之故。如病人自觉症状较重,则可综合局部与全身情况辨证治疗。干老将梅核气分为以下几个证型进行辨治:

1. 心怯肝郁　咽部如有物阻,终朝不舒,忧虑重重,叹息频频,舌红少苔。治疗宜养心安神,舒肝缓急。方选甘麦大枣汤加味,以甘草缓急和中,大枣、小麦养心安神。常加入苏梗、郁金、佛手疏肝理气,天竺黄化痰利咽。

2. 痰气交阻　咽喉部阻塞感较甚,痰涎较多,咯之不畅或咯之不清。治疗宜理气化痰。常用半夏厚朴汤,方中以半夏化痰散结,厚朴下气除满,茯苓健脾化湿,苏叶芳香行气,亦可参以南沙参、天竺黄、陈皮、郁金理气化痰。痰黄质黏者,可加入天花粉、芦根、竹茹清热化痰。

3. 肝失条达　症状出现或加重,郁怒之后,或在月经期症状明显,伴以口苦咽干,头晕目眩,胸胁不舒,脉弦。治疗宜疏肝为主。选方如逍遥散,以柴胡疏肝解郁,当归、白芍养肝柔肝,可加绿萼梅、郁金、香附疏肝理气。若气郁化火,见面红目赤,舌红苔黄者,可加川楝子、丹皮、黄芩、菊花以清肝泄热。

4. 肝胃不和　伴见胸脘痞闷,腹胀纳少,嗳气呕恶者,治疗宜疏肝和胃、理气解郁,选方如加味四七汤,以制半夏、厚朴、茯苓调和胃气,苏子、旋覆花、代赭石和胃降逆,佛手、绿萼梅舒肝理气。胸闷甚者,加炒枳壳;大便干结,加当归、全瓜蒌;腹胀厌食,加砂仁、山楂,亦可酌加越鞠丸。

5. 肝郁乘脾　喉头痰涎较多,咽喉下至胃脘均有阻塞感,食后加重,腹胀,腹泻,舌质淡胖、有齿印,脉弦。治疗宜柔肝扶脾。选方如健脾丸加减,方中以党参、白术、茯苓健脾和胃,山楂、枳实、神曲、麦芽气健脾;陈皮、半夏、蛤粉健脾化痰,加柴胡、白芍以柔肝,橘叶、陈香橼以理气,痰涎多者亦可加天竺黄等化痰之品。

病例 1

陈某,女,42 岁。初诊:1997 年 5 月 27 日。

咽部异物感反复发作,干燥不适有烧灼感,饮水不解。腋窝及乳腺增生,在临经之前加重不适。

检查:鼻、咽(-),舌薄苔,脉细弦。

案解:质禀肝急脏躁,证来肝气失柔,震火一旺,当然坎水难充矣。治从疏肝缓急。

柴胡 3g	白芍 10g	川楝子 10g	橘核 10g
炒延胡 10g	甘草 3g	大枣 7 枚	小麦 15g
南沙参 10g	佛手 6g		

7 剂煎服

二诊:1997 年 6 月 10 日。上方仅进 7 剂。刻下主症,舌根及咽左侧不舒服感已缓解,干燥亦残留而不甚,左肩、左腋、左上肢近端仍然难以舒服。乳房小叶增生无变化,脘胃部偏右有胀感,饥饱皆然。

检查:鼻、咽(-)。舌薄苔、有浅在性裂纹(进酸咸无刺激),脉细弦。

案解:病因出于三宗(喉、内、外科),证则独归肝系。木失其舒,肝急脏躁,始终缠绕难驱,步迹原方,再求深入,倾向一"养"。

柴胡 3g	白芍 10g	当归 10g	枸杞子 10g
川楝子 10g	橘核 10g	炒延胡 10g	甘草 3g
大枣 7 枚	小麦 15g	鸡血藤 10g	

7 剂煎服

三诊:1997 年 9 月 3 日。时隔四月余,咽干已轻,烧灼感已无,痰也不多。刻下主症:舌根左侧不舒服,舌体活动正常,颈部有牵掣感延及左肩,两乳小叶增生有胀感,左上肢活动受牵掣。

检查:咽后壁污红,软腭帆小血管扩张,鼻咽部(-)。舌薄苔,脉细。

案解:水亏木旺,在咽则干,在乳则癖,肝旺津亏之下,舌根、颈肩亦有牵掣感矣。治当条达肝木,扶持肾水。

川楝子 10g	橘核 10g	炒延胡 10g	白芍 10g
当归 10g	熟地 10g	女贞子 10g	菟丝子 10g

白扁豆 10g   玄参 10g

7 剂煎服

四诊：1997 年 9 月 17 日。药进 14 剂，干燥稍润，左舌根失舒、左侧肩部牵掣感已轻。乳房小叶增生，胀感稍轻些。

检查：咽部小血管扩张。舌薄苔，脉细弦。

案解：病因横跨喉外两科，实则肝气为祟，事出一宗。上诊从疏肝益肾裁方，仍有取用价值。

川楝子 10g   橘核 10g   柴胡 3g   白芍 10g

当归 10g   炒延胡 10g   女贞子 10g   墨旱莲 10g

熟地 10g   佛手 6g

7 剂煎服

本案例患者除咽部异物感为主症外，以乳腺增生为主要兼症，证属肝郁气滞，血行不畅。故以疏肝解郁为法，方选逍遥散加减，配以甘麦大枣汤。疏肝理气，干老喜用柴胡、橘核、延胡索、川楝子等。肝主藏血，血虚则脏躁，所以在理气之时，当以养血润燥，如当归、熟地、鸡血藤、二至（女贞子、墨旱莲）等，理气而不伤阴。

病例2

丁某，女，59 岁。初诊：1996 年 3 月 16 日。

去年中秋，似乎由于进食之际，有物潴积作鲠，从此以后，即有异物常存难去。大便长期不成形而不泻，每天多次登圊，有时呈里急后重。慢性阑尾炎，一直采取保守疗法至今。

检查：咽后壁淋巴滤泡增生，部分黏膜萎缩，舌根部淋巴组织增生。舌薄苔，脉细。

案解：坤失厚德之德，胃失下降之能，加之痰邪阻络，致舌根部淋巴丰腴。治取培土化痰一法。

党参 10g   白术 6g   茯苓 10g   山药 10g

白扁豆 10g   陈皮 6g   半夏 6g   昆布 10g

天竺黄 6g   大贝母 10g

7 剂煎服

二诊：1996 年 4 月 5 日。上方累进 14 剂，咽头异物感自感已减轻，大便已每日一解,成形正常,里急后重已消失,唯胃脘部有胀感。在此期间,有过一次感冒,刻已痊愈。

检查:咽后壁污红改善多多。舌薄苔,脉平。

案解:土气一旺,张完素所谓"满座皆君子"矣。原方损益一番。

柴胡 3g	白芍 10g	太子参 10g	苏子 10g
苏梗 10g	佛手 6g	陈皮 6g	玄参 10g
南沙参 10g	甘草 3g		

7 剂煎服

本案为一典型的脾虚证,脾属土,肝属木,脾虚则木横侮土,大便长期不成形而不泻,有时里急后重。脾虚水湿运化无权,化为痰浊,则咽头梗阻不舒,干老取培土化痰一法。取党参、白术、茯苓、山药白扁豆以健脾,陈皮、半夏、昆布、天竺黄、大贝母以化痰,全方一目了然,简洁明确。药进 14 剂,异物感自感已减轻,大便已每日一解,成形正常,里急后重已消失。辨证准确,用药合理,当然疗效显著。

病例 3

夏某,女,47 岁。初诊:1991 年 11 月 27 日。

1 年起喉头异物感,幸一度缓解平安。今年 9 月份以疲劳而再度发作,喉头似有物堵塞。咽有干感。经临凌乱而淋漓难净。低热,腰酸,胸膺痞闷,叹息苟安片刻。老年性失眠,纳便正常。

检查:咽(−)。舌薄苔,脉弦。

案解:更年疲乏,丧父情伤,縻集于一躯。六郁之证,哪得脱逃,取疏肝理气开郁一法。

柴胡 3g	青皮 6g	陈香橼 6g	香附 6g
六曲 10g	苏梗 10g	仙鹤草 10g	甘草 3g
小麦 12g	大枣 5 枚	合欢皮 10g	

7 剂煎服

二诊:1991 年 12 月 6 日。喉头堵塞明显缓解。残留不多。咽干未润,求饮时喜温。低热已退,腰酸依然,脑闷稍稍舒服些,失眠俱在凌晨。消化不良,食后脘胃作胀,甚至泛酸不能进冷。

检查:咽(−)。舌薄苔,脉细。

案解:进越鞠,六郁虽开,但肝气未疏。一经侮土,脘胃难安,承原旨而开郁减灶,扶脾添筹。

柴胡 3g	青皮 6g	橘皮 10g	陈香橼 6g
木香 3g	苏梗 10	白术 6g	合欢皮 6g
砂仁^{后下}3g	甘草 3g		

砂仁^{后下}3g 甘草 3g

7 剂煎服

三诊:1991 年 12 月 14。又进 7 剂。喉头鲠介很轻,但添喉痒而咳,干亦未润,消化不良,有时脘部作胀。失眠已能酣睡,腰痛亦甚。舌薄苔,脉有弦意。

案解:诸症彼伏此起,可能期进更年,治再柔木和土。

柴胡 3g	白芍 6g	木香 3g	砂仁^{后下}3g
山楂 10g	六曲 10g	佛手 6g	苏梗 10g
桔梗 6g	甘草 3g		

7 剂煎服

四诊:1992 年 1 月 9 日。喉头异物感已稍改善。咽干极微,饮亦减少,胸闷还有一些。胃脘部有胀感,泛酸,背部游走性作痛,经常丘疹遍体出现。舌薄苔,脉有弦意。

案解:方取柔肝和胃,虽效不明显,但时值更年之扰。易辙更方,似无多大必须。

柴胡 3g	白芍 6g	苏梗 10g	六曲 10g
山楂 10g	佛手 6g	陈皮 6g	陈香橼 6g
枳壳 6g	木香 3g	焦谷芽 12g	

7 剂煎服

本案患者正值更年期,《内经》谓"任脉虚,太冲脉衰少,天癸竭",肾气渐衰,五脏俱虚。此时又虚劳耗其阴,加之丧父之悲,情志不畅,胸膺痞闷,叹息频频,一派肝郁之象,朱丹溪认为"气血冲和,万病不生,一有怫郁,诸病生焉"。此其理也。肝气一郁,血行不畅,则经行凌乱;肝气犯胃,胃气失降,则咽喉部鲠介不舒。此证气郁较重,初诊干老主用疏肝理气之法,用青皮、香附破气开郁,用苏梗、香橼宽中理气,再合柴胡辛温之性,使厥阴风木得升,太阴肺金得降。加甘麦大枣汤补益肺胃,养心安神,加合欢皮解郁宁心助眠,神曲健脾和胃,仙鹤草止血调经。二诊郁结已开,故喉鲠渐轻,气郁一舒,昏沉立减,盖肝气横逆已久,脾土受伐,故运化无力,食后作胀。干老益白术以补脾胃,然而毕竟本虚而标实,加木香、砂仁行气除满,使补而不滞,并继续疏肝理气。三诊、四诊时患者喉鲠已大有改善,唯脾胃运化不佳。干老即撤去温燥破气之药,代以柔肝敛阴之白芍,加佛手、楂曲、谷麦芽健脾消食和胃,诸症悉除。"见肝之病,知肝传脾,当先实脾。"干老深谙其理,在理气时非常顾护脾胃,对于此病的变证,干老也有预见,此即叶天士所说"肝为起病之源,胃为传病之所"。胃性喜润降,得阴始安,所以干老对温燥药运用时特别小心谨慎,知叶天士"忌刚用柔"之法,选用白芍、佛手等辛而不过散,温而不过燥之品,补益脾胃,于土中泻木。

病例4

刘某,女,32岁。初诊:1991年6月28日。

喉病三四年来,频频急性发作,但骤发而骤愈者,者番在去年4月开始,咽头疼痛,痰多如涌。满口黏糊,之后渐减轻,但喉头有异物感。纳食正常,干燥求饮喜冷水。大便干结,三四天一行。

检查:咽(-)。舌薄白苔,舌体胖,脉细。

案解:鲠介喉头,查无病变,梅核气也。理气化痰,开郁为治。

香附 10g	苍术 6g	川芎 3g	六曲 10g
苏梗 10g	山楂 10g	佛手 6g	陈皮 6g
瓜蒌仁 10g	柏子仁 10g		

7剂煎服

二诊:1991年7月16日。药进14剂,大便已正常,痰减少,口中黏糊消失,痛亦减轻。但异物感及难言的不舒服仍然存在。

检查:咽峡稍感渐红。舌薄苔、边有齿痕,脉细。

案解:凭越鞠而诸恙减削,但偏香偏燥,总嫌矫枉过正。者番裁方,取其旨而磨其棱角。

香附 6g	川芎 3g	苏梗 10g	广郁金 6g
山楂 10g	香橼 6g	六曲 10g	柏子仁 10g
玄参 10g	佛手 6g		

7剂煎服

三诊:1991年8月6日。咽痛轻而新添痒感。痰则已少,仅仅偶尔几口。

咽部常感粗糙,而有时还有黏糊感,不能多言。大便尚正常,小溲偶有赤黄。

检查:咽(-)。舌薄苔,脉细。

案解:证已由实转虚;方须舍攻取养。唯溺有赤意,清火药应入一二。

生地 10g	竹叶 10g	玄参 10g	麦冬 10g
天花粉 10g	苏梗 10g	佛手 6g	天竺黄 6g
百合 10g	柏子仁 10g		

7 剂煎服

四诊:1992 年 9 月 10 日。服药未辍,痒感消失,痰量已正常,声音正常。但干燥较甚。求水以润,喜冷水。胸有闷感而不严重。饮食正常,唯多矢气,言多讲一些亦无妨。今天异物感很明显,溺仍黄。舌薄苔,脉平。

案解:纵然顽症,毕竟在稳步前进之中。者番处方,步迹原旨加重滋阴。

生地 10g	木通 3g	玄参 10g	竹叶 10g
麦冬 10g	芦根 30g	白茅根 10g	苏梗 6g
百合 10g	柏子仁 10g		

7 剂煎服

五诊:1991 年 10 月 25 日。此期中一度感冒,导致急性发作。刻下急发已痊,遗留咽头、口腔干燥。痰已无而日趋正常,但口中有黏腻之感。胸闷消失,言出其声不扬。

检查:咽(-)。舌薄苔,脉平偏细。

案解:痰涌及不耐多言,三顽已除其二,尚堪称庆。刻下口干咽燥,主在养阴。

生地 10g	麦冬 10g	玄参 10g	石斛 10g
天花粉 10g	川黄柏 3g	知母 10g	桔梗 6g
芦根 30g	甘草 3g		

7 剂煎服

六诊:1991 年 12 月 20 日。在此期间没有感冒,10 多天没有吃药,干燥仍有,但较前改善。汗多,疼痛也远不及当初。痰已不多,但有稠黏感。唯大便干结,两三天一圊。多言之后也无多大影响。

检查:咽(-)。舌薄苔,脉细。

案解:来院六诊,时近半年。顽固之疾,已届覆杯时刻。虽近又失舒,辍药匝旬,固难辞其咎,但心理作用更不可排除。再予养阴,作扫尾之用。

生地 10g	麦冬 10g	玄参 10g	郁李仁 10g
石斛 10g	天花粉 10g	芦根 30g	柏子仁 10g
桔梗 6g	太子参 10g	甘草 3g	

7剂煎服

"郁者,结聚而不得发越也。当升者不得升,当降者不得降,当变化者不得变化也。此为传化失常,六郁之病见矣。"六郁者,气、血、痰、火、湿、食之郁也。朱丹溪独创六郁之说,以越鞠丸统治六郁。方中用香附治气,川芎治血,栀子清火,苍术治痰湿,神曲治食。干老认为,梅核气以实证居多,而无论何种郁证都以治气为要,何也? 六郁之中,以气为主,气郁则升降不行,运化失常,可致血、痰、火、湿、食诸郁,故以本方治六郁之轻症,香附行气解郁为君,陈皮、苏梗疏肝理气为佐,使气机流畅,五郁得除,痰郁亦随之而解。患者口干喜冷饮,大便干结,此为燥,加入瓜蒌仁、柏子仁润肠通便,亦收清热化痰、宽胸散结之功。七服药尽,二诊大便已通,痰气略开,然气非辛散之品不能宣,痰非温热之药不能化,虽已见效,毕竟其人阴液素亏,恐矫枉过正。者番裁方,仍取越鞠之意而加入玄参以养阴生津。三诊患者咽喉干燥、痒感明显,梅核气患者常有咽炎症状,干老认为,此为虚火,需责之于肺胃,咽喉者,属肺胃两经,金虚则津液难以输布,土衰则缺乏造水之源。故此时实证已除大半,证由实转虚,干老用玄参、麦冬、生地、百合养阴固金,竹叶、天竺黄清热泻虚火以除喉痹。四诊患者咽喉症状好转,唯干燥较甚,此值秋燥当令,肺胃难润,胸闷溺黄,此是心热移肠,用导赤散清心育阴,导热下行,同时加重滋阴。至五诊主症已除,顽痰已化,胸闷亦减,只遗留口腔、咽喉干燥,干老加入芦根、石斛养阴生津,甘草、桔梗开肺润喉,黄柏、知母苦寒之品资水以防灰中之火。服药已瘥,辍药匝旬,患者大便干结,六诊时再予养阴生津、润肠通便扫尾。并嘱患者放宽心情,保持情绪舒畅。干老认为,治疗梅核气不可忽视心理治疗,患者常因心理因素而复发此病,《慎斋遗书》中"妖本虚无,总由人心所致"。所谓妖,即指幻觉,为病人的一种心理因素。此病西医称咽喉神经症,本非器质性病变,故情志不舒、肝气不畅为引发本病的内因。元代朱丹溪将火证分为实火、虚火与郁火。谓火证"轻者可降,重者则从其性而升之"。而在本案中,干老明辨火证的类型,尊丹溪"实火可泻、虚火可补"治则,清心火,抑相火,资水养阴来降内伤之虚火,收到了显著疗效。

病例 5

刘某，女，39 岁。初诊：1991 年 7 月 21 日。

喉头有痰样物附丽不舒已 2 年，不痛少痰，纳食时有些不舒服，冬重夏轻。

检查：咽后壁淋巴滤泡轻度增生，污红。会厌溪两侧有囊肿各 1 个。舌薄白苔，脉平。

案解：气滞则痰生，痰生则气更滞。喉部肿物全从痰气而来。取越鞠丸而独崇化痰理气之功。

香附 6g	白术 6g	川芎 3g	天竺黄 6g
山栀 10g	六曲 10g	苏梗 10g	莱菔子 10g
麦冬 10g	白芥子 5g		

5 剂煎服

二诊：1991 年 8 月 18 日。药后痰样物附丽于喉部者已减轻。纳食时鲠介感变化不大。五六天前下糟牙齿疼胀，左侧还多一个"痛"。

检查：咽后壁充血消退，会厌溪中囊肿仍然。舌薄苔，脉细。

案解：咽症有所改变，但囊肿巍然不动。治当着重消痛。至于齿酸及双肩酸、颈掣者，良以贪凉而为贼风所侵耳。

香附 6g	白术 6g	川芎 3g	天竺黄 6g
苏梗 10g	陈皮 6g	防风 6g	莱菔子 10g
桑枝 10g	鸡苏散[包] 10g		

7 剂煎服

三诊：1991 年 12 月 10 日。喉头痰样物附丽鲠介者明显减轻，但一遇寒凉，诸恙又卷土重来。左侧牙痛已止，稍有酸、麻、胀感。

检查：咽（-），会厌溪囊肿无变化。舌薄苔，脉细。

案解：药进而诸恙俱减者，属外来之病；受凉而夙恙再作者乃机体之虚。故而前者治而除之，今也固本以求稳定。当然固本而毋忘去病。

黄芪 10g	白术 6g	茯苓 10g	绿豆衣 10g
陈皮 6g	苏子 10g	百合 10g	天竺黄 6g
桔梗 6g	甘草 3g		

7 剂煎服

四诊：1992 年 2 月 14 日。治后基本上接近痊愈。但近一旬又再度重来。

左咽又阻塞,左颈作酸及牵掣感,风吹之后,左侧头面不舒作痛。痰多似乎也在左侧。

检查:咽(−),会厌溪丰满感已收缩些。舌薄苔,脉细有缓意。

案解:迎春疲劳。过节恣食。加之生活节奏之特殊,致喉头异物感卷土重来。仍取客岁治法。

香附 6g	川芎 3g	山楂 10g	六曲 10g
苏梗 10g	防风 6g	羌活 3g	天竺黄 6g
佛手 6g	桑叶 6g		

7 剂煎服

本案为痰气搏结阻塞咽喉之证。关于痰气郁结,《诸病源候论》言:"胸膈痰结,与气相搏,逆上咽喉之间结聚。"中医认为"脾为生痰之源,肺为贮痰之器"。痰饮的产生又因湿土为害。脾主健运,运化水液,若脾虚健运失职,则水湿停滞,淤而成痰。肺喜清肃,痰浊阻肺则肺气不清,痰郁结成黏块,凝滞喉间,咯咳难出。患者咽喉部鲠介不舒,以及咽后壁囊肿皆与痰气相关。干老仍取越鞠丸而独崇化痰理气之功。对于此方,明代吴崑据其功效认为"越鞠者,发越鞠郁之谓也"。而李时珍则在《本草纲目》中对此方名另有一解:认为该方主用越桃、鞠穷,越桃为栀子的别称,源自《名医别录》;鞠穷即山鞠穷,为川芎的别名,始出于《左传·宣公十二年》。栀子善开郁热之火,又能降火。山栀能去热毒风,利五淋,通小便,性虽寒而无毒,主治胃中热气。气血津液郁滞不行,不能濡养脏腑而内生虚热者,则非栀子不可治。川芎上行头目,下行血海,为通阴阳血气之使,开中焦之郁。而胃主行气于三阳,脾主行气于三阴,脾胃既布,水谷之气得行,则阴阳脏腑,不受燥金之郁,皆由胃气而得通利。干老用神曲、菜菔子健脾消食,以助运化水谷,使痰饮不生。以香附之气平而不寒,香而能窜,为足厥阴肝、手少阳三焦气分主药,兼入冲脉,开郁气,消痰食。苏梗、白术、麦冬三药配合,补肝体,疏气机,益脾气。再加白芥子和天竺黄两味药温肺豁痰利气,加重消痰分量。二诊患者咽部症状减轻,但颈掣肩酸,为外感,干老加防风、桑枝、鸡苏散,兼祛风寒暑湿。继进 7 剂,患者鲠介感大为好转,但机体素亏,一遇寒凉,诸羔又卷土重来。三诊时主以黄芪补气卫外,绿豆衣和茯苓一疏一利解其表,继续理气化痰,药尽基本痊愈。后此病仍有复发,为春节饮食,起居不慎,仍取客岁治法,亦效若桴鼓。

病例6

罗某,女,40岁。初诊:1991年10月31日。

两年以来,喉头及鼻咽部异物感,逆吸或清嗓后有成块黏痰咯出。咯出后可以苟安一时。

检查:咽后壁淋巴滤泡散在性增生,两侧索肥大。舌薄苔、有朱点,脉细。

案解:慢性咽炎,症之轻者;喉之鲠介,亦可冠以梅核。主为痰气之累。治当消其痰、顺其气,但对尚不瞩目之咽炎,亦不能不加关注。

生地 10g	玄参 10g	天竺黄 6g	瓜蒌仁 10g
沙参 10g	麦冬 10g	光杏仁 10g	川贝母 10g
佛手 6g	苏子 10g		

7剂煎服

附:简便方

天竺黄 6g,玄参 10g,焦麦芽 10g。每日按此量泡茶饮。

梅核气与慢性咽炎密切相关,临床上常兼而有之。本则医案中患者兼有咽炎,咽后壁淋巴滤泡增生,致咽喉干燥、异物感,亦是梅核气之证。干老对症分析,认为此为肺肾阴虚,肺怯金亏。肺虚则津液不能上承,咽喉干燥,气机不利则聚而成痰。治宜益肺生金,方取沙参麦冬汤、养阴清肺汤之意。天竺黄、瓜蒌仁加重祛痰,杏仁、苏子降气温肺。东垣论杏仁主于肺经之血,可宣肺除郁开溺。苏子配合杏仁,二药皆入肺与大肠,有润肠通便之功,降肺气化痰止咳平喘效果更著。

对于本病的治疗,干老提倡应以心理治疗为主,药物治疗为辅。应使病人情绪舒畅,尽量消除对本病的恐惧,所以在一般情况下,并不主张每天服药。服药对病人也是一种不良刺激,可用焦麦芽代茶,以疏肝理气;男性病人还可用代代花代茶,女性病人还可用玫瑰花。因代代花偏入气分,玫瑰花偏入血分之故。如病人自觉症状较重,则可综合局部与全身情况辨证治疗。

十、急喉风

急性会厌炎又称急性声门上喉炎,是一种危及生命的严重感染,可引起喉阻塞而窒息死亡,成人、儿童均可患病,常发生于冬春两季,发病迅速,以喉部疼痛、吞咽困难、语言难出、痰涎壅盛、饮水呛逆等症状为主要表现,为喉科急性重病之一,处理不当则死亡率较高。属中医"急喉风"范畴,是中医喉科的急症,向来有"走马看喉风"之说,以形容病情之危急。现代中医耳鼻喉科多以中西医结合方法治疗,常须应用足量抗生素和糖皮质激素,必要时行气管切开术。

干老认为,急喉风一症,风、痰、热三者同时存在,相互作用,相互因果,甚则相互转化,风可化火,火能炼痰,风火迅速,鼓激痰涎,堵塞气道。不过必须认识到,水肿者以痰为主,急性炎症以热(火)为主,痉挛者以风为主,应分清主次、标本以便有利于治疗。本病治疗,要求药力猛、见效快、取材便,所以中成药最为理想,可用雄黄解毒丸,每次 1g,每天 2 次,或用六神丸,每次 20 粒,每天 3 次,同时取用桐油饯,以促使其吐出大量痰液,如上药无效,可用姜汁灌服通关散或散痰珠黄散,并针刺少商、商阳穴出血;小儿可加用猴枣粉,每次 0.3g,每天 3 次,或用胆南星 3g、山豆根 10g、金锁匙 10g 浓煎内服,亦可用鲜竹沥 30g 内服以清热化痰开窍。喉科吹药常用尤氏午字号和通用消肿散,如病人牙关紧闭,无法吹药者,则可用巴豆油捻子作烟熏疗法,使病人吐出大量痰涎,喉部的堵塞可得到暂时缓解。如痰涎多,阻塞气道,还可用吸痰器吸出,阻塞严重时,应做气管切开术。

辨证治疗可分为 3 个证型:

1. 风邪挟痰 见声门水肿,黏膜呈青灰色,痰涎清稀。治宜祛风化痰,此类患者往往有对某些物质过敏现象,治疗时可配合脱敏。方选麻杏石甘汤合脱敏汤。药如麻黄 16g、杏仁 10g、石膏 10g、僵蚕 10g、胆星 10g、贝母 10g、菖蒲 6g、竹茹 10g、茜草 10g、紫草 10g、墨旱莲 10g、蝉蜕 3g。

2. 痰热互结 见声门水肿,黏膜充血,皲裂、会厌红肿,痰涎黄稠,伴有高热,口臭,心烦不宁,大便秘结,小便黄赤,舌苔黄腻,脉洪数。治宜清热解毒,消痰利咽。方选黄连解毒汤合导痰汤。药如黄连 3g、黄柏 6g、黄芩 6g、山栀 10g、陈皮 10g、法夏 10g、茯苓 10g、胆南星 10g、枳实 10g。

3. 内风挟痰 声门既无水肿,亦无明显充血,表现以喉或声门痉挛为主。治宜息风化痰。方选三虫散合导痰汤。药如全蝎 10g、蜈蚣 1 条、白僵蚕 10g、胆南星 10g、枳实 10g、陈皮 10g、法夏 10g、茯苓 10g。

病例 1

张某,男,32 岁,初诊:1990 年 7 月 9 日。

喉痛 3 天,喉头作梗,夜痛严重,前几天咳嗽 1 周未愈,左耳深部疼痛。

检查:会厌偏左红肿,呈球状,桂圆核大小,周围也有辐射性水肿,充血,舌薄苔,质红,脉数。血白细胞:12 500/mm³,中性 80%,体温 37.4℃。

案解:急性会厌炎,中医向称"急喉风",亦即张介宾认为"实可怜也"之症,《景岳全书》曰风热痰三者杂凑而然,诚可谓"走马看喉风"之景,治当疏风清热消痰。

白芷 6g	僵蚕 10g	天竺黄 6g	马勃 3g
甘草 3g	川连 3g	川柏 3g	山栀 10g
陈皮 6g	半夏 6g	防风 6g	

1 剂煎服

通用消肿散 3g,吹喉外用。

二诊:1990 年 7 月 10 日。药进 1 剂,当夜即疼痛大减。

检查:咽(－),会厌红肿大减,球状消失,表面有局限型黄苔,会厌正常。

金银花 10g	紫花地丁 10g	菊花 10g	天竺黄 6g
马勃 3g	桔梗 6g	天葵子 10g	甘中黄 3g
蝉衣 3g	金果榄 6g		

3 剂煎服

本案患者是典型的急喉风之症,以风为主,夹有痰热,干老完全从中医思路论治,拟疏风清热化痰为大法。白芷、僵蚕、防风疏风解表;马勃、川连、川柏、山栀、生甘草清热解毒;陈皮、半夏、天竺黄功专化痰,并配合通用消肿散吹喉。通用消肿散又称黄氏消肿散,组成为:雄黄、月石、黄柏、蒲黄、薄荷、人中白、甘草、枯矾、白芷、冰片。药进 1 剂之后,症状大减,化险为夷,以五味消毒饮加味善后,清解余毒,作为扫平劫后余波。

病例 2

赵某,男,82 岁。初诊:1990 年 7 月 14 日。

咽痛 4 天,加重 1 天,由家人搀扶来我科诊治。

患者 8 天前饮酒,而后感咽痛不适,渐趋加重。今起咽喉疼痛剧烈,吞咽困难,言语不利,伴有发热,周身疲乏无力。原有气管炎病史。

检查:体温 38.9℃。患者呈急性病容,痛苦貌,面红目赤,精神萎靡不振,少语懒言。咽部无明显充血,重点在会厌边缘部,色红伴水肿。声带未暴露。舌苔糙腻而干,脉细数。血白细胞 12 300/mm^3,中性 66%,淋巴 34%。

案解:病在发轫之初,高峰即届。年超八旬,最虑正气不足,暂取重剂清热解毒法,方以黄连解毒汤作框架。

川连 3g	川柏 3g	马勃 3g	甘中黄 3g
山栀 10g	金锁匙 10g	白芷 6g	防风 6g
天竺黄 6g	金果榄 10g		

2 剂煎服

嘱病情如有加重,速来医院急诊。

二诊:1990 年 7 月 16 日。服药 2 剂,自觉咽痛大减,体温 37.5℃,精神尚好,咽部无充血。

检查:间接喉镜下,见会厌充血明显减轻,以边缘为重点的水肿消失,双侧声带轻度充血,活动好,闭合可。舌苔薄,脉细弦。查血白细胞 8 000/mm^3,中性 64%,淋巴 36%。

案解:危境已离,唯声音失泽,再从清化一法,作直抵黄龙之计。

金银花 10g	连翘 10g	杏仁 10g	贝母 10g
前胡 10g	桔梗 6g	蝉衣 3g	射干 3g
天竺黄 6g	黄芩 6g		

2 剂煎服

本例患者是饮酒之后,致咽痛剧烈,吞咽困难,言语不利,伴有高热,是典型的热(火)证,干老治以清热解毒法,用黄连解毒汤加减。川连、川柏、山栀、马勃清热解毒利咽;甘中黄、金锁匙、金果榄清热利咽;白芷消肿,天竺黄化痰。获效之后,转为清化利咽,金银花、连翘、桔梗、射干乃是临床常用的利咽药。

病例3

王某,女,70 岁。初诊:1991 年 2 月 2 日。

颏下生木肿之块已 20 年,因进展极缓慢,且无疼痛,故未予重视。3 天前咽喉觉干燥异常,有痰难咯,平卧更甚。前晚始感颏下两侧作痛,同时喉痛尤甚,言语不利,进食艰难,口干欲饮而难以吞咽。曾去某医院诊治,以"颏下肿瘤"劝其转由口腔或肿瘤病院查治。患者因故未去,回家后咽痛逐渐加重,终至不能开口,饮食不进,无法言语,喉中痰声漉漉,呼吸不畅,夜不能寐,稍一瞌睡即以窒息而惊醒。遂由其女及婿扶入我科急诊。

检查:体温38.6℃。呈重度病容,精神萎靡不振,反应迟钝。张口仅达一指余,咽部无充血。间接喉镜下,见喉头有潴积唾液,会厌未暴露。当其吐出少许褐色黏稠物后再查,见喉头有水肿而不能观察;拟取用纤维喉镜检查,遭到病家拒绝。颏下坚硬块状如鸡蛋大,不能移动,无触痛,肤色正常,颈外漫肿连及颏下。舌质淡,苔白腻,脉弦劲异常。查血白细胞14 200/mm³,中性86%,淋巴16%。诊断印象:声门水肿。

案解:中医辨证属肺绝喉风危候,年高七旬,绝非寻常之采薪。病逾20年之上石疽,姑且不论,先取疏风清热消痰峻剂以治。

制天虫10g	天竺黄6g	菖蒲3g	蝉衣3g
胆星3g	川贝母10g	莱菔子10g	大力子10g
金锁匙10g	山豆根6g	白芷6g	

1剂煎服

嘱明日虽为周日,可特约再次来诊,如有意外,请速到医院进行抢救。

二诊:1991年2月8日。药后吐出大量污秽黏痰,继则咽喉肿痛减轻,窒息明显缓解,能言语出声而含糊不清,能进流汁。体温36.6℃,张口达2.5指。间接喉镜下,见会厌轻度肥厚水肿,会厌溪丰满,轻度充血。颏下肿块缩小,颈外漫肿消退。夜间能寐,精神大振。舌苔腻滑,脉大有数意。查血白细胞11 200/mm³,中性75%,淋巴25%。

案解:危境已脱,殊可额手。据证分析,风热渐解而痰浊难清。前方稍事修润。

金银花10g	象贝母10g	苏子10g	土牛膝根10g
蝉衣3g	桔梗6g	天竺黄6g	白芷6g
绿豆衣10g	玄参10g	山豆根5g	

2剂煎服

三诊:1991年2月15日。药后咽部已无任何不适感,颈外漫肿全部消退,颏下肿块亦缩至枣子大小。唯觉头晕,微咳,痰少。舌苔薄腻,脉右平左细。查血白细胞7 100/mm³,中性65%,淋巴35%。

案解:此肺金余邪未彻,时临春头腊底,务须加以注意。治当肃肺化痰,既系喉风之扫尾,亦为痰咳之常规。

太子参 10g	象贝母 10g	杏仁 10g	枇杷叶 10g
桑叶 6g	天竺黄 6g	陈皮 6g	桔梗 6g
甘草 3g			

3 剂煎服

干老治疗喉风注重"急性风热痰,慢性脾肾衰"十字诀,临床极为适用。本例患者以痰浊阻喉为特点,痰声漉漉,呼吸不畅,夜不能寐,极易窒息。属喉科之危候,干老即予峻剂疏风清热消痰以治疗,天虫、蝉衣疏风化痰,大力子、金锁匙、山豆根清热利咽,天竺黄、菖蒲、胆星、川贝母、莱菔子化痰消肿,白芷消肿止痛。一剂见效,药后吐出大量污秽黏痰,咽喉肿痛减轻,窒息缓解,可谓神效。二诊、三诊则更以化痰消肿为法。

以上病例 1 以风为主,病例 2 以热为主,病例 3 则以痰为主,三个病例病机虽各有不同,但急喉风乃风、热、痰三者为患,常互相兼夹,治疗时亦常兼顾。急喉风以其病情危重,变化迅速而备受医家重视,干老在临诊中也十分谨慎,每投药 1 剂而复诊,观其变化,从容对付。

另外,干老还喜用一套擎拿手法治疗急喉风:

病人正坐于方凳上,不能坐者,可让人在两边予以揽扶,两上肢松弛取下垂位,手术者站于病员背后,将一足(不拘左右)踏于凳上,大足趾对准病员的尾骶骨处,膝盖紧抵于病员背脊,予以固定。将两手置于病员颈项部,两拇指按在颈部相当于哑门穴下,食指、中指按在两侧天窗、扶突、天鼎穴上。开始,食指中指固定不动,两大拇指由上而下按摩 7 次,然后,大拇指固定不动,两侧食指、中指也由上向下按摩 7 次,这样反复交替按摩 7 次,以起到顺气、化痰、开窍的作用。颈项部按摩后,将两手移置病员两肩,大拇指在后,四指在前,拇指按在肩后肩胛骨下方,相当于秉风、曲垣、天宗三穴之间,四指按在锁骨下窝,食指按在气户穴上,中指按在云门穴上,膝盖仍紧抵病员背脊以固定,此时即可运用气功,把劲运到两手食指、中指指端,逐渐把拇指与食指中指慢慢地紧缩撮紧,至手指扣住病员的锁骨和肩胛骨而不能滑脱之后,即用劲向上、向外、向后的方向擎(向上的动作)、拉(向外)、攀(向后),三个动作同时进行,此时病员必然经不起手术者的擎攀,身体向后倾倒,手术者膝盖就应起到支撑和固定作用,在擎、拉、攀的过程中,按在气户、云门穴上的两指已起到"拿穴"的作用。此擎拿法,一般做5分钟,能坚持10分钟则效果更好,通过擎拿之后,病员或多或少立即感到舒服,喉部症状缓解,如手术者气功深、体力壮,效果将很显著。

十一、鼻咽癌

鼻咽癌是原发于鼻咽,以颈淋巴结转移和脑神经损害为常见临床特征的恶性肿瘤,我国广东、广西、湖南、福建为高发区,男性发病率显著高于女性,40~50岁为高发年龄组。本病好发于鼻咽顶部、鼻咽后壁及咽隐窝,也可在耳咽管口、软腭后方及鼻后孔等处。肿瘤初期甚小,大多为黏膜表面饱满或隆起,粗糙不平,或为小溃疡,也有出现肉芽组织者。肿瘤逐渐发展可呈现为溃疡型、结节型、浸润型及菜花型。其典型临床症状有鼻塞、出血、头痛、听力下降、下眼眶不适、颈部淋巴结肿大等。干老认为,本病多因正虚邪甚所致,治疗以扶正抗癌相结合。其常用的处方有:新苍耳子散、半枝莲散,用于热毒壅盛,头痛鼻塞、鼻涕黄浊、涕中带血、淋巴结肿大等;加减和营散坚丸、香贝养营丸,用于正虚邪甚,鼻咽癌放化疗后调理。在抗癌药物的选用中,干老也讲究辨证,清热解毒用重楼、半枝莲、石上柏、白花蛇舌草等;清痰退肿用昆布、海藻、山慈菇、泽漆等;散结解毒用蛇莓、露蜂房等;活血化瘀用落得打、鬼箭羽、平地木等;疏肝理气用八月札、郁金、九香虫等;癌痛明显用石见穿、延胡索、蜈蚣、全蝎等。

鼻咽癌经放射治疗以后,损气伤阴,鼻咽部及咽部干燥是最常见的症状,因为一来损伤脾气,影响水谷精液代谢,二来放疗射线属于六淫中的火热燥热,照射人体必然耗竭阴液,对此配合应用中医的扶正祛邪方法有助于缓解症状,鼓舞正气。

病例 1

徐某,男,60岁。初诊:1991年4月23日。

鼻咽癌放疗术后,咽干痰黏。中药与光疗,对肿瘤则大有收捏迹象。表现干涕少而塞通,精力充沛,唯咽峡出现干涩,伴以烧灼感,痰亦稠黏,难咳,清嗓频频。食欲较差,吞咽出现不利,以干渴而求饮,饮则独喜温饮,拒凉拒热。

检查:软腭咽峡及咽后壁等大小不等的溃疡数十个,为卵圆形或圆形,为25mm²左右,表面污秽,四周稍有充血感,为孤立性无融合倾向。舌中央有一条老黄腻苔,周围薄白苔,舌边有齿痕,尖部稍呈红意,舌体淡红,涩脉,细脉。

案解:癌邪侵袭,湿热内蒸,俱属实证。湿积而化浊,浊向上凌,咽首当其冲,所谓"突边焉有净土"也。纵然难以排除光疗反应,但毕竟症结,还在湿浊之充斥,暂以清化湿浊为主,言补益,言抗癌似乎暂退二线。乃宗中医"急标缓本"常规,未知然也,治从清化湿浊。

藿香 10g	佩兰 10g	山楂 10g	六曲 10g
芦根 30g	白茅根 10g	绿豆衣 10g	车前草 10g
六一散^包10g	白花蛇舌草 10g		

7剂煎服

二诊:1991年5月24日。放疗结束,经过良好,唯刻下所苦,主为咽口奇干而渴,喜温拒凉拒热,口腔溃疡长期存在,头有昏感,夜睡多梦,食旺而无味,两耳有憋气感,听力下降,偶有感冒。

检查:咽峡无异常发现,有些充血感。颊黏膜增厚,粗糙有溃疡。舌体淡红,舌薄苔有小而浅的裂痕(过咸和酸有刺激感)。

辨证:强光一照,阴津必伤,津伤则咽口失灌溉之源而干渴。液槁乃无以濡养黏膜而粗糙,破碎。津血同源,津荣津辱,正是血荣血辱,血不营其脑髓,当然头痛失舒及多梦幻。治当大力生津佐以抗癌,至于养血,则早已寓之于生津之中。

石斛 10g	玄参 10g	麦冬 10g	西洋参^{另煎冲兑}5g
石上柏 10g	马勃 3g	重楼 6g	沙参 10g
黄精 10g	丹参 10g	葛根 6g	

7剂煎服。

本案例患者鼻咽癌放疗术后,咽干灼热,清嗓频频,痰黏难咯,鼻涕偏干,干渴而求饮,一派阴虚之象,理当养阴为先。但查诊中见软腭、咽峡及咽后壁等大小不等的溃疡数十个,为卵圆形或圆形,表面污秽,四周稍有充血感,这是湿浊内蕴、郁久化热、湿热夹杂、上攻咽喉所致。虽本为阴伤,但标为湿浊,先治标还是先治本呢?孰先孰后?干老宗"急则治其标,缓则治其本"的原则,先予清化。以藿香、佩兰辛燥芳香以化湿;山楂、六曲健脾助运以导湿;绿豆衣、车前草、六一散清热利尿以祛湿;芦根、白茅根清热泻火以除湿中之热;白花蛇舌草抗癌解毒,为辨病选药。二诊时标证已除,长期的光疗射线照射,势必伤及阴分,故患者阴虚毕露,此时再予大剂养阴生津,如沙参、麦冬、石斛、玄参、西洋参等,酌配马勃、重楼、石上柏等抗癌之品。患者头痛失舒,干老既辨为血虚不能濡养,为何不养血呢? 他认为津血同源,津荣津辱,正是血荣血辱,血不营其脑髓,当然头痛失舒及多梦幻。治当大力生津佐以抗癌,至于养血,则早已寓之于生津之中,故加葛根以舒经止痛。

病例2

袁某,女,55岁。初诊:1989年10月31日。

鼻咽癌7年,当时治疗之后,一贯良好,今年2月大出血,经过检查认为有复发现象,同时上颌窦有囊肿已摘除。自4月起又放疗,至6月结束,经过良好,现在咽头奇干,灼痛,吞咽不顺利,同时不想进食,有时声音嘶哑,耳鸣重听,头痛嗜睡,大便偏干,颈椎有病经牵引而改善一些,天天低热,下午掌灼。

检查:鼻咽、咽后壁、咽峡干燥无液,舌白腻,脉来沉细。

辨证:正气日衰,加之放疗,当务之急,扶正中以养液为前提。

黄精10g	黄芪10g	金银花10g	当归10g
石上柏10g	马勃3g	重楼10g	生石膏20g
知母10g	玄参10g	芦根30g	

7剂煎服

二诊:1989年11月7日。诸恙依然,无明显改善,补诉两目酸涩,背部发胀,心中热而喜冷饮。

检查:鼻咽少液,舌苔厚腻而白、干,脉细。

辨证:斯病斯证斯症,情出一辙,仍宜前诊扶正养液,但舌腻而厚,不能不稍参化浊。

黄精10g	太子参10g	藿香10g	佩兰10g
茵陈蒿10g	石上柏10g	重楼10g	马勃3g
知母10g	芦根30g		

7剂煎服

本案患者就是典型的放疗后阴伤的病例。阴伤的虚火和射线强袭所致的实火相互夹杂,相兼损伤正气,所以患者除咽干之外,还有低热、掌心烧灼等症状;声音嘶哑和耳鸣皆是阴虚阳亢,虚火熏灼声带和耳窍所致。故干老取扶正养液一法,参以苦寒甘寒,以熄龙雷之火,否则旱魃不驱,玄武不至,咽喉难以滋润。方中补气补阴补血清热兼顾,黄芪益气,黄精填阴,当归补血、金银花、芦根、生石膏清热解毒、泻火退热,知母、玄参泻火又有滋阴之功,马勃利咽开音,石上柏、重楼解毒抗癌。金银花、玄参、当归仿四妙勇安汤之意,原治脱疽,此处晋才楚用,清热解毒,消肿止痛。二诊时无甚进展,是否初诊失败。乃癌症病人,诸脏皆虚,阴分已随病邪和治疗而消耗殆尽,区区 7 剂水药,大有杯水车薪之感,原方继进,徐徐图之,因为舌苔厚腻,故用藿香、佩兰二味来芳香化湿。

病例 3

刘某,女,30 岁。初诊:1992 年 3 月 27 日。

确诊为鼻咽癌,初以颈淋巴结肿而发现,现为光疗第 4 天,有泛恶口干。

检查:咽峡充血,重点在后壁。鼻咽顶部组织充血、右重左轻并隆起,且左右各有 1 块黏膜粗糙。舌薄腻苔,脉细。

案解:既谓癌症,理当抗癌,主在光疗,辅以药治。

石上柏 10g	石见穿 10g	蚤休 10g	马勃 3g
姜竹茹 10g	天竺黄 6g	沙参 10g	麦冬 10g
白花蛇舌草 10g	六曲 10g		

7 剂煎服

二诊:1992 年 5 月 22 日。近来咽头干燥,疼痛也甚,出现烧灼感,痛及左耳。伴以盗汗,齿龈也作痛。

检查:鼻咽部丰腴,黏膜惨白,会厌水肿,左侧舌面充血,有浅在性溃疡,右重左轻,两侧智齿部有溃疡。舌薄苔,脉细。

案解:在癌症基础上感染,而且炎热方兴未艾。不予大剂清化,难遏燎原。取犀角地黄汤加味。

生地 10g	丹皮 6g	赤芍 6g	水牛角^{先煎}30g
金银花 10g	黄芩 3g	山栀 10g	石上柏 10g
蚤休 10g	白花蛇舌草 10g		

5剂煎服

三诊:1992年5月26日。药进3剂,炎炎之势已退。现咽头仍疼痛,耳痛及龈痛轻些,盗汗减少很明显,鼻塞加重而涕出亦多。

检查:咽后壁左侧有隆起感及局限性充血,鼻咽腔组织肿胀充血,伴有黏膜破碎渗血。舌薄苔,脉细。

案解:续发感染,高潮已越而难言清肃,再从清化,同时毕竟本病存在,决非一般炎症而坦然。

生地 10g	金银花 10g	蚤休 10g	半枝莲 10g
地丁 10g	山栀 10g	马勃 3g	石上柏 10g
芦根 30g	白花蛇舌草 10g		

7剂煎服

以通用消肿散,外用吹于口腔患处。

四诊:1992年6月2日。急性炎炎之势幸已趋向平稳,昨日在小舌旁有小溃疡疼痛,干甚而有烧灼感。

检查:悬雍垂两侧黏膜有剥脱现象,鼻咽部水肿收敛,充血消失。舌薄苔,脉细。

案解:上症平稳,标症炎势亦衰。再从清化与养阴兼顾。

生地 10g	金银花 10g	地丁 10g	石上柏 10g
蚤休 10g	马勃 3g	白茅根 10g	半枝莲 10g
玄参 10g	白花蛇舌草 10g		

7剂煎服

养阴生肌散5g,外用。

本案例是鼻咽癌患者放疗期间同时用中药调理的病例。放射疗法,烧灼局部,损伤阴液,津液匮乏,黏膜红肿,破溃出血,久则瘢痕形成,张口受限等。干老在此时治疗,坚持抗癌与养阴相辅。首诊中用石上柏、石见穿、蚤休、白花蛇舌草、马勃清热解毒,消肿止痛;姜竹茹、天竺黄化痰散结;沙参、麦冬养阴润燥,六曲健脾理气和胃。

二诊时为放疗后,阴亏症状更加明显,咽头干燥,疼痛加甚,出现烧灼感,痛及左耳,齿龈作痛,伴以盗汗。癌症基础上感染,更有放射之炎热,所以不予大剂清化,难遏其燎原之火。取犀角地黄汤加味。本方是清热解毒、清营凉血的重剂,虽犀牛角已无可取用,干老仍遵其方义,用水牛角代用之,合生地、丹皮、赤芍清热凉血;金银花、黄芩、山栀清热解毒;石上柏、蚤休、白花蛇舌草清热消肿抗肿瘤。好在峻剂不负厚望,药进3剂,炎炎之势已退。继续以养阴清化兼顾。

通用消肿散与养阴生肌散均为经验方。前者以清热解毒、消肿止痛为主,用于黏膜红肿、化脓等;后者以养阴生津、生肌敛疮为主,主治黏膜溃破。

病例 4

倪某,男,53岁。初诊:1992年3月24日。

发现右顶部有无痛性包块,11月确诊为鼻咽腔癌。经过30多天光疗,包块明显缩小。口腔、鼻腔、鼻咽腔一向没有症状,所以也无明显反应。光疗后副作用为喉痛、奇干。有撕裂感,纳食及讲话时,倍增痛苦,胃纳很差,近有咳嗽。刻下七八天来有凛寒感,寒后有热感,同时出汗蒸蒸,一动即作,睡时没有。痰黏巨多,咯之不易而清嗓不止。

检查:体温37.6℃。咽峡水肿充血(红艳型),鼻咽部充血水肿。右颈侧扪到5分硬币大硬结1个,边缘不清楚。舌白腻、滑润苔,舌胖、边有齿痕,脉有弦意。

案解:病属"斯疾",放疗正在进行之中。唯引以为虑者,刻有感冒及痰浊内停。《孙子兵法》:"不攘其外,何以治内?"当然先以轻宣外感,重化痰浊为法。

桑叶 10g	菊花 10g	蝉蜕 3g	大青叶 10g
苏子 10g	杏仁 10g	马勃 3g	莱菔子 10g
天竺黄 6g	焦薏苡仁 10g		

5剂煎服

二诊:1992年4月1日。光疗结束于2月17日,当时诸羔告失,感冒很快而愈。在50天中很平稳,体重增加,饮食亦可。引以为难忍者,口干舌燥(咽喉部感觉还好),多饮喜温。

检查:咽(-)。鼻咽腔有丰腴感,右轻左重。下颌下有水肿现象,硬结不清楚。舌薄苔、质有红意而干、透有紫气,脉小有力。

案解:光疗之后,症情平稳,除口干舌燥之外,余无自觉之症。颌区颏下有丰腴饱满感,但核块已无。治当抗癌与扶正并顾。

太子参 10g	白术 6g	茯苓 10g	石斛 10g
白扁豆 10g	马勃 3g	重楼 10g	龙葵 10g
石上柏 10g	白花蛇舌草 10g		

7 剂煎服

放疗之后，体质虚弱，难拒外邪。本案患者除了口、鼻、咽喉的一系列症状以外，更有凛寒发热、汗出蒸蒸等表证，此时的治法有以下几种：解表、止咳、化痰、抗癌、消肿等，干老选择的是解表法为主，兼顾化痰，因为外邪不去，内部不安，而化痰者，良以痰黏巨多，咯之不易，舌白腻，滑润苔，舌胖边有齿痕亦可为佐证。方中取桑菊饮之意，以桑叶、菊花、蝉蜕疏散风热；大青叶、马勃清热利咽；杏仁、苏子、莱菔子止咳化痰；天竺黄重化痰涎；焦薏苡仁健脾除湿。

二诊时感冒和痰多俱各病瘥，所苦者仍是口舌干燥，患者前番痰，痰为湿邪，困厄脾阳，脾气不振，运化失常，水津不得四布，津液不能上承于口，况且癌毒留滞体内，阻碍气血津精运行，治当健脾扶正以祛邪，参苓白术散化裁。太子参、白术、茯苓、白扁豆益气健脾生津；石斛养阴增液润燥；马勃、重楼、龙葵、石上柏、白花蛇舌草解毒抗癌。"不攘其外，何以治内"是《孙子兵法》中的一句名言，这里引用来比喻先宣散外邪，再治疗内患的治法，也体现了干老用药如用兵的精神。

病例 5

吴某，男，28 岁。1997 年 2 月 19 日初诊。

10 月份从右颌而发现癌变于鼻咽腔，即予以化疗。近在肿瘤医院改为放疗。刻下，颌侧肿物明显缩小、吸收，喉头产生苦味。涕血亦已绝迹，唯咽头作痛作干，舌无辨味，泛恶欲呕，呕出物最后有咖啡色血块。

检查：前后腭弓、软腭、咽峡、咽后壁一片弥漫性充血（红艳型）。舌薄腻白苔、滑润，脉浮大。

案解：顽凶跋扈，中医药无法控制。刻下西医治疗后，符合初步制服。良以雷霆光疗，总有负面带来，以证而言，刻下正是。离火炎炎之际，"补正""抗癌"，要务暂难急急取用，暂取导赤散及增液两方。

| 生地 10g | 茅根 10g | 竹叶 10g | 灯心 3 扎 |
| 甘草 3g | 芦根 30g | 沙参 10g | 金银花 10g |

七叶一枝花 10g　　半枝莲 10g　　　　丹皮 6g

7 剂煎服

二诊：1998 年 1 月 6 日。药进 14 剂，一切急性症状消失殆尽，奇干、不辨五味仍然如初。

检查：充血全部消失，舌斑斓白薄苔、少润，脉平。

案解：急性炎症消失，则为虎之伥之际，刻下裁方，养阴扶正抗癌取药。

党参 10g　　　　生地 10g　　　　柏子仁 10g　　　　麦冬 10g

沙参 10g　　　　石上柏 10g　　　白花蛇舌草 10g　　半枝莲 10g

七叶一枝花 10g　　天花粉 10g

7 剂煎服

本案例患者因鼻咽癌而求治于西医，化疗之后，近在放疗之际，虽颌侧肿物明显缩小，但阴伤气损，咽头作痛作干，前后腭弓、软腭、咽峡、咽后壁一片弥漫性充血（红艳型），是阴虚火盛，干老认为是离火炎炎之际；舌无辨味，泛恶欲呕，呕出物最后有咖啡色血块，乃脾气受损所致，肿瘤之患，理当"补正""抗癌"并举，然当务之急，以养阴润燥为先，暂取导赤散及增液。药进 14 剂，一切急性症状消失殆尽，归入正途，扶正抗癌，党参、生地、柏子仁、麦冬、沙参、天花粉补气生津；石上柏、白花蛇舌草、半枝莲、七叶一枝花抗癌祛邪。

病例6

史某，男，39 岁。初诊：1992 年 1 月 20 日。

去年之秋，右颈部起有核子。从而发现为鼻咽腔癌，由活体检查而确定。

时在 8 月下旬。未发现前，并无一切症状，仅仅为颈部肿块。经过 2 个月光疗，颈部核子消失，悬雍垂畸形也纠正，光疗前掌灼及光疗中耳鸣，以疗程结束后而消失。唯口干咽燥则无法缓解，甚至有烧灼感产生，颏下两颌浮肿不退。

检查：鼻腔（-）。咽峡未见异常。唯软腭反射消失。鼻咽顶部有丰满感，很光滑。喉咽部会厌呈儿童型，会厌溪丰满感。其他无异常。颈部未扪到硬结，唯颏下颌下轻度肿胀。舌薄苔，后 1/3 有刺，质胖而红，脉平有数意（92 次 /min）。

案解:病名纵然难听,症状十分平稳。宗常规扶正抗癌。但凭脉论证,刻下先宜退肿与清心养阴。

太子参 10g	石斛 10g	麦冬 10g	沙参 10g
石上柏 10g	知母 10g	马勃 3g	重楼 10g
柏子仁 10g	白芷 6g	浙贝母 10g	

7剂煎服

医嘱:上方进14~21剂复诊。忌大葱、大蒜、韭菜、辣椒、胡椒、雪里蕻、芥菜、咖哩、榨菜等。

二诊:1992年3月4日。今天西医复查,核子比出院时更形缩小,颈部肺部无淋巴结肿胀者见到。局部所见有稠厚分泌附丽难脱。西医认为在平稳中趋向好转。

上诊处方累进20剂,干燥依然存在,无点滴唾沫,时时乞灵于水润,且有烧灼感。偶然作痛,亦由干燥所导致。在正常起居情况下,睡眠一般。体力上似乎衰弱乏劲,尤其是多运动之后,下肢疲累更甚,跟部有些隐痛。

检查:咽后壁干燥无液,鼻咽部大体如上诊。会厌溪丰满者已收敛。颈外同上诊。舌少苔,舌背之刺已减去1/2,质红,脉细数。

案解:诸症平稳,倾向式微。唯脉象较前为细。总之正气以持久而渐虚,事实亦属合理发展,无足为虑。者番处方,以重剂养阴生津为是。

石斛 10g	麦冬 10g	石上柏 10g	西洋参^{另煎}3g
玄参 10g	知母 10g	川黄柏 3g	熟地黄 10g
马勃 3g	乌梅 10g	重楼 10g	

7剂煎服。

本案患者虽诊断为鼻咽癌,但经放射治疗,症状已十分稳定,唯以口干咽燥、掌心灼热为苦,此时的应以扶正,重点在于养阴,因其结核可扪及,稍参化痰消肿。太子参、石斛、麦冬、沙参养阴生津、济坎润燥;石上柏、重楼、马勃清热解毒、抗癌消瘤;知母泻火滋阴;柏子仁养心安神;白芷、大贝母化痰消肿。二诊时诸症平稳,倾向式微,坚持原旨,加西洋参、玄参、熟地、乌梅重剂养阴生津。大葱、大蒜、韭菜、辣椒、胡椒、雪里蕻、芥菜、咖哩、榨菜等食物,中医称为"发物",多为辛辣之品,当以禁忌。

病例 7

阮某,男,45 岁。初诊:1996 年 3 月 8 日。

1994 年秋,发热伴咽痛,其痛波及右耳深部,舌根左侧出现溃疡,但不久自愈。1995 年秋,左颈出现肿块,为无痛性。当时一度作为结核性处理,咽痛及异物感始终存在,仅仅乍轻乍重而已,舌根部右偏又出现溃疡及白斑,相当于此时作出"恶性淋巴瘤"诊断,低热徘徊稽留不退,取用光疗化疗见效明显,溃疡白斑及低热俱相应消退。

刻下:咽头异物感、阻塞感终朝存在,疼痛之域主在右侧舌根,干燥无液,故而不断思饮以润,水喜温热,有痰样物附丽于咽壁而难豁。右侧颈部、乳突、耳中有疼痛感,耳中轻度轰鸣,常以体位而作息或轻重,颏下区丰腴,深部有结实感,无边缘,有麻木感,体温已正常,胃纳正常而无味感,睡眠两便俱正常。

检查:会厌肥厚(肿),轻度充血,右侧咽喉部黏膜萎缩变质,出现斑斓白色,间隙间肉芽轻度充血而平。舌无苔、不平滑,脉细。

案解:正以病因而暗怯,津以光疗而先枯,津液一枯,难荣咽峡,当然平涩而黏膜萎缩,至于颏下之肿,虽非失荣之症,但气血违和之极而然,治当重剂,养液生津,佐以抗癌之品。

西洋参 10g	石斛 10g	麦冬 10g	沙参 10g
知母 10g	芦根 30g	玄参 10g	山药 10g
煅牡蛎 20g	大贝母 10g	白花蛇舌草 10g	珠黄散 5g

7 剂煎服

本例患者是放疗化疗之后,津液干枯,难以上荣咽峡,以养液生津为主,佐以抗癌之品。西洋参、石斛、麦冬、沙大补阴液;知母、芦根、玄参清热生津;山药补益脾气;煅牡蛎、大贝母化痰软坚散结;白花蛇舌草清热解毒,珠黄散养阴生肌,主要针对放化疗后黏膜干燥,溃破而治疗。

病例 8

朱某,女,43 岁。初诊:1997 年 11 月 21 日。

主症头痛在枕部,痛甚时泛恶,左眼视物障碍,两耳憋气,伴以震动性耳鸣,近 1 年多鼻子堵塞,以口式呼吸为主,而咽头干涩,纳食上呛于鼻腔。近来又感胸膺痞闷,CT 显示头部中央脊索瘤,难以手术。

检查:耳部(-),鼻腔右侧有小息肉,咽部(-),舌薄苔,脉细弦。

案解:城门之火燃于头颅中央,五官之病,仅仅为鱼池之殃,故而治目治鼻治耳,正是舍本而求末,谅来治亦无功,只有擒贼擒王,矢头之指,志在脊索之瘤,该病如何处理,鉴无前车,只能法导传统理论推测出之,考脑为髓海,经隶于肾。瘤赘之来,主在气血痰浊之凝。方拟从化痰破瘀理气以攻其邪,稍佐益肾以扶其正,疗效何如? 缘于史无前例而难卜。

三棱 10g	莪术 10g	昆布 10g	海藻 10g
天竺黄 6g	枳壳 6g	乌药 6g	青皮 6g
菟丝子 10g	覆盆之 10g		

7 剂煎服

二诊:1997 年 12 月 12 日。药进 21 剂,纳食作"呛"者明显改善,泛恶在二旬中未作,头痛枕后仍有而新添两颞,鼻塞似乎轻些,震动性耳鸣仍然,咽干舌燥仍有,胸闷好些则头昏。舌薄苔,脉细弦。

案解:车无前鉴,推理之方,幸而中的,为两颞之痛,盖少阳行走之区,可顾及肝胆。

三棱 10g	莪术 10g	昆布 10g	海藻 10g
海蛤粉 10g	枳壳 6g	乌药 6g	青皮 6g
白蒺藜 10g	菊花 10g		

7 剂煎服

本例患者病情较为特殊,由于脊索瘤发生于颅底,位于鼻咽壁近处,常突到鼻咽或浸润 1 个或更多的鼻旁窦,可引起鼻不能通气、阻塞、疼痛,常见有脓性或血性鼻分泌物,也因机械性阻塞,致吞咽困难,鼻咽症状常在神经受累之前出现,如肿瘤向桥小脑角发展,则出现听觉障碍,耳鸣、眩晕。出现的症状颇似耳鼻喉科疾病。干老一语道破:肿块城门之火燃于头颅中央,五官之病,仅仅为鱼池之殃,故而治目治鼻治耳,正是舍本而求末,谅来治亦无功,只有擒贼擒王,矢头之指,志在脊索之瘤。肿瘤之病因病机,总因气血瘀滞,痰浊凝结,故从化痰破瘀理气入手,因脑为髓海,经隶于肾,佐益肾以扶其正。三棱、莪术活血化瘀;昆布、海藻、天竺黄化痰散结;枳壳、乌药、青皮理气;菟丝子、覆盆之补肾。全方思路清晰,配伍合理。药进 21 剂,症情缓解,推理之方,幸而中的,因两颞之痛,为少阳肝胆所行之区,所以加白蒺藜、菊花以平肝气。

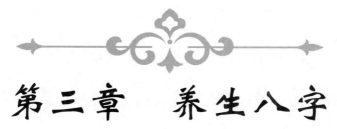

第三章　养生八字

干老百岁生日时,很多人都十分敬佩其精神气爽,思路清晰,讲话声音洪亮,这与干老的养生之法有关,他自己总结了八个字:

一、童心

保持童心是干老养生思想和方法的一个基本出发点。他所提倡的所谓"童心",主要包括三个方面:

第一,是天真。这是所有生命与生俱来的生机和活力所在。干老认为:孩童出生伊始,没有旧恶,不想未来,不懂世事,不干名利。襁褓中的孩子,吃饱了,睡足了,睁开眼睛,看到每个人,他都会开心微笑,天真无邪。再看看那些幼儿园里的孩童,每天嬉戏玩耍,上蹦下跳,无忧无虑。这就是我们天真的本性。我们成年人长大以后,接受了各种各样的教育,接触到了社会上各种不同的思想,遇到形形色色的人,遭遇了许多挫折和失败,有这样那样的健康问题,我们常常会把原本的天真失去了,或者说是失去了自我。

第二,童心无邪。天真的孩童决无欺诈、蒙骗、设陷阱、占便宜等邪念。为什么这样纯洁的心为儿童所独有? 这自然还是因为童年以前,没有被社会上的不良习气所污染,童年一过而成为成人,童心也随各种追求而消失。我们会追求红尘中各种功名利禄,会尝试许多不好的事情,甚至是钩心斗角、投机钻营等等。在这样的事情背后,常常给我们带来嫉妒、愤怒、恐惧、失望等不良的心理状态。对养生有百害而无一利。

第三,童心乐观。中医认为,儿童是"纯阳之体",他们从妈妈肚子里出来之后,元气最充足;他们心灵没受到污染,没有受到太多的伤害,孩童时代思想都是倾向于美好、愉快;他们不知道恐惧,不知道罪恶,也没有过多的奢求,所以对什么事都知足而满意。他们天天憧憬着美好的未来,身体里老是有一股活泼的气在流动,这是一股极其神奇的力量,它能保持积极乐观的生活态度,带来希望,带来力量,带来健康。这种单纯的心灵,天真、无邪、满足,是保健养生的灵丹妙药。

失去了童心,使我们很多人变得不快乐了,我们常常烦恼,担心、怀疑,我们对环境中的很多事情不满意。原来我们只要得到老师一句夸奖,就能开心半天,现在我们发了奖金也不快乐。过去我们早上醒来就开开心心地去上学,现在我们很多人不愿意面对工作和生活的压力。过去我们白天学习玩耍了一天,晚上上床就睡觉,可是现在,常常会失眠。如此等等。

试想一下,我们还能够像过去那样,简简单单,上班就一门心思工作,除了本身的事情必须做好之外,别的什么都不多想、不乱想,平时,让大脑尽量休息,这样我们会节省下来多少能量啊,就会有余力来做自己喜欢或感兴趣的事情,那就一定会做得更好。

可是许多人常常做不到,许多成年人经常有很多烦恼,结果造成很多身体上和精神上的麻烦,所谓:"人有妄想则坐卧不安,人有奇想则起坐不定,人有贪想则闻见皆非,人有异想则疑虑必大。"一个人如果常常在睡卧不安、起坐不定、闻见皆非、疑心重重中度过的话,怎能得到最起码的保健养生。

更可怕的是,由于平时的妄想、奇想、贪想和异想,造成我们大脑功能失常,从中医的角度上说就是思虑过度,损伤心脾;担心过度,损伤肝胆;忧心过度,损伤心肺;惊恐过度,损伤肝肾。

中医认为,思伤脾。脾就是脾胃,是后天之本,是气血生化之源。如果我们老是思虑过重,就会伤害到脾胃,脾胃受伤之后,消化吸收就不好,人就会失去气血,没了气血,我们的身体就失去营养,心脏得不到血液滋润,就会造成失眠健忘,肌肉得不到气血的营养,就会消瘦无力,小孩气血不足就会影响生长,老人如果气血不足,就会早衰。大家知道,心主神志,气血不足,心神就不定,我们就会吃不香,睡不着,有时候还会噩梦连连。没事的时候脑子里乱七八糟的全是想法,而到了工作的时候,却一点脑力也没了,没办法集中精力,没办法去认真完成一项事情。还老是觉得疲劳没劲。

如果我们过度担心,心情压抑,就会损伤肝胆。中医认为,肝主决断,肝就像一个大将军,需要威风凛凛。但是长期忧心重重,肝气就会抑郁,胆中就会生痰。这种痰不是肺里的痰,而是一种看不见的病理产物。过去所说的痰迷心窍,就是这种痰。它会使人神志不清,噩梦连连,心惊胆战,惶惶不可终日。

忧伤肺,肺气就会受伤。肺是一种非常娇气的脏腑,主管人的呼吸还有气血的运行,长期忧虑,肺气不得宣泄,上焦不畅,气机被郁,心肺功能不好,脸色苍白,内心不安。

恐伤肾。肾是后天之本,是生殖之本。长期惊恐害怕,必定会损伤肾气,这样的人心神不宁,老是害怕,就好像有人要来抓他一样。长期影响,就会造成肾气不足,男子阳痿遗精,女子月事不调,重则心肾不交,肾气下陷。

以上这些都是失去童心造成的,所以养生者,请千万珍惜保持自己的童心。

二、蚁食

干老所谓的蚁食有两个含义:一像蚂蚁一样的饮少食微;二像蚂蚁样什么都能吃,甚至最坚硬的金子也照样啃它一口。如果用现在的大白话来说,就是一是少,二是杂。

中医历来认为,脾为后天之本,后天水谷精微来自于饮食。饮食对人身的关系最密切,影响也最大,所以历来养生家谈到保健养生时,必然不假思索地会讨论饮食问题。说到饮食的重要性,中医里面把它上升到一个非常高的高度,那就是把饮食作为"后天之本"。我们从生出来以后,每天都在不停地进食,这是我们获取能量的一个重要渠道。食物中有我们生命的必需物质,有我们抵抗疾病的合理成分,还有能使我们感到愉快的营养物质等等。

吃得少,其实也是有根据的,古人一直在那里提倡"食不宜多,肴不求精"。中医有一句话,叫做"饮食自倍,肠胃乃伤",意思是说,如果你吃饭的时候暴饮暴食,一下吃了很多,那么你的肠胃就会受到伤害。这是从反面来说明要保持蚁食的重要性。

三国时期一个官员叫应璩,他曾经写过一首很有名的养生诗歌,记述了一个很有意思的故事:有一天应璩坐车子出门办事,路上遇到三个老翁,这三个老翁都是年过百岁,但都还能在田里耕作,为庄稼锄草。于是他就停了车,询问老翁的养生之道:

一个老翁对他说,我能长寿是因为我的老伴相貌很丑陋;第二个老翁说,我能长寿是我吃饭时根据自己的食量来节制饮食;第三个老翁说,我长寿的原因是我晚上睡觉的时候把头露在外面,不用被子覆盖。

干老十分欣赏饮食必须"量腹节所受"的说法。为什么要量腹?量腹不是拿尺子量你的肚子,而是强调因各人食量大小不同,要根据各人的食量来权衡。节就是节制你所能承受的食量,也就是千万不要暴饮暴食。我们都知道,食物入胃后的消化,必须依靠胃本身的蠕动和分泌胃液。适量地进食,则恰巧能使自己的胃肠道有适量的胃液和蠕动工作能力;如果吃的过饱过多则胃液不够,动力不足,即难以完成消化的工作。消化有问题,吸收当然有影响。在消化与吸收两个功能失职以后,人的营养即无足够的来源,怎能谈保健。平时少食一些,则胃液有剩余,蠕动有储力,非但脾胃没有疲劳困乏,而且营养成分也更能吸收与利用。

清代的一个文学家李笠翁,就劝人饮食要"饥饱之度,不得过于七分是已"。以医家立场来说,就是"乳贵有时(指婴儿),食贵有节(指成人)"。

蚁食的第二个含义是不求精,不挑食。这是涉及食物质量要求和偏嗜的问题。我们知道,世界上不同的地区,不同的人群他们的食物结构,各有不同。人是需要许多赖之以生存与生长的营养物质,这种物质就来之于五花八门各种不同的食物中。据现代营养学的观点看,一个人每天要吃几十种食物才能保持健康。早在2 000多年前,我国的中医就有很科学的论述,《黄帝内经》中就提到:"五谷为养,五果为助,五畜为益,五菜为充。"中医是以五行学说作为依据的,五就能包括所有的东西。这里的五谷就是所有的粮食,按照现代科学来解释就是碳水化合物,包括大米、麦子、小米、高粱、玉米等等;同样,五果也就是天下所有的水果,苹果、梨子、杏子、李子等等;五畜也就是所有的动物性食物,猪肉、牛肉、羊肉、鸡肉等等;五菜也可以理解为各类蔬菜。

中医很早就意识到我们人类饮食必须符合人体的需要,要有主有次,这个主就是要以碳水化合物为主,这是基础,也就是五谷为养,而次呢,就是五果为助、五畜为益、五菜为充。这个古老的食物养生观点,竟然和现代营养学观点不谋而合,那就是饮食金字塔。在食物金字塔中,粮食(五谷)是基础,蛋白质、脂肪、维生素、纤维素、微量元素等分别包含在五畜、五果、五菜之中了。

相反那些专挑美味、偏嗜的食物吃的人,即不可能均匀地吸收到各种各样有益物质,所以挑食相当有害。我们中医里面有一句话,"高粱之变,足生大疗",这是什么意思呢?高粱是指肥腻的食物,你吃了太多肥腻的东西,这些东西在你体内消化不掉,就会变成痰火,时间久了就会发热,就容易生疗疮之类化脓的疾病。

现在更有人认为食物越贵的越好,追求山珍海味,追求稀奇古怪,其实都是愚蠢的。要知道越精制的食品,正因为它去粗去得过多而营养成分也随之浪费越多,且看白米就是这样。长期只吃精白米,会得一种维生素缺乏的疾病。而且,现在科学也证明,很多现代"文明病"包括糖尿病、高血压、高血脂、中风、冠心病,甚至癌症,都是不健康的饮食造成的。

所以蚁食的好处,一是"食不过饱",不损伤脾胃,不脑满肠肥;二是可以吸收到的营养物质品种多、质量高,再加以消化力健旺,吸收力做到"取之尽锱铢"(借用《阿房宫赋》原文),就是把饮食的营养成分和精华都吸收了。这样的功效,正是古今养生家梦寐以求的理想。

三、龟欲

龟作为"四灵兽"(麟、凤、龟、龙)之一,以其寿命特长而被奉为祥瑞的象征。曹操曾云:"神龟虽寿,犹有竟时。"因之东方文化(中国、日本等)养生家把它作为吉祥物,并且提倡在生活上模仿乌龟。它与世无争,平淡而宁静。乌龟从来也没有和别人争吵过。自古至今只有斗鸡、斗牛、斗蟋蟀、龙虎斗、鹬蚌争,而独独没有过斗乌龟。即使有人捉弄它、欺凌它,它也只是藏头藏脚缩尾巴地让你做一个没有对手的英雄,决不还击,它成功地运用"一静可以制百动,一忍可以支百勇"的战术。故而宋代景祐进士龚鼎臣分析乌龟这样做是"物有善藏者,是保其生也"。当然,我们这里只是讨论纯粹的养生道理,人毕竟是人,在大是大非面前,我们决不能也如此。

干老所提倡的龟欲,其实就是无欲。大概可以归纳为两条:一是乌龟与世无争的胸襟,二是一无所求的淡泊心境。正因为具备了这两点,所以在它身上连一个"欲"字的影子都找不到。

也有人称赞乌龟的忍耐工夫真好,因为它打不还手,骂不还口。其实历史上也有许多能忍的人。比如历史上有个名叫韩信的人,据说他的忍术很厉害,他年轻的时候就能忍受胯下之辱。《旧唐书》还记载了一个人"郓州寿张人张公艺……但书百余忍字"。据说,这个叫张公的人非常能忍受,他很长寿,据说都是由于生活中谦和忍让有关,这是有名的"张公百忍"。可是我们为什么要忍?还是因为肚子里有不称心的事,于是只能用忍来克服它。反观乌龟,它肚子里空空如也,没有丝毫不称心的事,根本不需要一个"忍"字。

我们人生活在现实社会当中,各种矛盾和不顺心的事情层出不穷,或是家庭的,或是单位里的,或是和邻居之间的,或是自己身体上的,总之会有很多。究其原因可以说各种各样。如何对待矛盾和不顺心的事情? 如何化解心头的怨气? 干老认为:是减少或降低自己的欲望。"欲"是对人最厉害的杀手。古今中外所有的贪赃枉法,杀人越货,甚至战争,哪一个不是在"欲"字中孕育出来的。刘备因为关羽被杀,一怒之下伐吴,结果以失败告终;吴三桂一怒为红颜,投靠清军。我们普通人一怒之下有的心脏病发作,有的人大脑出血。还有的人成天生闷气,心情郁闷,结果有的乳房长了肿瘤,有的胃部出现恶变。在五官科,有的病人一怒之下出现耳聋。这样的例子比比皆是。

干老提倡学习乌龟,减少我们的不适当的欲望,改变我们对事物的看法,主动地在思想上提高自己,平日里时时刻刻记着宽以待人,虚怀若谷,要多关心别人。一个成功的养生者,一定会控制自己的欲望,把自己的胸怀变得开阔,把自己的能量放到合适的地方上去。这样,我们就真正做到龟欲了。

四、猴　行

猴行,即鼓励多运动。猴是动物中最喜活动而无片刻安宁者,终日里蹦跳奔跃,攀高树,登峻岭,走悬崖,探险谷,如履平地。它从早到晚地活跃着,多动少静。舞台上的孙悟空就是浓缩和夸张它的全部形象。为什么会这样呢? 因为它有强而有劲的臂力、腿力及全身性的体力;反过来说,这种强有力的臂力、腿力及全身性的体力,正是它超强度的活动中获得的。

我们人的机体,和猴子最近最相似。所以从养生的角度看,若人也能做到这样,当然可以身心两健、行动灵敏而永葆青春。所以汉代的名医华佗把五禽之戏中的"猿功",放在第一位。所谓"猿功",就是模仿猴子的诸般动作,进行锻炼与保健的。

干老平时就很喜欢猴子的动性,不仅像猴子多运动,而且还要像猴子一样开心活泼。

中国古代对于运动养生的道理认识的十分清楚,五禽戏的创造者华佗说过:"人体欲得劳动,但不当使极耳。动摇则谷气得消,血脉流通,病不得生。"动摇是什么呢? 说简单一些就是运动,就是劳作。过去的人生活不如现在,没有汽车,没有电器,没有空调,出门办事需要走路,商贾旅行,也多是靠徒步。古人在长期的生活中发现,人在运动之后,就会感饥饿,也就是"谷气得消",你吃下去的东西都消化掉了。同时,身体温暖,面色红润,精力充沛。所以我们看到很多经常劳动和运动的人,精神强健,思维敏捷,抵抗力强,对许多疾病都有免疫力。清代梁章钜《履园丛话·水利》中指出:"善养生者,必使百节不滞而后肢体丰腴,元气自足。"这种运动养生的观点,由来已久,在中国和外国都被证实能够有效地缓解衰老,抵抗疾病。

干老把这种跳蹦多动称为"猴行",即猴的行动。但要一个老人做到这样,必须具备三个条件:第一,健康的心脏,充沛的体力;第二,强有力的平衡的功能(老人所以经常跌跤,就是掌握平衡的功能衰退);第三,具有无忧无虑而欢乐天真的童心。

另外,干老针对老人修心养生还有十字妙法:

1. 笑　笑是保健养生的第一法宝。俗话有"一笑解千愁"之说。宋代陆游就说过,"一笑失百忧"(《剑南诗稿·春晴出游》),"一笑解容衰"(《剑南诗稿·沔阳夜行》)。

2. 叫　老人最忌孤独和内向。欢呼狂叫,是外向的具体表现。现在极多不尽孝道的子女,老人仅仅吞声暗泣。杜甫有诗云:"痴儿不知父子礼,叫怒索饭啼门东。"(《百忧集行》)父母不给儿子吃饭,儿子可以在门口大叫大闹。反过来儿女不养父母,父母当然也可在门外大叫大闹。这样的大叫,对老人的养生有三大好处:子女不敢不养你了;很快可以博得社会上群众的同情;本人性情痛快,任你怎样大的一肚子气,即一泄而光。干老年轻时是有名的票友,年老时说话仍中气十足,与好叫好唱不无关系。

3. 钓　狭义的钓,仅仅指老年人最有益趣的钓鱼。钓鱼能养心、养性。广义的则一切有益于老人身心的活动都属"钓"的一类。如诗书棋画之类。就拿狭义的钓鱼来讲,东汉隐士严子陵垂钓于富春江,至今留下了严陵濑和钓鱼台。周代姜吕望垂钓于渭水河边,在80岁那年还钓到一个丞相。而且这两个以钓鱼出名的,都享有高龄遐寿。

4. 俏　是老来俏。老年人的衣着应该花俏而高雅一些。《战国策·齐策》:邹忌修八尺有余,而形貌昳丽。朝服衣冠,窥镜,谓其妻曰:"我孰与城北徐公美?"纵然邹老头身长貌秀,但没有"朝服衣冠"漂亮的衣服也不会太美的。邹老头穿了漂亮的衣着,当然要照照镜子,一照之下,竟是顾影自怜,怪不得唤他老伴来对美评价了。你想2215年前(齐亡于公元前221年)正提倡朴素节俭时代的老人,尚且还要俏一俏,而现将跨入21世纪新时代的老人,你反而不想俏吗? 事实证明,老人衣着花俏一些,非但精神上可以返老,而且形态外貌上也能还童。

5. 掉　掉者,掉价也,而且还要自己及时地自我掉价。人嘛,本来就是"人老珠黄不值钱",你必须自认是已黄之珠,即可心平气和地自我掉价。不要再萦绕着当年的一呼百诺,出入小汽车,否则现在的"门庭冷落故人稀",心中又是什么滋味。你还是端着昔日的架子,死活不肯掉价,历史是现实的、无情的,非把你在时代轮子下辗个粉碎,哪还有什么保健养生可言。

6. 充　是充实你的内心世界。诚如《孟子·尽心下》所谓:"充实之谓美,充实而有光辉之谓大。"

7. 空　恰巧与充实成了绝对不同的反面,也就是包括享受在内的一切欲望与要求,必须抱有佛教的"五蕴皆空"(《般若波罗密多心经》),什么都不想、不要。在欲望上空了,相反的内心上更充实了。

8. 聋　就是塞耳不闻天下事。战国时的慎到,早就教你养生之道中的一个聋字,谓:"不瞽不聋,不能为公。"(《慎子》)就是说你想做一个长寿的阿公,必须装聋作瞎。

9. 雄　英雄气概之谓。我们保健养生所需要的是在心灵上"恬愉无烦",绝对不是精神上"萎靡不振"。还是要雄才不减、雄姿永驻、雄风长在。否则的话,尽管你华衣丽服,你能俏得起来吗?

10. 通　就是要想得开,想得通。把所有事物,客观一些不要想,即什么冤屈之感也没有,这叫"通真达灵"。把小事情视而不见,则什么麻烦也没有,这叫"通权达变"。任何再难不过的事,只要你想得通,即可"天堑变通途"(《水调歌头·游泳》),也就是"通衢广陌"了。如用我们行话来说,叫"通则不痛,不通则痛"。

干老作为百岁老人的养生经验,值得大家借鉴。

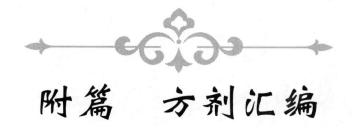

附篇　方剂汇编

二　画

二仙汤（《妇产科学》）　仙茅　仙灵脾

二至丸（《证治准绳》）　旱莲草　女贞子

二陈汤（《太平惠民和剂局方》）　半夏　陈皮　茯苓　乌梅　甘草

二妙丸（《世医得效方》）　黄柏　苍术

十全大补汤（《太平惠民和剂局方》）　人参　肉桂　川芎　地黄　茯苓　白术　炙甘草　黄芪　当归　白芍

丁半合剂（经验方）　紫花地丁　半枝莲　金银花

七二丹（《医宗金鉴》）　升药　石膏（3：7）

七星剑汤（《外科正宗》）　野菊花　苍耳子　豨莶草　半枝莲　紫花地丁　麻黄　重楼

八珍汤（《正体类要》）　当归　川芎　熟地黄　白芍　人参　白术　茯苓　炙甘草

人中白散（《外科正宗》）　煅人中白　儿茶　黄柏　薄荷　青黛　冰片

九一丹（《医宗金鉴》）　升药　石膏（1：9）

三　画

三子金灯汤（经验方）　挂金灯　胆南星　白芥子　苏子　莱菔子　山豆根　夏枯草　贝母　鸡内金　甘草

三子养亲汤（《韩氏医通》）　苏子　白芥子　莱菔子

三甲散（《中国医学大辞典》）　鳖甲　龟甲　穿山甲　蝉蜕　白僵蚕　牡蛎　当归　白芍　䗪虫

三仙汤（经验方）　仙茅　仙灵脾　仙鹤草

三虫散（钟道生方）　全蝎　蜈蚣　僵蚕

三妙丸（《医学正传》）　黄柏　苍术　薏苡仁

三拗汤（《太平惠民和剂局方》）　麻黄　杏仁　甘草

三黄凉膈散（《喉症全科紫珍集》）　黄连　黄柏　黄芩　栀子　赤芍　薄荷　陈皮　天花粉　射干　甘草　川芎　青皮　金银花　当归　玄参　灯心草　竹叶

三痹汤(《妇人大全良方》) 黄芪 党参 当归 赤芍 熟地黄 桑寄生 牛膝 杜仲

大补元煎(《景岳全书》) 人参 山药 杜仲 熟地 当归 枸杞子 山茱萸 甘草

大补阴丸(《丹溪心法》) 知母 黄柏 熟地黄 龟甲 猪脊髓 白蜜

大承气汤(《伤寒论》) 大黄 芒硝 厚朴 枳实

马氏青敷药(经验方) 大黄 黄柏 姜黄 白及 白芷 赤芍 花粉 青黛 甘草

四 画

王氏二陈汤(《外科证治全生集》) 橘红 半夏 白芥子 茯苓 生甘草

开关散(《卫生宝鉴》) 炒白僵蚕 枯矾

天王补心丹(《校注妇人良方》) 人参 玄参 丹参 茯苓 远志 桔梗 生地黄 当归 五味子 天冬 麦冬 柏子仁 酸枣仁

天麻钩藤饮(《杂病证治新义》) 天麻 钩藤 生决明 栀子 黄芩 川牛膝 杜仲 益母草 桑寄生 夜交藤 朱茯神

五五丹(《医宗金鉴》) 煅石膏 升药(5:5)

五苓散(《伤寒论》) 猪苓 茯苓 泽泻 肉桂 白术

五味合剂(经验方) 山药 当归 五味子 酸枣仁 桂圆肉

五味消毒饮(《医宗金鉴》) 金银花 野菊花 蒲公英 紫花地丁 紫背天葵

五神汤(《外科真诠》) 茯苓 车前子 金银花 牛膝 紫花地丁

太乙紫金锭(《文堂集验方》又名玉枢丹) 五倍子 麝香 千金子 红牙大戟 朱砂 雄黄 山豆根

牛蒡解肌汤(《疡科心得集》) 牛蒡子 薄荷 荆芥 连翘 栀子 牡丹皮 石斛 玄参 夏枯草

升清流气饮(经验方) 黄芪 升麻 青木香 苏叶 大腹皮 乌药 柴胡 川芎 菖蒲 蔓荆子

化浊升清汤(经验方) 升麻 葛根 菖蒲 白芷 藿香 佩兰 六

曲　半夏　羌活

化瘀聪听丸（经验方）　肉桂　土鳖虫　当归尾　鳖甲　落得打　地龙　乳香　没药　川芎　甘松　红花　三七

月白珍珠散（《医宗金鉴》）　青缸花　珍珠　轻粉

丹青三甲散（经验方）　桃仁　红花　落得打　三棱　莪术　穿山甲　土鳖虫　蝉蜕　鳖甲　昆布　海藻

丹栀逍遥散（《医部全录》）　牡丹皮　栀子　当归　芍药　柴胡　茯苓　白术　炙甘草　生姜　薄荷

乌梅收敛汤（经验方）　党参　熟地黄　五味子　补骨脂　乌梅　诃子　益智仁　山药　罂粟壳

六一散（《伤寒标本心法类萃》）　滑石　甘草

六君子汤（《世医得效方》）　半夏　陈皮　人参　白术　茯苓　炙甘草

六味地黄丸（《小儿药证直诀》）　熟地黄　山茱萸　干山药　泽泻　牡丹皮　白茯苓

六味汤（《喉科秘旨》）　桔梗　生甘草　防风　荆芥　僵蚕　薄荷

六神丸（验方）　犀黄　珍珠粉　麝香　冰片　腰黄　蟾蜍

心肺两益汤（经验方）　茯神　远志　酸枣仁　党参　黄芪　紫菀　桑白皮　五味子　石菖蒲

五　画

玉女煎（《景岳全书》）　熟地黄　石膏　知母　怀牛膝　麦冬

玉竹膏（《全国中药成药处方集》）　玉竹　冰糖熬膏制成

玉枢丹（《文堂集验方》又名太乙紫金锭）　五倍子　麝香　千金子　红牙大戟　朱砂　雄黄　山豆根

玉钥匙（《三因极一病证方论》）　火硝　硼砂　白僵蚕　樟脑

玉屏风散（《丹溪心法》）　黄芪　白术　防风

甘中黄煎（经验方）　甘中黄　夏枯草　绿豆衣

甘麦大枣汤（《金匮要略》）　甘草　小麦　大枣

甘草泻心汤（《伤寒论》）　生甘草　干姜　黄芪　黄连　人参　半夏

甘露饮（《阎氏小儿方论》）　茵陈　桑白皮　黄芩　麦冬　沙参　白茅根　芦根　甘草

左归丸(《景岳全书》) 熟地黄 山药 山茱萸 枸杞子 川牛膝
菟丝子 鹿角胶 龟板胶

右归丸(《景岳全书》) 熟地黄 山药 山茱萸 枸杞 鹿角胶 菟
丝子 杜仲 当归 肉桂 制附子

龙胆泻肝汤(《兰室秘藏》) 龙胆草 生栀子 黄芩 柴胡 生地黄
车前子 泽泻 木通 当归 甘草

归脾汤(《正体类要》) 白术 人参 黄芪 当归 炙甘草 茯神
远志 酸枣仁 木香 龙眼肉 生姜 大枣

四七汤(《太平惠民和剂局方》) 半夏 厚朴 茯苓 生姜 苏子
大枣

四圣饮(经验方) 黄芪 当归 金银花 甘草 川芎 红花 乳香
没药 重楼 紫花地丁 蒲公英

四君子汤(《太平惠民和剂局方》) 人参 白术 茯苓 炙甘草

四妙丸(《瑞竹堂经验方》) 黄柏 苍术 薏苡仁 牛膝

四妙汤(《外科说约》) 黄芪 当归 金银花 甘草

四妙勇安汤(《验方新编》) 金银花 玄参 当归 甘草

四苓散(《明医指掌》) 猪苓 茯苓 白术 泽泻

四物汤(《仙授理伤续断秘方》) 熟地黄 芍药 当归 川芎

四海六君汤(经验方) 党参 白术 陈皮 半夏 茯苓 海藻 海
浮石 海蛤粉 毛慈菇 海蜇 甘草

四海软坚汤(经验方) 海藻 昆布 海浮石 海蛤粉 天竺黄

生肌散(《冯氏锦囊》) 珍珠 乳香 没药 铅粉 瓜儿血竭 轻粉
儿茶 上白蜡 冰片 象皮

生铁落饮(《医学心悟》) 天冬 麦冬 贝母 胆南星 橘红 远志
肉 石菖蒲 连翘 茯苓 茯神 玄参 钩藤 丹参

仙方活命饮(《女科万金方》) 穿山甲 甘草 防风 没药 赤芍药
白芷 归梢 乳香 贝母 天花粉 角刺 金银花 陈皮

半枝莲散(经验方) 半枝莲 蜀羊泉 辛夷 苍耳子 白芷 川芎
黄芩 连翘 蒲公英 牡蛎 夏枯草

半夏白术天麻(《医学心悟》) 天麻 茯苓 橘红 白术 甘草

半夏厚朴汤(《金匮要略》) 半夏 厚朴 茯苓 生姜 苏子

加味生脉散（经验方）　红参　麦冬　五味子　石菖蒲　甘草

加味地丁饮（经验方）　紫花地丁　菊花　夏枯草　大青叶　蚤休
连翘

加味泻白散（经验方）　桑白皮　地骨皮　黄芩　灯心　马兜铃　川
连　山栀　桔梗　竹叶　大青叶　玄参　连翘

加味桂枝茯苓丸（经验方）　桂枝　茯苓　牡丹皮　赤芍　桃仁　红
花　落得打　射干　天竺黄　桔梗

加味黄连膏（经验方）　黄连　黄柏　姜黄　当归尾　生地黄　青黛
枯矾

加减三甲散（经验方）　三棱　莪术　穿山甲　鳖甲　蝉衣　昆布
海藻　桃仁　红花　落得打

加减牛蒡解肌汤（经验方）　大力子　薄荷　荆芥　连翘　丹皮　玄
参　夏枯草　马勃　大贝母

加减化斑汤（经验方）　生石膏　知母　玄参　甘草　芦根　金银花
滑石　牡丹皮　赤芍

加减龙胆泻肝汤（经验方）　龙胆草　黄芩　山栀　生地　木通　车
前子　当归　赤芍　夏枯草

加减辛夷散（《证治准绳》）　辛夷　川芎　防风　羌活　藁本　升麻
白芷　苍耳子　甘草

加减和营散坚丸（经验方）　香附　川贝母　昆布　海藻　夏枯草
党参　白术　白芍　山豆根　土牛膝根

加减栀子清肝汤（经验方）　山栀　川芎　当归　大力子　白芍　丹
皮　生石膏　黄芩　黄连　夏枯草　甘草

加减黄连清喉饮（经验方）　川连　黄芩　山栀　玄参　银花　连翘
土牛膝根　赤芍　射干　芦根

加减羚角钩藤汤（经验方）　羚羊角　钩藤　菊花　桑叶　绿豆衣
白芍　白蒺藜　生地黄　茜草　牡丹皮

加减清胃汤（经验方）　生石膏　黄连　黄芩　生大黄　栀子　牡丹
皮　赤芍　芦根　藕节　侧柏叶　蒲黄炒阿胶

加减清衄汤（经验方）　生地黄　侧柏叶　茅根　赤芍　黄芩　山栀
炭　牡丹皮炭　茜草炭　藕节炭

加减黛芩化痰丸（经验方）　青黛　黄芩　玄参　天冬　瓜蒌皮　海浮石　射干　山慈菇　桔梗

六　　画

地黄饮子（《圣济总录》）　熟干地黄　巴戟天　山茱萸　石斛　肉苁蓉　附子　五味子　肉桂　白茯苓　麦冬　菖蒲　远志

耳聋左慈丸（《重订广温热论》）　熟地黄　山药　山茱萸　牡丹皮　泽泻　茯苓　五味子　磁石　石菖蒲

百合固金汤（《慎斋遗书》）　百合　生地黄　熟地黄　玄参　贝母　桔梗　甘草　麦冬　芍药　当归

托里消毒散（《外科正宗》）　黄芪　皂角刺　金银花　甘草　桔梗　白芷　川芎　当归　白术　白芍　茯苓　人参

肉苁蓉丸（经验方）　肉苁蓉　菟丝子　熟地　钟乳石　天雄　五味子　肉桂　人参　干姜　白术　远志　杜仲　巴戟天　牛膝　山茱萸　覆盆子　川椒　天冬　甘草

朱砂安神丸（《医学发明》）　朱砂　黄连　炙甘草　生地　当归

竹叶石膏汤（《伤寒论》）　竹叶　石膏　人参　麦冬　半夏　甘草　粳米

会厌逐瘀汤（《医林改错》）　桃仁　红花　甘草　桔梗　生地黄　当归　玄参　柴胡　枳壳　赤芍

交泰丸（《韩氏医通》）　肉桂心　黄连

冲和膏（《古方汇精》）　赤芍　白芷　防风　独活　龙脑　石菖蒲

安宫牛黄丸（《温病条辨》）　牛黄　郁金　犀角　黄连　朱砂　梅片　麝香　真珠　栀子　雄黄　金箔衣　黄芩　老蜜

冰矾散（经验方）　枯矾　硼砂　轻粉　冰片

冰硼散（《外科正宗》）　冰片　硼砂（煅）　朱砂　玄明粉

阳和汤（《外科全生集》）　麻黄　熟地　肉桂　鹿角胶　白芥子　姜炭　甘草

防风汤（《圣济总录》）　防风　白鲜皮　独活　陈橘皮　川芎　甘草　细辛

如意金黄散（《外科正宗》）　姜黄　大黄　黄柏　苍术　厚朴　陈皮

甘草　生天南星　白芷　天花粉

异功散(《小儿药证直诀》)　陈皮　人参　白术　茯苓　炙甘草

导赤散(《小儿药证直诀》)　生地黄　木通　竹叶　甘草梢

导痰汤(《校注妇人良方》)　陈胆南星　法半夏　茯苓　陈皮

七　画

赤小豆当归散(《金匮要略》)　赤小豆　当归

苍耳子散(《济生方》)　辛夷　苍耳子　白芷　薄荷

苏子降气汤(《太平惠民和剂局方》)　苏子　半夏　当归　前胡　贝母　厚朴　陈皮　肉桂　生姜　甘草　大枣

杏苏散(《温病条辨》)　杏仁　苏子　半夏　陈皮　前胡　枳实　桔梗　橘皮　甘草　生姜　大枣

杞菊地黄丸(《医级》)　枸杞子　菊花　熟地　山茱萸　山药　泽泻　牡丹皮　茯苓

抗敏吹药方(经验方)　五倍子　辛夷　白蔻仁　石榴皮　蝉蜕　生姜

吹喉祛腐散(经验方)　月石　枯矾　雄黄　黄柏　煅人中白　蒲黄　煅儿茶　薄荷　龙骨　冰片　甘草

利咽解毒汤(《赤水玄珠》)　山豆根　麦冬　炒牛蒡子　桔梗　玄参　甘草　防风　绿豆

辛夷散(《重订严氏济生方》)　辛夷　细辛　藁本　升麻　川芎　木通　防风　羌活　甘草　白芷

辛夷嘁鼻散(经验方)　黄连　辛夷　白芷

沙参麦冬汤(《温病条辨》)　沙参　麦冬　玉竹　桑白皮　知母　天花粉　白扁豆

补中益气汤(《脾胃论》)　黄芪　人参　白术　炙甘草　当归　陈皮　升麻　柴胡　生姜　大枣

补阳还五汤(《医林改错》)　川芎　桃仁　红花　赤芍　当归尾　地龙　生黄芪

鸡苏散(《伤寒直格》)　滑石　甘草　薄荷

八 画

青敷药（经验方） 大黄 黄柏 姜黄 白及 白芷 赤芍 花粉 青黛 甘草

青黛散（经验方） 青黛 黄柏 煅石膏

枇杷清肺饮（经验方） 枇杷叶 川连 桑白皮 川柏 甘草

虎潜丸（《丹溪心法》） 黄柏 龟甲 知母 熟地黄 陈皮 白芍 锁阳 虎骨（用狗骨代） 干姜

知柏地黄丸（《景岳全书》） 熟地黄 山茱萸 干山药 泽泻 牡丹皮 白茯苓 知母 黄柏

金铃子散（《素问病机气宜保命集》） 延胡索 川楝子

金匮肾气丸（《金匮要略》） 炮附子 熟地黄 山茱萸 泽泻 肉桂 牡丹皮 山药 茯苓

金锁匙（《医学入门》） 朴硝 雄黄 大黄

泻白散（《小儿药证直诀》） 桑白皮 地骨皮 甘草 粳米

泽泻散（《太平圣惠方》） 泽泻 桑根白皮 木通 枳壳 赤茯苓 槟榔

实脾饮（《证治准绳》） 白术 厚朴 木瓜 木香 草果 大腹子 茯苓 干姜 制附子 炙甘草 生姜 大枣

建瓴汤（《医学衷中参西录》） 生山药 怀牛膝 生赭石 生龙骨 生牡蛎 生地 生杭芍 柏子仁

参苓白术散（《太平惠民和剂局方》） 莲子肉 薏苡仁 砂仁 桔梗 白扁豆 白茯苓 人参 甘草 白术 山药

参梅含片（经验方） 沙参 玄参 麦冬 射干 乌梅 薄荷 花粉 桔梗 甘草

九 画

荆防败毒散（《摄生众妙方》） 柴胡 前湖 川芎 枳壳 独活 羌活 茯苓 桔梗 荆芥 防风 甘草

栀子清肝汤（《外科正宗》） 栀子 柴胡 黄芩 黄连 牡丹皮 川芎 当归 白芍 石膏 牛蒡子 甘草

　　牵正散（《杨氏家藏方》）　白附子　全蝎

　　胃苓汤（《普济方》）　苍术　陈皮　姜厚朴　密制甘草　泽泻　猪苓　赤茯苓　白术　肉桂

　　香贝养营丸（经验方）　党参　白术　茯苓　甘草　熟地　当归　白芍　川芎　陈皮　香附　川贝母　桔梗

　　香苏散（《太平惠民和剂局方》）　香附　紫苏叶　陈皮　甘草

　　香砂六君子汤（《古今名医方论》）　木香　砂仁　半夏　陈皮　人参　白术　茯苓　炙甘草

　　独活寄生汤（《备急千金要方》）　独活　桑寄生　秦艽　防风　细辛　川芎　当归　生地黄　白芍　肉桂　茯苓　杜仲　牛膝　人参　甘草

　　养阴生肌散（经验方）　石膏　黄柏　白芷　甘草　雄黄　薄荷　蒲黄　青黛　冰片

　　养阴清肺汤（《重楼玉钥》）　生地　玄参　麦冬　川贝母　丹皮　白芍　薄荷　甘草

　　活血开音汤（经验方）　红花　川芎　赤芍　当归尾　落得打　天竺黄　僵蚕　桔梗　甘草

　　祛腐散（经验方）　人中白　儿茶　月石　甘草　冰片

　　神授卫生汤（《外科正宗》）　羌活　防风　白芷　穿山甲　沉香　红花　连翘　石决明　金银花　皂角刺　当归尾　甘草　天花粉　乳香　大黄

　　除湿胃苓汤（《医宗金鉴》）　苍术　厚朴　猪苓　茯苓　泽泻　黄芩　滑石　陈皮　甘草

十　　画

　　珠黄散（《绛囊撮要》）　西牛黄　冰片　真珠　煅石膏
　　桂枝汤（《伤寒论》）　桂枝　芍药　甘草　大枣　生姜
　　桔梗汤（《伤寒论》）　桔梗　甘草
　　逐瘀开音汤（经验方）　三棱　莪术　穿山甲　土鳖虫　当归尾　赤芍　乳香　没药

　　柴胡疏肝散（《证治准绳》）　柴胡　白芍　川芎　枳壳　陈皮　香附　炙甘草

逍遥散(《太平惠民和剂局方》) 柴胡 白芍 白术 茯苓 甘草 当归 生姜 薄荷

健脾丸(《证治准绳》) 人参 白术 茯苓 炙甘草 陈皮 草豆蔻 木香 莲子肉 砂仁 山楂 山药 炒麦芽 神曲

益气聪明汤(《医方集解》) 黄芪 人参 葛根 蔓荆子 白芍 黄柏 升麻 炙甘草

益胃汤(《温病条辨》) 沙参 麦冬 冰糖 细生地黄 玉竹

涤痰汤(《奇效良方》) 半夏 陈皮 胆南星 枳壳 生姜 竹茹 苍术 人参

通用消肿散(经验方) 月石 明雄黄 黄柏 蒲黄 薄荷 甘草 人中白 枯矾 白芷 冰片

通窍活血汤(《医林改错》) 赤芍 川芎 桃仁 大枣 红花 老葱 鲜姜 麝香

桑杏汤(《温病条辨》) 桑叶 杏仁 淡豆豉 浙贝母 南沙参 梨皮 栀子

桑菊饮(《温病条辨》) 杏仁 连翘 薄荷 桑叶 菊花 桔梗 甘草 芦根

十 一 画

理中丸(《伤寒论》) 人参 干姜 甘草 白术

黄氏白喉方(经验方) 川黄连 鲜生地黄 黄芩 栀子 连翘 山豆根 天竺黄 竹茹 土牛膝根 桔梗 黄柏 甘草 白前 莱菔子

黄氏消肿散(经验方) 雄黄 月石 黄柏 蒲黄 薄荷 人中白 甘草 枯矾 白芷 冰片

黄芩汤(《医宗金鉴》) 黄芩 桑白皮 山栀 连翘 麦冬 赤芍 桔梗 薄荷 荆芥 甘草

黄连阿胶汤(《伤寒论》) 黄连 黄芩 芍药 阿胶 鸡子黄

黄连解毒汤(《外台秘要》) 黄连 黄芩 黄柏 生栀子

黄连滴耳液(经验方) 黄连 30g 冰片 3g 硼酸 4g 蒸馏水 100ml 黄连研粗末,浸于蒸馏水中 48 小时,过滤,入瓶中,隔水煮沸半小时,再加无菌蒸馏水补足 100ml,趁热加入硼酸,溶解待冷,再加入冰片、普鲁卡因

0.5g，备用。

黄柏滴耳液（经验方） 即黄连滴耳液中黄连易黄柏

控涎丹（《医方集解》） 甘遂 大戟 白芥子

银花解毒汤（《疡科心得集》） 金银花 紫花地丁 犀牛角 赤茯苓 连翘 丹皮 黄连 夏枯草

银翘散（《温病条辨》） 连翘 金银花 苦桔梗 薄荷 竹叶 生甘草 芥穗 淡豆豉 牛蒡子

脱敏汤（经验方） 茜草 紫草 墨旱莲

麻黄连翘赤小豆汤（《伤寒论》） 麻黄 连翘 赤小豆

羚角钩藤汤（《重订通俗伤寒论》） 羚羊角 钩藤 桑叶 菊花 茯神 生地黄 贝母 甘草 竹茹 白芍

清气化痰丸（《医方考》） 杏仁 瓜蒌仁 茯苓 栀子 黄芩 陈胆南星 陈皮 半夏 姜汁

清肺脱敏汤（经验方） 茜草 紫草 墨旱莲 蝉蜕 徐长卿 桑白皮 黄芩 栀子 马兜铃

清咽利膈汤（《幼科金针》） 前胡 防风 荆芥 连翘 大力子 山豆根 玄参 栀子 桔梗 甘草

清神散（《奇效良方》） 荆芥穗 薄荷叶 甘草 牛蒡子 川芎

清燥救肺汤（《医门法律》） 桑叶 煅石膏 甘草 人参 胡麻仁 阿胶 麦冬 杏仁 枇杷叶

绿袍散（《治疹全书》） 薄荷 青黛 硼砂 儿茶 甘草 黄柏 铜青 冰片 元明粉 百药煎 荆芥

十 二 画

越鞠丸（《丹溪心法》） 香附 川芎 苍术 栀子 神曲

葶苈大枣泻肺汤（《金匮要略》） 葶苈子 大枣

椒梅附桂连理汤（《谢映卢医案》） 川椒 乌梅 附子 肉桂 黄连 干姜 茯苓 白术 甘草

雄黄解毒丸（《育婴秘诀》） 雄黄 川郁金 巴豆 乳香 没药

紫雪丹（《太平惠民和剂局方》） 黄金 寒水石 石膏 磁石 滑石 玄参 羚羊角 升麻 沉香 青木香 犀角 丁香子 甘草

黑虎丹（《华氏医方汇编》） 煅磁石 全蝎 穿山甲 公丁香 母丁香 蜈蚣 僵蚕 蜘蛛 麝香 牛黄 冰片

猴枣散（经验方） 猴枣 羚羊角 麝香 煅月石 伽南香 川贝母 青礞石 天竺黄

温卫汤（《证治准绳》） 黄芪 苍术 防风 升麻 白芷 羌活 柴胡 当归 人参 黄柏 泽泻 陈皮 青皮 木香 黄连 甘草

温肺止流丹（《疡医大全》） 人参 荆芥 细辛 诃子肉 桔梗 鱼脑石 甘草

犀角地黄汤（《备急千金要方》） 犀角 生地黄 赤芍 牡丹皮

疏风脱敏汤（经验方） 桑叶 荆芥炭 防风 蝉蜕 徐长卿 紫草 墨旱莲 甘草

疏风清热汤（《中医喉科学讲义》） 荆芥 防风 牛蒡子 甘草 金银花 连翘 桑白皮 赤芍 桔梗 黄芩 天花粉 玄参 浙贝母

十 三 画

锡类散（《金匮翼方》） 象牙屑（代） 青黛 壁钱炭 人指甲 珍珠 冰片 牛黄

新苍耳子散（经验方） 野菊花 山慈菇 紫草 土茯苓 银花 夏枯草 蒲公英 葶苈子 苍耳子 辛夷 白芷 连翘 川柏

十 四 画

碧玉散（《伤寒直格》） 滑石 甘草 青黛

截敏蜜梅汤（经验方） 乌梅 防风 柴胡 五味子 甘草 蜂蜜

蔓荆子散（《东垣十书》） 蔓荆子 生地黄 赤芍 甘菊 桑白皮 木通 麦冬 升麻 前湖 炙甘草 赤茯苓

鼻息肉雾吸方（经验方） 白芷 苍术 石榴皮

鼻渊合剂（经验方） 辛夷 白芷 薄荷 苍耳子 芦根 鱼腥草

膈下逐瘀汤（《医林改错》） 五灵脂 当归 川芎 桃仁 牡丹皮 赤芍 乌药 玄胡索 甘草 香附 红花 枳壳

缩泉丸（《魏氏家藏方》） 乌药 山药 益智仁

十 五 画

增液汤(《温病条辨》) 玄参 麦冬 生地黄

十 六 画

薏苡仁汤(《奇效良方》) 薏苡仁 当归 芍药 麻黄 官桂 炙甘草 苍术

橐钥丸(《鸡峰》) 大黄 当归 槟榔 藿香 人参 木香 丁香 硫黄 水银 白术 桂枝

十 七 画

黛芩化痰丸(经验方) 黄芩 青黛 天冬 瓜蒌仁 海浮石 山慈菇 射干 橘红 桔梗 芒硝 连翘 香附

十 九 画

藿香正气散(《太平惠民和剂局方》) 藿香 大腹皮 白芷 茯苓 紫苏叶 陈皮 白术 厚朴 半夏 桔梗 甘草

藿香泻白散(经验方) 藿香 佩兰 桑白皮 地骨皮 生地 麦冬 茯苓 丹皮 茵陈

藿胆丸(《医宗金鉴》) 藿香 猪苦胆